Sheila McNamara & Dr. Song Ke

Chinesische Heilkunst

Sheila McNamara & Dr. Song Ke

Chinesische Heilkunst

Die Geheimnisse der traditionellen chinesischen Medizin

mvg

Die Deutsche Bibliothek – CIP-Einheitsaufnahme

McNamara, Sheila:
Chinesische Heilkunst : die Geheimnisse der traditionellen chinesischen Medizin / Sheila McNamara ; Song Ke. [Übertr. aus dem Engl. von Inge Holm]. – Landsberg am Lech : mvg-verl., 1997
(mvg-Paperbacks ; 562)
Einheitssacht.: Traditional Chinese Medicine <dt.>
ISBN 3-478-08562-4
NE: Song, Ke:; GT

Das Papier dieses Buches wird möglichst umweltschonend hergestellt und enthält keine optischen Aufheller.

Titel der Originalausgabe: “Traditional Chinese Medicine”

Übertragen aus dem Englischen von Inge Holm.

Redaktionelle Mitarbeit: Michael Lahola, München
Umschlaggestaltung: Schlotterer & Partner, München
Satz: Fotosatz Buck, Kumhausen
Druck- und Bindearbeiten: Elsnerdruck, Berlin
Printed in Germany 080 562/397502
ISBN 3-478-08562-4

Inhaltsverzeichnis

Danksagungen

Ein altes chinesisches Sprichwort lautet: „Ein Lehrer, selbst für einen Tag, ist ein Vater, eine Mutter fürs Leben." Mein Studium der traditionellen chinesischen Medizin (TCM) wurde von mehreren Lehrern begleitet, die nicht nur Tage, sondern Wochen ihrer Zeit opferten, um mir zu erklären und zu verdeutlichen, wie dieses uralte und eindrucksvolle Heilkunde-System funktioniert.

Sie alle gehen völlig in ihrem Beruf auf und möchten, daß die TCM in Großbritannien noch mehr Anerkennung und Verständnis findet. Sie alle können Patienten vorweisen, die die Wirksamkeit von TCM bei vielen Krankheiten bezeugen können (und auch bezeugen). Sie hoffen – und glauben –, daß bis zu Beginn des 21. Jahrhunderts der Osten und Westen zusammenarbeiten und beide ihre Kräfte vereinigen werden, um eine wirksamere, preiswertere und leichter erhältliche Form einer universellen Medizin anzubieten, die allen Menschen nützen wird.

Für ihre Großzügigkeit, Geduld und Freundlichkeit schulde ich folgenden Menschen Dank:

Dr. Ruqui Chen, Chinese Medical Centre, Manvers Chambers Bath.

Dr. Lorna Hsu, Pui-Yong Postgraduate School of Traditional Chinese Medicine, 53a Ormistone Grove, London W12 OJP.

Dr. Song Xuan Ke, Chinese Medical Clinic, Haverstock Hill, Hampstead, London NW6.

Dr. Bernard Lee, Fook Sang Acuptuncture and Chinese Herbal Practitioners Association, 590 Wokingham Road, Early, Reading, Berks RG6 2 HN.

Dr. Shiming Lui (Außerordentlicher Professor der Dermatologie, Tientsin), Chinese Medical Centre, Manvers Chambers, Bath.

Professor Kanwen Ma, Wellcome Research Institute, London.

Dr. Weize Wang (Außerordentlicher Professor der Akupunktur, Tientsin), Chinese Medical Centre, Manvers Chambers, Bath.

Akupunkteurin Connie Dunne-Kirby, 20 Pearman Street, London SEI 7RB.

Mein besonderer Dank gilt Catherine Martin und den chinesisch-europäischen Kliniken in Bath und China für ihre vielfältige Unterstützung und ihre Freundlichkeit, darunter die wiederholte Erlaubnis des Zugangs zu ihrem medizinischen Zentrum, sowie den Ärzten und dem Personal des Ersten Lehrkrankenhauses in Tientsin und des der Akademie der Medizinischen Wissenschaften in Peking angeschlossenen Krebsinstituts.

Dank auch den Patienten, die mir so bereitwillig erlaubten, bei ihren Konsultationen anwesend zu sein, ihre Krankenakten zu lesen und ihre Erfahrungen mit der TCM-Behandlung aufzuschreiben in der Hoffnung, andere Menschen könnten den gleichen Nutzen aus der Behandlung ziehen wie sie.

Einführung

Die meisten Europäer haben bereits von der tradtionellen chinesischen Medizin gehört. Sie machte in den vergangenen Jahren wiederholt Schlagzeilen. In einer Woche las man Geschichten von „Wunderheilungen“, in der nächsten, daß Menschen sich durch unidentifizierte Heilmittel vergiftet hätten. In diesem Buch versuche ich, alle Extreme zu meiden und ein ausgewogenes Bild zu zeichnen.

Mein Ziel ist es, dieses Thema zu entmystifizieren und dem Leser eine ungefähre Vorstellung davon zu übermitteln, wie und warum TCM wirkt und welches ihre Stärken und Schwächen sind. Die TCM-Theorie unterscheidet sich völlig von jener der Schulmedizin. Wer sich die Mühe macht, etwas darüber zu lesen, wird ein vollkommen ganzheitliches System entdecken, in dem anerkannt wird, daß Geist und Körper untrennbar sind und einander weitgehend beeinflussen, daß die Störung eines Organs die anderen aus dem Gleichgewicht bringt und daß sich innere Probleme an äußeren Symptomen zeigen indem sie die Haut oder die Augen, den Mund oder das Gehör beeinträchtigen. In der TCM wird der ganze Körper behandelt, nicht nur die Krankheit.

Wahrscheinlich werden Sie als erstes wissen wollen: „Kann diese Behandlungsart *mir* helfen?“ Ich hoffe, Sie finden auf den folgenden Seiten einige Anworten. Im dreizehnten Kapitel habe ich eine Reihe von Krankheiten in alphabetischer Reihenfolge aufgelistet, damit Sie, falls nötig, rasch nachschlagen können. Die Informationen dazu lieferte Dr. Song Xuan Ke, der sich von Jugend an in seinem Heimatland China für die TCM interessierte und am College of Traditional Medicine in Kanton lehrte, bevor er nach Großbritannien kam, um dort zu praktizieren. Im vorgenannten Kapitel wird auf leicht verständliche Weise erklärt, welche Diagnose die TCM stellen würde, und es sind die Naturheilmittel aufgeführt, mit denen das Leiden behandelt werden sollte. Der Leser kann also im Krankheitsfall unter einem bestimmten Stichwort nachschlagen und eine allgemeine Zusammenfassung der wahrscheinlichen Ursache der Krankheit und ihre Behandlung nachlesen, um dann zu entscheiden, ob eine Behandlung den Versuch wert sei. Doch sollte er nie vergessen, daß in einem ganzheitlichen System wie TCM für den Arzt niemals ein Fall wie der andere ist.

In diesem Buch finden Sie viele Fallbeschreibungen, in denen Patienten von ihren persönlichen Erfahrungen mit der TCM berichten. Diese Berichte wurden in über zwei Jahren gesammelt; sie sind das Ergebnis von Gesprächen mit Patienten, die von verschiedenen Ärzten behandelt wurden. Ihre Krankengeschichte wurde, wo möglich, weiterverfolgt. Die Erfahrung westlicher Patienten, von denen die meisten erst Hilfe bei einem TCM-Arzt suchten, als jede andere Behandlung fehlgeschlug, bilden eine besonders sinnvolle Anleitung für Menschen, die mehr über ihre Funktionsweise erfahren möchten, bevor sie die TCM ausprobieren. Im zweiten Kapitel sowie im Anhang können Sie die Geschichte und die Entwicklung der TCM nachlesen; dort wird auch die Arbeit der legendären Ärzte beschrieben, die das Wissen förderten, Experimente ausführten und jene klassischen medizinischen Texte schrieben, die auch heute noch Verwendung finden.

Sie finden in diesem Buch einen Abriß der medizinischen Theorie, in dem jenen Menschen, die bei einem TCM-Arzt in Behandlung sind, genau erklärt wird, wie das System funktioniert. Dort werden die wichtigsten Unterschiede zwischen Allopathie und der traditionellen chinesischen Medizin beschrieben und aufgezeigt, wie die einzelnen Körperorgane aufeinander einwirken.

Die TCM-Heilmittel werden entsprechend der anatomischen Kanäle verordnet, bei denen sie laut TCM am wirksamsten sind. Im siebenten Kapitel geht es um Naturheilkunde; in ihm wird erklärt, wie man Naturheilmittel klassifiziert und auf welche Weise man sie zubereiten kann.

Die Chinesen bereiten sich gern selbst heilkräftige Suppen zu und Mahlzeiten mit Zutaten, die ihrer Meinung nach den

Körper unterstützen oder heilen helfen. Im achten Kapitel erfahren Sie, welchen Wert man in China Nahrungsmitteln beimißt und wie ausgewogen chinesische Mahlzeiten sind. Jeder Chinese kennt sich mit Natuheilmitteln aus, wenn auch viele von ihnen den alten Methoden recht skeptisch gegenüberstehen. Aber nur wenige Chinesen würden den Wahrheitsgehalt des alten Sprichwortes leugnen, laut dem die Ernährung die erste Medizin ist; und in den meisten Haushalten in Hongkong und auf dem chinesischen Festland wird man sich an den Tisch setzen, um Tangs (das chinesische Wort für Suppe) zu essen, die nicht nur einen heilsamen Zweck erfüllen, sondern auch köstlich schmecken.

Der vielleicht geheimnisvollste Aspekt der TCM ist, wie bei allen die Psyche und das Unterbewußtsein betreffenden Dingen, das Chi Kung. Hierbei handelt es sich um ein System geistiger und körperlicher Regeln, die den eigentlichen Kern der TCM ausmachen. Dazu gehören Atemübungen, die die Entwicklung von Geist und Körper fördern, so daß Menschen, die fleißig üben, ihr Chi spüren können: jene Energie, die durch jedes Lebewesen fließt und die man nach Ansicht von Fachleuten anzapfen kann, um gesund zu bleiben oder eine Genesung zu beschleunigen. Es ist die altbewährte Philosophie, die dem Geist den Vorrang vor dem Körper gibt, wenn auch mit einer speziellen chinesischen Interpretation. Im neunten Kapitel finden Sie eine Zusammenfassung über die Wirkung des Chi Kung. Leser, die mehr darüber wissen wollen, werden feststellen, daß über dieses Thema eine zunehmende Anzahl von Fachbüchern veröffentlich werden.

Dem Thema Unfruchtbarkeit wurde im Kapitel dreizehn ein besonderer Platz eingeräumt. Als Journalistin habe ich im Laufe der Jahre viele Artikel über dieses Thema geschrieben. Ich weiß, wie weitverbreitet das Problem ist, und kenne die Trauer und das Leid, das Unfruchtbarkeit mit sich bringt. Die TCM nähert sich diesem Problem auf eine ganz bestimmte Art und scheint in jenen Fällen von Unfruchtbarkeit erfolgreich zu sein, bei denen westliche Ärzte keine genaue Ursache finden konnten. Die Behandlung ist weniger drastisch als im Westen und schließt seelische Traumen aus, die im Westen bei manchen medizinischen Eingriffen, wie bei künstlicher Befruchtung, ausgelöst werden. TCM ist auch entschieden preiswerter, obgleich die Behandlung bis zu einem Jahr dauern kann; doch wie die westliche High-Tech-Medizin kann auch die TCM keine Erfolgsgarantie geben.

Bestimmte in der TMC-Unfruchtbarkeitsbehandlung benutzte pflanzliche Heilmittel zeigen häufig bei der Anhebung einer herabgesetzten Spermienzahl bemerkenswerte Erfolge. Ein Bereich, in dem die Wirksamkeit der Behandlung durch moderne wissenschaftliche Techniken festgestellt werden kann. Jedes Paar, bei dessen Kinderlosigkeit die niedrige Spermienzahl eine Rolle spielt, sollte sich überlegen, ob eine TCM-Behandlung nicht einen Versuch wert ist, besonders wenn bereits klinische Tests gemacht wurden.

Über die Akupunktur, eine TCM-Therapie, die vielen Menschen im Westen bereits lange vor den chinesischen pflanzlichen Arzneimitteln vertraut war, ist bereits viel geschrieben worden. Ich habe sie in diesem Buch nur kurz angerissen (im zehnten Kapitel), da sie einen so wesentlichen Bestandteil der TCM darstellt, daß man sie nicht übergehen kann. Doch ist sie weder wichtiger noch wird sie öfter angewandt als die Naturheilmittel-Therapie; ein Gebiet, das weniger bekannt und verständlich ist. Oft wenden Ärzte beide Therapieformen an. Lesern, die mehr über Akupunktur und Moxibustion (bei der in ihrer einfachsten Form zur Steigerung der Wirkung Pflanzenkegel unter den Akupunkturnadeln verbrannt werden) wissen wollen, können zwischen einer Reihe von Büchern wählen, die sich ausführlicher mit diesem Thema befassen.

In Großbritannien gibt es heute mindestens 600 TCM-Kliniken, und in mehreren Colleges studiert eine zunehmende Zahl von Studenten die Theorie und die Praxis der TCM. Die chinesische Medizin ist im wahrsten Sinne des Wortes komplementär. Sie ist dort stark, wo die westliche Schulmedizin am schwächsten ist. Wenn sie manchmal als „Wunderbehandlung“ dargestellt wird, so liegt dies einfach daran, daß sie häufig bei Problemen erfolgreich ist, für die die westliche Medizin noch keine Lösung gefunden hat.

Man kann es nicht oft genug wiederholen: Es ist nichts Wunderbares an der TCM. Sie hat genauso ihre Fehler wie die Schulmedizin. Auch TCM-Medikamente können Nebenwirkungen haben, wenn sie nicht von einem kompetenten Arzt verschrieben werden. In medizinischen Fachzeitschriften wurde beispielsweise umfassend über Patienten berichtet, die nach der Verabreichung von Kräutern an Lebervergiftung erkrankten. In den letzten Jahren wurden in Europa fünf Todesopfer registriert, darunter Personen, die „Schlankheitstees" oder andere nicht verschriebene Naturheilmittel zu sich nahmen.

Verglichen mit den tragischen Unglücksfällen bei der Therapie mit synthetischen Medikamenten sind jene Fälle, wenn auch tragisch, statistisch jedoch unbedeutend. TCM-Ärzte betonen, daß ihre Arzneien oft Tausende von Jahren alt sind und seit Beginn der überlieferten Geschichte von Generationen getestet wurden. Unglücksfälle treten in jeder Art von Medizin auf, denn es wird stets Menschen geben, die an seltenen Allergien leiden und unvorhergesehen reagieren, wie bei Penizillin und bestimmten Anästhesietechniken.

Heute haben in Europa Tausende von Patienten Erfahrungen mit der TCM gemacht und großen Nutzen daraus gezogen. Sie genasen von Krankheiten, die als unheilbar galten, oder ihr Zustand besserte sich auffallend. Die chinesische Medizin kann zwar beispielsweise keine Multiple Sklerose heilen, scheint jedoch die Nebenwirkungen dieser Krankheit kontrollieren zu können – die verschwommene Sicht, die Inkontinenz, die starken Schmerzen und die Deppression. Falls sofort oder bald nach einem Schlaganfall verabreicht, kann Akupunktur die Heilung beschleunigen und intensivieren; die Arthritis, die durch Mykosen verursachte Enzephalitis, Menstruationsstörungen, Hautprobleme, Rückenschmerzen und Migräne scheinen sehr günstig auf den traditionellen chinesischen Ansatz anzusprechen.

Beim Lesen dieses Buches sollten Sie vor allem nicht vergessen, daß die Diagnosen zwangsläufig sehr allgemein gehalten wurden. Die TCM ist so spezifisch, daß es unmöglich ist, einen vollständigen und genauen Überblick zu geben. Zwei Patienten mit der gleichen Krankheit werden völlig verschieden diagnostiziert, da die Untersuchung durch den Arzt feine Unterschiede der Symptome zu Tage fördern wird. Mit diesem Buch besitzen Sie einen vernünftigen Ratgeber, der Ihnen sagt, wie die TCM jedes aufgeführte Leiden angeht.

Sie sollten auch darauf achten, in welcher Weise viele westliche Ärzte – vielleicht die meisten – TCM zurückweisen. Bis auf gewisse bemerkenswerte Ausnahmen neigen sie dazu, TCM als nebensächlich abzutun, da sie Daten aus der Vorgeschichte benutzt und sich einer archaischen Beschreibung bedient, beispielsweise, daß der „üble Wind" in den Körper eindringt und Feuer im Herzen brennt. Das liegt aber nur daran, daß die TCM, die so alt ist wie die chinesische Zivilisation, niemals eine eigene Terminologie entwickelt hat. Die ersten chinesischen Ärzte wußten, wie das endokrine System, die Hypophyse und das autonome Nervensystem funktionieren, aber sie beschrieben es in der Sprache ihrer Zeit und nicht in speziell dafür geprägten medizinischen Fachausdrücken. Die TCM drückt sich nicht in jener Fachterminologie aus, die in der westlichen Schulmedizin oft eine Verständnisbarriere zwischen Arzt und Patient errichtet.

In Großbritannien, wo der NHS (National Health Service – Nationaler Gesundheitsdienst) nur noch ein bloßer Schatten seines früheren Selbsts ist und die Menschen sich zunehmend genötigt sehen, sich privat behandeln zu lassen, falls es sich nicht gerade um einen Notfall handelt, ist es der TCM bestimmt, populärer zu werden und sich weiter auszudehnen. Das bringt uns zum finanziellen Aspekt. Der legendäre Gelbe Kaiser von China (siehe Anhang „*Die alten Manuskripte*") riet den Ärzten, die Krankheit im Frühstadium ausfindig zu machen, bevor sie vom Körper Besitz nehmen kann. Mit der Behandlung erst dann zu beginnen, wenn die Krankheit bereits wütet, war nach seinen

Worten, „wie einen Brunnen zu graben, wenn man durstig ist“. Ist es dann nicht schon zu spät?

Wie bereits erwähnt, konsultieren die meisten Patienten im Westen erst dann einen TCM-Arzt, wenn jede andere Behandlung fehlgeschlagen ist. Sie sind nicht durstig, sondern eher erschöpft durch die Trockenheit, und leiden gewöhnlich an chronischen Krankheiten, die einer längeren Behandlung bedürfen. Obgleich die Honorare der TCM-Ärzte denen anderer Arten der alternativen Medizin ähneln und verglichen mit dem Honorar, das ein westlicher Arzt einem Privatpatienten berechnet, äußerst bescheiden sind, können sie doch manchmal ein begrenztes Familienbudget überschreiten. Jeder TCM-Arzt kann von Fällen berichten, in denen Patienten, die positiv auf die Behandlung reagierten, wegen finanzieller Probleme – oder weil die Symptome kuriert waren – die Behandlung abbrachen, obwohl der Arzt spürte, daß er noch nicht zum Kern des Übels vorgedrungen war und die Krankheit wiederkehren konnte. TCM-Ärzte sind sich dieses Problems bewußt und tun alles in ihrer Macht stehende, um ihren Patienten zu helfen. Manche bieten ermäßigte Tarife für Rentner und Menschen mit geringem Einkommen an; TCM-Ärzte erläutern ihre Tarife und sagen Ihnen, wie lange die Behandlung voraussichtlich dauern wird.

Einige Privatversicherer planen, Versicherungen anzubieten, die für die Kosten einer TCM-Behandlung aufkommen. Viele Patienten stellten fest, daß sie, nachdem sie auf die TCM-Behandlung ansprachen, mit der modernen medikamentösen Behandlung aufhören konnten. Vielleicht werden Patienten, die eine TCM-Behandlung aus eigener Tasche bezahlen, in Zukunft einen Prozentsatz ihrer früheren NHS-Behandlungskosten zurückfordern können. Mit dem Nachdruck, den man gegenwärtig auf Kostenbegrenzung legt, und in einem System, in dem die meisten Allgemeinmediziner Aktionäre sind, scheint eine Einigung auf dieser Basis eine gerechte und logische Lösung zu sein.

Einige westliche Ärzte bieten Akupunktur als Teil ihrer Behandlung an; viele von ihnen überweisen Patienten an TCM praktizierende Kollegen. Ob sich diese beiden Systeme jemals zusammenschließen werden, steht in den Sternen. Man kann aber nicht leugnen, daß die TCM in Großbritannien, ja, im gesamten Westen Fuß gefaßt hat. Sie hat der Wissenschaft vom Heilen einen bedeutenden Beitrag zu leisten, und der Westen kann viel von ihr lernen.

Kapitel 1: Die Medizin auf dem chinesischen Festland

Vor dem Haupteingang des Ersten Lehrkrankenhauses der Traditionellen Chinesischen Medizin in der Hafenstadt Tientsin in Nordchina bildet sich werktags bereits um sechs Uhr eine Schlange, die über die Treppe des vierzehnstöckigen Gebäudes hinunter in den großen Vorhof führt, in dessen Mitte die Statue eines verehrten alten Akupunkteurs steht.

Unter den Patienten finden sich untersetzte Mongolen in Mao-Anzügen und mit faltigen, von Wind und Wetter gegerbten lächelnden Gesichtern; hochgewachsene Nordchinesen in Anoraks und Mänteln, um sich gegen die beißenden Winterwinde zu schützen; vom Alter gebeugte Großmütter mit kurzgeschorenen grauen Haaren in dunkelfarbigen Hosen und wattierten Jacken; besorgte Mütter, die krampfhaft die Hände ihrer großäugigen Kinder festhalten, und schlanke, nach der neuesten westlichen Mode gekleidete Mädchen. Die Menschenmenge mit ihrer erstaunlichen Mischung aus Alt und Neu spiegelt das moderne China wider – ebenso wie das Krankenhaus, vor dem sie warten.

Das Gebäude – ein rechteckiger grauer, gesichtsloser Betonblock aus den fünfziger Jahren – ist ebenso geschmacklos wie seine westlichen Ebenbilder. Das Krankenhaus verfügt über 800 Betten, 20 medizinische und technische Sektionen und 62 Abteilungen für ambulante Patienten. Dennoch hat es die Grenzen seiner Kapazität fast erreicht. Da nicht alle langfristig zu betreuenden Patienten aufgenommen werden können, steht Fachpersonal zur Verfügung, um weitere 1 000 bettlägrige Patienten in ihren Wohnungen zu betreuen.

Wenn die Ärzte in diesem Krankenhaus Behandlungen verschreiben, die über Tausende von Jahren getestet wurden, dann geschieht dies in einer Mischung aus westlicher und traditioneller Diagnose, unterstützt von moderner Computertechnik und abgesichert durch die wissenschaftliche Untersuchung der von ihnen verschriebenen alten Arzneien. In der Intensivstation für Herzkranke beispielsweise wird ein bedrohlich kranker Patient zur Herzbeobachtung an einen Monitor angeschlossen, genauso wie ein Notfall-Patient im Westen. Doch die gelbe Flüssigkeit, die durch einen Schlauch in seine Vene rinnt, zeigt deutlich den Unterschied zwischen den Systemen – sie wurde aus den Gallensteinen eines Bullen hergestellt.

Das mag eher nach jenem von Macbeth's Hexen bevorzugten Gebräu klingen, aber es hilft – und zwar so erfolgreich, daß einem angehenden TCM-Arzt u.a. als erstes beigebracht wird, einen Bullen- von einem Pferdegallenstein zu unterscheiden. Nur Nutztiere leiden an Gallensteinen, die stets erst nach der Schlachtung entdeckt werden. Sie werden von der Gallenblase extrahiert, zuerst in Papier aus dem Mark der Reispapierpflanze und dann in Schreibpapier aus Bambus gewickelt und zum Schluß zum Trocknen an einem schattigen und windigen Ort aufgehängt.

Der Preis für den um einiges wirksameren Gallenstein eines Bullen ist entsprechnd hoch; skrupellose Bauern versuchen oft, Pferdegallensteine als Bullengallensteine zu verkaufen. Weshalb die Gallensteine der Rinder wirksamer sind als die der Pferde, wurde noch nicht festgestellt. Die westliche Medizin gibt zu, daß die Galle ein Cholesterinhemmer ist; vielleicht klingt die Behandlung angesichts dieser Tatsache jetzt nicht mehr so fremdartig. Gallensteine sind auch nützlich bei der Behandlung von Fieber, Schlaganfällen, Kinderkrämpfen und Epilepsie. Doch da sie verhältnismäßig selten und sehr wirksam sind, ist eine derartige Behandlung recht teuer.

Im heutigen China gibt es nur wenig Reibereien zwischen alter und neuer Medizin; wenn auch viele westlich orientierte junge Menschen die alten Behandlungsmethoden als Reste eines dunklen Zeitalters verspotten. Paracetamol sagt ihnen bei Kopfschmerzen mehr zu als Akupunktur; und sie weigern sich entschieden, unangenehm schmeckende Kräuter zu schlucken. Doch im allgemeinen wissen die Menschen dort, daß beide Methoden, die alte und die neue, ihre Stärken und Schwächen haben.

Die traditionelle chinesische Medizin kann auf eine wechselvolle Geschichte zurückschauen. Sie geriet erst in Verruf, als die ersten Ärzte aus dem Westen nach China kamen; in den zwanziger Jahren gab es Versuche, sie als „unwissenschaftlich" zu verbieten. Das hatte einen nationalen Aufschrei zur Folge. Die Mehrheit der Chinesen hatte großes Vertrauen in das System und war nicht bereit, zuzuschauen, wie es verschwindet. Die TCM-Ärzte drohten mit einem Generalstreik, worauf die TCM unangetastet blieb. Und als später der Vorsitzende Mao erkannte, wie lebenswichtig die TCM für die Gesundheit der Nation ist, förderte er ihre Verbreitung und erklärte sie schließlich zu einem von Chinas „Nationalschätzen".

Im heutigen China bekommt die moderne Medizin immer noch den Löwenanteil der staatlich begrenzten Ressourcen. Dennoch arbeiten TCM und Schulmedizin harmonisch zusammen. Sie gleichen einander aus, ergänzen sich und sind ein ideales Beispiel für den ersten Grundsatz der chinesischen Medizin, das Yin und das Yang, die beiden einander gegenüberliegenden und voneinander abhängigen Seiten der Natur (siehe Anhang: *„Die alten Manuskripte"*). In China praktizieren 450 000 Ärzte die traditionelle Medizin, das sind nur knapp die Hälfte aller in westlichen Methoden geübten Ärzte.

Die Regierungspolitik fördert die Zusammenarbeit zwischen den beiden medizinischen Ansätzen. Leidet ein Patient an einer Krankheit, die rasch auf Naturmedizin anspricht, wird er einen TCM-Arzt aufsuchen. Verlangt seine Krankheit eine Operation oder ist sie akut und kann von der westlichen Medizin wirksamer behandelt werden, wird er sich für letztere entscheiden.

Seit China sich vor kurzem für das System eines „Kapitalismus chinesischer Prägung" entschieden hat, steht auch das System der medizinischen Vorsorge in der Kritik. Während der Zeit der Volksrepublik wurde jeder Chinese kostenlos medizinisch betreut. Das dafür benötigte Geld wurde teilweise von der Zentralregierung aufgebracht – die für jedes Krankhausbett einen Festpreis bestimmte –, den Rest steuerte das Arbeitskollektiv des Patienten bei. Heute wird wie bei uns zunehmend Gewicht auf die persönliche Zahlungsfähigkeit gelegt.

Früher übernahm der Staat bei arbeitslosen Patienten 50 Prozent der Kosten für die medizinische Betreuung, der Rest wurde von den Arbeitskollektiven seiner Verwandten, oder in ländlichen Gegenden durch das Dorfkollektiv aufgebracht. In den Städten decken die Arbeitskollektive immer noch einen Großteil der Kosten für die Gesundheitspflege. Doch die kürzlich durchgeführten Reformen und die Kürzungen staatlicher Mittel bedeuten auch, daß jeder, falls möglich, selbst die Verantwortung für seine Gesundheit übernehmen muß.

In jeder Groß-, jeder Kleinstadt Chinas gibt es wenigstens ein TCM-Krankenhaus, und jedes Dorf verfügt über eine eigene TCM-Praxis. Landesweit gibt es über 2000 Krankenhäuser, 30 TCM-Lehrinstitute und 170 Forschungsinstitute, in denen die therapeutischen Eigenschaften chinesischer Heilpflanzen mittels modernener High-Tech untersucht werden. Allgemein herrscht die Ansicht, daß ein System, das den Test der Zeit so überzeugend überstanden hat, es wert ist, bewahrt zu werden. Und wenn die Werkzeuge der Wissenschaft des 20. Jahrhunderts helfen können, Licht ins Dunkel zu bringen, wenn sie erklären können, wie und weshalb die TCM-Heilmittel wirken – um so besser. Die TCM, hinter der 4000 Jahre angesammeltes Wissen steht, entwickelt sich immer noch und ist stets bereit, neue wissenschaftliche Erkenntnisse in ihre gewaltige Sammlung an empirischem Wissen, empirischer Forschung, aufzunehmen.

Das größte westlich ausgerichtete Krankenhaus in der modernisierten chinesischen Hafenstadt Tientsin mit ihren acht Millionen Einwohnern ist ein zweckmäßiges Gebäude mit einem Hubschrauberlandeplatz auf dem Dach, um Notfälle einzufliegen. Das Erste Lehrkrankenhaus der Traditionellen Chinesischen Medizin am anderen Ende der Stadt, in der Straße der Wissenschaft und Technik, ist genauso angesehen und in verschiedenen Abteilung ebensogut mit der neuesten medizinischen Technik ausgestattet.

Wie zu erwarten, verfügt es über eine große pharmakologische Abteilung, deren Wände vom Boden bis zur Decke mit altmodisch aussehenden Medizinschränken bedeckt sind, in denen Tausende nach Rezept zubereitete Heilpflanzen gelagert werden. Apotheker in weißen Kitteln eilen durch die Gänge, tragen alte Waagen mit Metallkörben, aus denen sie Kräuter auf die vor ihnen auf einer Bank liegenden Papierblätter häufen. Dann wird das Papier mit den Kräutern zusammengefaltet und zur Abholung nach unten zur Apotheke geschickt.

Im Vergleich dazu finden sich den Flur entlang modern eingerichtete Abteilungen, in denen Computertomographie-Apparate, ein EKG und eine Reihe anderer Diagnosegeräte verwendet werden. Ingesamt gibt es dort über 1 000 hochentwickelte Instrumente für die klinische Untersuchung, Diagnose und Behandlung, darunter ein computergesteuertes Gerät zur Schädeltomographie.

In dieser dem Lehrinstitut angeschlossenen Klinik wird laufend die TCM-Behandlung von Krankenheiten untersucht; sie kann ein paar bemerkenswerte Ergebnisse in der Behandlung von Asthma, Kindheitsepilepsie, Herzkranzgefäßleiden und Diabetes aufweisen. Die Kinderärzte des Krankenhauses gewannen für ihre Behandlung von Herzmuskelentzündungen bei Kindern – einer Vireninfektion, bei der sich das Herz vergrößert, in der es zu erheblichen Atemschwierigkeiten kommt und die in kritischen Fällen zum Tod führen kann – einen von der Regierung ausgesetzten Preis.

Eine der Hauptwaffen gegen diese Krankheit ist Dansen (*radix salviae Miltiorizae*). Dansen beseitigt erwiesenermaßen den Blutstau und regt den Blutkreislauf an. Wenigstens 20 Pflanzen der chinesischen Materia Medica besitzen diese Eigenschaft. Im englischsprachigem Raum nennt man sie die ABC-Arzneien. ABC heißt *activating blood circulation* (Blutkreislaufaktivans). Nach den Lehren der traditionellen chinesischen Medizin gehört ein Blutstau zur Hauptursache vieler Krankheiten. Er ist durch eine blaue oder purpurfarbene Zunge nachweisbar.

Die Herzstation für Kinder war voll junger Patienten, die von Herzmuskelentzündungen genasen; darunter mehrere Fälle, die von anderen Krankenhäusern überwiesen worden waren. Die Mütter gehen den Krankenschwestern zur Hand und bleiben bei ihren Kindern, das heißt weniger Streß für die Kinder und weniger Druck für das Personal.

Die westliche Medizin ist immer noch wenig erfolgreich bei der Behandlung von Vireninfektionen wie der Herzmuskelentzündung, während die TCM-Ärzte eine Vielzahl von Kräutermischungen verwenden, die Viren zerstören können; etwas, das der westlichen Medizin bislang noch nicht gelungen ist. In der TCM-Terminologie tun die Ärzte nur, was ihre Vorgänger taten: vielleicht einen Chi- oder einen Yin-Mangel behandeln, Blut in Bewegung bringen, Hitze lindern, Gifte entfernen und eine Herzstauung auflösen. Die Sprache der Diagnose ist unwichtig; allein das Ergebnis zählt.

Leider entsprechen die chinesischen Untersuchungsmethoden nicht immer den strengen westlichen Kriterien und werden deshalb jenseits der Grenze geringgeschätzt oder ignoriert. Aber auch abgesehen davon werden Berichte über chinesische Untersuchungen selten in anderen Sprachen veröffentlicht. Dadurch schränkt sich die Zugänglichkeit für internationale Wissenschaftler ein, die oft sehr interessiert daran sind, darüber zu lesen.

Das chinesische Gesundheitsministerium hat eine vergleichende Studie in Auftrag gegeben, bei der andere Krankenhäuser die in Tientsin entdeckte Myokarditis-Therapie anwenden sollen; die Japaner untersuchen einige der angewandten Naturheilmittel. Zweifellos wird es immer wieder westliche Ärzte geben, die entsetzt fragen, welchen Nutzen zerhackte Regenwürmer oder getrocknete *ge jie*-Eidechsen haben (eine Geckoart, die wie ein kleiner Drache aussieht), beides wichtige Bestandteile der TCM-Asthmabehandlung. Aber es wird immer wahrscheinlicher, daß Labortests die wirksamen Bestandteile enthüllen werden, damit sie vielleicht künftig zur weitverbreiteten Anwendung chemisch reproduziert werden können. Tatsächlich werden heute getrocknete Regenwürmer zur medizinischen Verwendung von China nach Großbritannien exportiert. Sie wirken ähnlich wie Antihistamine und lindern sehr erfolgreich Atemleiden.

In den meisten westlichen Arzneimittelfirmen werden chinesische Naturheilmittel in Hinblick auf ihre wirksame Zusammensetzung untersucht. Und obwohl TCM-Fachleute ihre Fähigkeiten gern zeigen und ihr Wissen mit anderen teilen, kann das wachsende Interesse des Auslandes an den Geheimnissen der alten chinesischen Arzneien sie manchmal vor ein Dilemma stellen.

Zum Beispiel verwendet man auf der Herzstation des Ersten Lehrkrankenhauses der Traditionellen Chinesischen Medizin in Tientsin eine sehr wirksame Methode, bei der eine auf Rotwurzsalbei und schwarzem Eisenhut basierende Pflanzenarznei intravenös verabreicht wird. EKG-Ausdrucke von Patienten, die einen Monat zuvor akute Herzanfälle erlitten hatten, zeigten nach dieser Behandlung wieder eine fast normale Herztätigkeit. Bei ähnlich gelagerten, aber aussschließlich mit westlichen Medikamenten behandelten Fällen kann es bis zu diesem Ergebnis vierzig bis fünfzig Tage dauern. Wenn ein frisch eingelieferter Patient über akute Schmerzen klagt, wird ihm zunächst eine Kräuterarznei äußerlich auf den Brustkorb appliziert, die die Schmerzen in knapp zwanzig Minuten lindern kann. Dann bekommt er intravenös Kräutermedizin verabreicht, um das Chi anzuregen und das Blut zu beleben, sowie eine Akupunkturbehandlung, um das Abwehrsystem des Körpers zu kräftigen.

Dieses Rezept wurde vom Leiter der Herzabteilung, Dr. Nu Yuan Qi, ersonnen, jedoch in seinem Heimatland noch nicht umfassend getestet. Gäbe man ihm die Erlaubnis, es im Ausland klinisch testen zu lassen, wo mehr Geld und Einrichtungen zur Verfügungen stehen, könnte es dort kommerziell entwickelt werden, und China würde so jeden Nutzen daran verlieren. Dafür gibt es Präzedenzfälle. Chinesische Medizinwissenschaftler entwickelten in den fünfziger Jahren zum ersten Mal Insulin aus natürlichen Bestandteilen. Sie schickten die Formel zur Produktion nach Hongkong. Es endete damit, daß es in der

Kolonie in Massenproduktion ging und als Importprodukt wieder an die Chinesen verkauft wurde.

Die chinesischen Ärzte sind auch verwirrt darüber, daß der Westen ihre Entdeckungen nur widerstrebend anerkennt, weil ihre Untersuchungsmethoden nicht mit den strengen westlichen Richtlinien übereinstimmen. Aber selbst ihre eifrigsten Fürsprecher geben zu, daß dies einen ernstzunehmenden Mangel darstellt und daß ohne gründliche klinische Tests übertriebene Behauptungen über die Wirksamkeit einer Behandlung aufgestellt werden könnten. Die TCM vertraut zu stark auf die Erfahrung des Praktikers und wird, nicht zu Unrecht, dafür kristisiert, daß es ihr manchmal an objektiven Kriterien mangelt.

Darauf reagieren TCM-Ärzte mit dem Hinweis, die Doppel-Blind-Tests ließen sich nicht so leicht in ihre Arbeit integrieren. Überdies halten die TCM-Ärzte, bei denen die Behandlung der Kranken vor der wissenschaftlichen Objektivität kommt, das Konzept, einer Patientengruppe Placebos statt der eigentlichen Medizin zu geben, für ethisch fragwürdig. Sie fragen, ob – wenn eine Arznei zur Heilung des Patienten existiert – ein guter Arzt es rechtfertigen kann, wenn er einem leidenden Menschen ein Placebo gibt.

Aber selbst wenn klinische Tests im westlichen Stil möglich wären und Experimente durchgeführt würden, um die Ergebnisse der traditionellen Methode und der westlichen Praxis zu vergleichen, könnten die Entdeckungen null und nichtig sein, weil einige der verwendeten allopathischen Medikamente chinesische Kopien von in den sechziger und siebziger Jahre in Rußland entwickelten Medikamente sind, die entweder im Laufe der Zeit sehr verfeinert oder im Westen durch wirksamere ersetzt wurden. China hinkt in bezug auf die Therapie mit chemischen Medikamenten stark hinterher. Ihm fehlt es an finanziellen Ressourcen; es kann keine großen Summen in die neuesten pharmazeutischen Produkte investieren.

Dazu kommt noch das Verhalten der Chinesen. Wie wohl jeder von uns sind sie bereit, auf der Suche nach Heilung alle möglichen Behandlungsarten auszuprobieren. Doch wie groß ihr Glaube an die moderne Medizin auch sein mag, im Notfall greifen sie auf die alten Methoden zurück. In jeder chinesischen Vorstadt gibt es traditionelle Heiler oder Kenner von Volksarzneien mit dem Ruf von Medizinmännern. Mag einer von ihnen ein autorisierter TCM-Praktiker sein oder nicht, sein Ruhm wird sich verbreiten und durch Mundpropaganda noch zunehmen, und die Menschen seiner Umgebung werden großes Vertrauen in seine Fähigkeiten haben, helfen zu können, wenn jede andere Behandlung versagt.

Dieses Verhalten stellte die Spezialisten an dem der Chinesischen Akademie der Medizin in Peking angeschlossenen Krebsinstitut vor ernsthafte Probleme, als sie versuchten, Untersuchungen zu einer neuen Behandlungsart durchzuführen, bei der sowohl TCM als auch westliche Arzneien verwendet wurden. Da es sich um eine Langzeitstudie handelte, waren hauptsächlich ambulante Patienten daran beteiligt; dabei erwies es sich als schwierig, zu überprüfen, wie genau die Patienten der verordneten Behandlung folgten. Die Ärzte entdeckten, daß eine Reihe von Patienten zusätzlich ihren Medizinmann am Ort konsultiert und sein Gebräu zusammen mit den Krankenhausarzneien eingenommen hatten.

Trotz solcher kleiner Rückschläge beginnt man weltweit in den medizinischen und wissenschaftlichen Instituten, die in den TCM-Krankenhäuser geleistete Arbeit mit großem Interesse zu beobachten; und in vielen Ländern – besonders in Großbritannien, Japan, Deutschland und den Vereinigten Staaten – werden die Pflanzenarzneien in eigenen klinischen Tests untersucht. Man erkennt weitgehend an, daß verschiedene Heilpflanzen, die seit langem von der TCM verwendet werden, das körpereigene Immunsystem unterstützen und es befähigen, Krankenheiten wie Krebs oder sogar Aids zu bekämpfen, und daß eine Reihe von Kräutern die Nebenwirkungen von Chemo- und Strahlentherapie verringern, die Übelkeit vermindern und den Patienten in die Lage versetzen, mit dem Behandlungsstreß fertigzuwerden. Von geübter Hand gesetzte Akupunkturnadeln haben die gleiche Wirkung.

Im Jahre 1975 bauten in China landesweit Ärzte aus verschiedenen Krankenhäusern und medizinischen Fakultäten eine Forschungsgruppe auf dem Gebiet der Fu-zheng-Therapie auf, um die Wirksamkeit verschiedener traditioneller Heilpflanzen als biologische Reaktionsveränderer bei Krebspatienten zu untersuchen. Fu-zheng bedeutet Stärkung der körpereigenen Abwehr und ist die erste Regel der TCM-Behandlung. Patienten mit unterschiedlichen Krebstypen und in verschiedenen Krankheitsstadien wurden einer zweimonatigen Kur mit Fu-zheng-Arzneien unterzogen, um die westliche Therapie zu unterstützen. Die Ergebnisse zeigten eine bedeutende Verminderung der Nebenwirkungen.

Nach diesen ersten Untersuchungen wurden Mitte der achtziger Jahre Kräuter wie die Tragantwurzel (Familie der Leguminosae) und der chinesische Liebstöckl (Familie der Umbelliferae) getestet. Beide wiesen Eigenschaften auf, die dazu beitrugen, das Abwehrsystem des Patienten zu stärken, Knochenmark, Leber und die adrenokortikalen Funktionen zu schützen und die Möglichkeit einer gastrischen Toxizität zu mindern. Nachfolgende Untersuchungen in China und dem Department of Clinical Immunology and Biological Therapy im Cancer Center der University of Texas zeigten, daß Extrakte aus verschiedenen Pflanzen der TCM das Immunsystem mehr oder weniger reaktivieren können. Besonders die Tragantwurzel könnte ein versagendes Immunsystem vollständig wiederherstellen und die T-Zellen-Funktion wieder normalisieren.

Jetzt, da China eine Politik der offenen Tür betreibt, sind viele Ärzte im Westen begierig darauf, mehr über diese Behandlungen zu erfahren. Es macht die Chinesen sehr stolz, daß die TCM im Ausland endlich auf Interesse und Anerkennung stößt. Dieses fremde Interesse und die zunehmende Anzahl ausländischer Studenten an chinesischen medizinischen Fakultäten sorgen für das Geld, mit dem Krankenhausstationen besser ausgestattet und weitere Untersuchungen finanziert werden können.

Die größeren Lehrinstitute und Krankenhäuser in China ermutigen ausländische Studenten, sich für Studienkurse und Seminare einzuschreiben, und die meisten haben – ebenso wie westliche Krankenhäuser – ihre Spezialisten für bestimmte Gebiete. Das TCM-Lehrinstitut in Tientsin zum Beispiel ist ein klinisches Forschungszentrum für Akuptunktur und Moxibustion. Hier studieren Menschen aus aller Welt. Einige ausgezeichnete Ärzte von dort praktizieren im Vereinigten Königreich in den Kliniken von Bath und Manchester. Sie sind Teilnehmer an einem chinesisch-britischen Projekt, das auf seine bescheidene Art, auf eine Zukunft hinweist, in der ein Austausch auf medizinischem Gebiet weitgehend akzeptiert wird.

In ihrem Heimatland gelten die teilnehmenden Ärzte als Spezialisten. Sie kennen sich in der westlichen Medizin ebensogut aus wie in der TCM, sind sehr motiviert und wollen auf jede Anfrage eines englischen Krankenhauses reagieren, das daran interessiert ist, aus erster Hand etwas über ihre Arbeit zu erfahren. Allmählich zeichnen sich Fortschritte ab. Ein Krankenhaus in Bristol führt mit dem Segen der örtlichen Gesundheitsbehörde eine Studie durch, bei der untersucht wird, wie Menschen reagieren, die wegen verschiedener Hautleiden mit TCM behandelt werden. Das Royal Free Hospital in London plant, einen chinesischen Dermatologen anzuwerben, der ihnen bei ihrer Forschung helfen soll.

Profesor Shi Xuemin, Direktor des Krankenhaus in Tientsin, gilt in China als Fachmann für Akupunktur, inbesondere als Therapie nach einem Schlaganfall. Er hat die „xing nao kai qiao" genannte Behandlung ersonnen („um das Gehirn zu wecken und den Geist zu öffnen"), die nicht nur in seiner Heimat, sondern auch im Ausland sehr verbreitet ist. Die westlich orientierten Krankenhäuser der Stadt schicken ihm Patienten zur Rehabilitation. Überraschenderweise wird die Akupunktur, obwohl anerkannt und verfügbar, bei uns nicht zur Nachbehandlung eines Schlaganfalles angewandt. Das ist bedauerlich, da Akupunktur sich in vielen Fällen positiv bei der Wiederherstellung der Mobilität auswirkt. Je früher sie durchgeführt wird, desto schneller und wirksamer ist die Reaktion.

Professor Shi entwickelte auch eine aus Heilpflanzen bestehende Kapsel gegen zerebrale Thrombose, die in der krankenhauseigenen pharmazeutischen Fabrik hergestellt wird und für den allgemeinen Verkauf patentiert wurde. Mehrere der führenden Spezialisten produzieren gleichfalls ihre eigene patentierte Arznei. Nachdem sie ihre Rezepte für Pflanzenarzneien der Regierung zur Prüfung vorgelegt haben, melden sie Patente an, um die Medizin kommerziell herstellen zu können. Zuerst werden Versuche mit ausgesuchten Patienten gemacht. Anschließend werden die Versuchsunterlagen dem TCM-Verwaltungsbüro unterbreitet, das es mit allen anderen Rezepten vergleicht und die Ergebnisse der klinischen und Laborversuche auf ihre Wirksamkeit, Giftigkeit usw. überprüft. Nach Erteilung der Genehmigung wird das Rezept einem pharmazeutischen Hersteller zur kommerziellen Produktion übergeben; danach wird es nicht nur an dem kleinen Stand im Erdgeschoß des Krankenhauses, sondern auch landesweit verkauft.

Frei verkäufliche Arzneien sind in China genauso beliebt wie in anderen Ländern. Jeder kauft gegen kleinere Unpäßlichkeiten, oder wenn er in ernsteren Fällen die Genesung beschleunigen möchte, Arzneimittel im Laden. Viele Markennamen sind so bekannt und angesehen wie die gebrauchsfertigen westlichen Mittel gegen Erkältung, Grippe oder Arthritisschmerzen. Manche von ihnen wurden bereits vor Tausenden von Jahren verabreicht und zuerst in einigen der alten Klassiker erwähnt. Darauf weisen die chinesischen Ärzte in ihrer Anwort auf die Kritik hinsichtlich des Mangels an wissenschaftlicher Forschung bei der medikamentösen Behandlung in China oft hin.

Die TCM kann auch einige Sondererfolge in der Behandlung der Epilepsie nachweisen. Im Ersten Lehrkrankenhaus in Tientsin gab es einen recht typischen Fall: ein Mädchen im Teenageralter, das sieben Jahre nach einem Unfall an Epilepsie erkrankte. Es reagierte auf Naturmedizin und Akupunktur und war einen ganzen Monat lang anfallfrei. Die Patientin war vom westlich ausgerichteten Krankenhaus in Tientsin überwiesen worden, deren Ärzten die schweren Anfälle, von denen die Patientin in zehntägigen Intervallen heimgesucht wurde, nicht hatten verhindern können.

Ein anderer, seit acht Jahren an Epilepsie leidender Teenager wurde von den Kollegen des westlich orientierten Krankenhauses überwiesen, als sich der Zustand des Mädchens auf täglich sechs Anfälle verschlimmert hatte. Nach vierwöchiger Pflanzenmedizin- und Akupunkturbehandlung kam es nur noch zu einem Anfall in der Woche. Auch britische Patienten können bezeugen, daß Epileptiker positiv auf eine TCM-Behandlung ansprechen (siehe auch Kapitel 5), obwohl die Ärzte betonen, daß Epilepsie nicht leicht zu heilen ist, besonders wenn der Patient schon lange Zeit darunter leidet. Leider können die bei schweren Fällen auftretenden neurologischen Schäden nicht mehr repariert werden.

Die in Tientsin entwickelte spezielle Epilepsiebehandlung wurde unter der Leitung des Gesundheitsministeriums in einem Pekinger Krankenhaus klinisch getestet. Die beteiligten Ärzte wurden eingeladen, auf der International Conference on Epilepsy in Barcelona einen Vortrag über ihre Arbeit zu halten. Leider konnten sie wegen Geldmangel nicht fahren – ein weitverbreitetes Problem im neuen China und eine weitere Hürde auf dem Weg der medizinischen Kooperation von Ost und West.

Viele Stationen des Ersten Lehrkrankenhauses in Tientsin beherbergen Patienten, die nicht auf moderne Medizin ansprechen. Wobei man jedoch nicht vergessen darf, daß es sich bei der „modernen" Medizin manchmal um Medikamente handelt, deren Produktion im Westen vor einem Jahrzehnt oder später eingestellt wurde oder die von anderen ersetzt wurden. Obwohl es gewagt ist, die medikamentöse Therapie, die ein Patient in einem westlichen Krankenhaus erhält, zum Vergleich heranzuziehen, wertet es die von TCM-Ärzten erreichten Resultate nicht ab. Die Krankenstationen in Tientsin sind voller Fälle, die für jeden Spezialisten im Westen eine Herausforderung darstellen. Ein dreißigjähriger Patient, bei dem im Jahr zuvor die Ärzte des westlich ausgerichteten Krankenhauses in Tientsin Schizophrenie diagnostiziert hatten, wurde ans TCM-Krankenhaus überwiesen, da er auf die Behandlung der Schulmedizin nicht ansprach. Dort diagnostizierten die Ärzte sein Leiden als Schlaflosigkeit und nervöse Unruhe, zwei der Hauptsymptome seines Zustandes, und behandelten ihn mit Akupunktur. Nach mehreren Monaten war er so weit genesen, daß er entlassen werden konnte. Er wurde zwar weiterhin ambulant behandelt, konnte aber wieder an seinen Arbeitsplatz zurückkehren.

Die TCM sucht zuerst nach der eigentlichen Ursache jeder körperlichen Krankheit, weil sie der Meinung ist, daß die Symptome automatisch verschwinden, sobald die Ursache behandelt wird. Bei der Behandlung von Psychosen verfährt sie nach dem Grundsatz, den Kranken zu beruhigen und *Shen* – den Geist – zu festigen, der, ähnlich wie in der westlichen Vorstellung, zum Teil Gefühl, zum Teil Verstand ist. Man glaubt, daß der Geist tagsüber im Gehirn wohnt und nachts im Herzen schläft. Ist er verwirrt, sind irrationales Verhalten und Schlaflosigkeit die Folgen. Eine Behandlung zur Beruhigung und Festigung des *Shen* konzentriert sich auf die Leber und das Herz, Organe, die in der modernen Anatomie nicht mit Geisteskrankheiten in Verbindung gebracht werden.

Obwohl sich die Dinge in China so rasch ändern, daß man mit der Entwicklung kaum noch Schritt halten kann, ist es immer noch ein erwachendes Land, das noch einen langen Weg zu Modernität und Reichtum vor sich. Die Krankenhäuser sind nicht so fortschrittlich und sauber wie im Westen. Es ist für einen Verunglückten nichts Ungewöhnliches, in einem von Verwandten gezogenen Handkarren zur Unfallstation gebracht zu werden, doch sobald er einmal aufgenommen ist, wird er mit der gleichen Kunstfertigkeit, Hingabe und Sachkenntnis behandelt wie in jedem modernen Krankenhaus der entwickelten Welt.

In der Unfallstation arbeiten nur die erfahrensten Ärzte. Anders als in westlichen Krankenhäusern, wo sich oft frisch examinierte junge Assistenzärzte die Hörner in der Unfallstation abstoßen, bevor sie auf andere Stationen gehen, erwarben die TCM-Ärzte ihre Kenntnisse auf den Stationen. Dort verbringen die jungen Ärzte viel Zeit mit dem Sammeln von Erfahrungen, bevor man sie als erfahren genug betrachtet, um auf der Unfallstation Diagnosen zu stellen.

In einer kleinen, engen und ständig überfüllten Unfallstation in Tientsin behandeln vier Ärzte in der Regel 70 Patienten in der drei Stunden dauernden morgendlichen Sprechstunde. Sie diagnostizieren nach traditionellen Methoden, zu denen das Pulsmessen und die Untersuchung der Zunge gehört. Russische Dozenten vom Pawlow-Institut in St. Petersburg, die im Winter 1993 an einem dreimonatagigen Studienkurs teilnahmen, äußerten ihr Erstaunen über die Geschwindigkeit und die Genauigkeit, mit der die Unfallärzte arbeiteten. Während der Wochen, in denen sie an ihrer Seite arbeiteten, sei ihnen, wie sie sagten, nicht ein einziger Fall untergekommen, in dem ein Arzt eine fehlerhafte Diagnose stellte.

Im Ersten Lehrkrankenhaus in Tientsin wird auch nach einer neuen Diabetes-Behandlungsmethode geforscht. Ein aus einem Ehepaar bestehendes Team wendet eine Therapie an, die allem Anschein nach die Insulin produzierenden B-Zellen wiederhergestellen kann. In einem Land, in dem 1,2 Prozent der Bevölkerung (das sind 20 Millionen Menschen) an Diabetes leiden, könnte die Aussicht auf einen Durchbruch in diesem Gebiet weitreichende Folgen haben. Patienten, die täglich 300 mg Insulin spritzen mußten, konnten die Dosis auf 200 mg reduzieren; bei akuten Fällen kann der Zuckerspiegel innerhalb von zehn Tagen normalisiert werden.

Selbst in einem so fortschrittlichen Krankenhaus wie dem in Tientsin werden die alten Behandlungsmethoden nicht vernachlässigt: In dem großen Physiotherapiestudio ist eine Ecke den Chi-Kung-Experten vorbehalten, die ihre Patienten mit einer Reihe eigenartiger, über den ganzen Körper verteilter Berührungen mit der Hand behandeln.

Chi Kung ist im wesentlichen eine Form der Meditation, bei der körperliche und geistige Vollkommenheit angestrebt wird. Es wird als Vorläufer der TCM betrachtet, da Chi, der „flüchtige Hauch“ oder die „Lebensenergie“, das Herz aller Dinge und die Quelle der menschlichen Existenz ist. Auch das Wort Kung entzieht sich der wortwörtlichen Übersetzung. Es steht irgendwo zwischen „Kultivierung“ oder „Vollendung“ und deutet an, daß das Chi durch langes Training nutzbar gemacht und kontrolliert werden kann, um zu helfen, Gesundheit, Gemütsruhe und Vitalität zu erhalten und Krankheiten abzuwehren.

Alle TCM-Ärzte sind in Chi Kung bewandert; einige haben sich darauf spezialisiert. Bei der Behandlung übertragen sie ihr Chi auf den Kranken. Sie behaupten, genau zu wissen, wo die Energiekanäle des Patienten blockiert oder welche die schwächsten sind. Die ranghöchsten Chi-Kung-Meister sollen eine derart starke Sensibilität für ihre Patienten entwickelt haben, daß sie die Blockade bereits „sehen", wenn sie sich den Patienten anschauen. Mehr über Chi Kung finden Sie im neunten Kapitel.

Obwohl einige TCM-Ärzte in bezug auf die Wirksamkeit der Chi-Kung-Behandlung skeptisch sind, hegt niemand Vorurteile gegen diese Diziplin, die während der Han-Dynastie entwickelt wurde und privat praktiziert am sinnvollsten ist, als ein System, das eher wie Yoga oder sein Ableger Tai Chi die Gesundheit fördert. Chi Kung bleibt an der Quelle der TCM, und es sieht ganz so aus, als würden die Chi-Kung-Meister in ihren täglichen Heilsitzungen ihren Patienten Schmerzlinderung und Besserung bringen. Das mag etwas mit dem Placeboeffekt zu tun haben, aber es wäre falsch, die Wirkung ganz von der Hand zu weisen. Noch vor nicht allzu langer Zeit wurde die chinesische Naturmedizin von den Menschen im Westen als primitiv und weitgehend wirkungslos betrachtet. Wie voreingenommen und fehlgeleitet diese Sicht war, entdecken wir erst jetzt.

Kapitel 2: TCM – alt und doch modern

Die Arbeit hingebungsvoller, in ihrer Forschung aufgehender Mediziner, die ihre klinischen Beobachtungen und den Verlauf ihrer wissenschaftlichen Untersuchungen peinlich genau aufzeichneten, mehrte das Wissen der TCM-Ärzte im Laufe der Jahrtausende bis auf den heutigen Tag, wo die traditionelle chinesische Medizin wieder als eine Wissenschaft anerkannt wird, die der Welt einiges zu bieten hat. TCM ist weit davon entfernt, ein verknöchertes, aus dunkler Vorzeit stammendes System zu sein. Sie hat sich im Laufe der Jahrhunderte Schritt für Schritt entwickelt und entwickelt sich immer noch.

Bian Que, auch als Ch'in Yueh-jen bekannt, lebte vermutlich im zweiten Jahrhundert vor Christus. Er war ein außerordentlich begabter Diagnostiker und verfolgte das Ziel, die medizinische Praxis zu entmystifizieren. Die Leistungen dieses legendären Mediziners sind in den Kaiserlichen Annalen der Han-Dynastie aufgezeichnet. Er soll eine Herztransplantation an zwei Patienten durchgeführt haben, deren Leiden von unterschiedlichen Störungen des Organs herrührten. Wenn all die ihm zugeschriebenen Heldentaten stimmen, muß er 400 Jahre lang gelebt und China der Länge und Breite nach durchquert haben. Tatsächlich nimmt man an, daß es sich bei dem Namen eigentlich um einen respektvollen Titel handelt, der vier Jahrhunderte lang begabten Ärzten verliehen wurde. Die Erfahrungen einiger dieser Ärzte wurden irrtümlich einem einzigen Menschen zugeschrieben. Bian Que leistete einen großen Beitrag zur TCM, was durch eine Reihe von Geschichten illustriert wird.

In einer dieser Geschichten ist die Rede vom sterbenden Sohn des Königs von Guo. Die Hofmediziner konnten nichts mehr für ihn tun. Es gab in ganz China nur einen einzigen Arzt, dessen Geschick den Knaben retten könnte, falls er rechtzeitig eintraf.

Man ließ Bian Que rufen. Bei seinem Eintreffen war der Hof in Trauer; der Kronprinz wurde zur Beerdigung hergerichtet. „Mein Sohn könnte noch leben, wenn Ihr früher gekommen wärt", klagte der König. Der Weise bat, ihm den Leichnam zu zeigen. Die Untersuchung bestätigte seinen Verdacht: Der Prinz war in ein tiefes Koma gefallen. Bian Que unterzog ihn sofort einer Akupunkturbehandlung, dann legte er ihm mit Pflanzenabsud getränkte Kompressen auf.

Schon Stunden nach der Ankunft Bian Ques konnte der Patient wieder aufstehen. Der Arzt verschrieb ihm Arzneien, die seine Gesundheit in zwanzig Tagen gänzlich herstellten. Es überrascht nicht, daß unter den einfachen Menschen jenseits der Palastmauern Gerüchte die Runde machten, am Hofe weile ein Zauberer, der Tote zum Leben erwecken könnte. Bian Que versicherte ihnen: „Ich kann keine Toten lebendig machen. In dem Prinzen steckte noch ein Funken Leben. Ich habe diesen Funken nur gefunden und zu einer Flamme entfacht."

Wer immer Bian Que auch gewesen sein mag, seine Legende und sein Vermächtnis überlebten. Er stellte die klassischen Diagnoseregeln auf, denen die Mediziner noch heute folgen.

Bian Que führte sechs Gründe für schwere Krankheiten auf:

- zügellos leben
- Geld mehr als die Gesundheit lieben
- Armut: das Falsche essen und ungeeignete Kleidung tragen
- ein Ungleichgewicht der Yin- und Yang-Energien im Körper
- zu ausgemergelt sein, um Medizin zu schlucken
- Zauberern statt Ärzten zu glauben

Bian Que war der erste, von dem wir wissen, daß er den Puls maß, und er entwickelte das traditionelle Verfahren der *Vier Untersuchungen*. Er riet, sorgsam auf die vom Patienten gemachten Geräusche zu achten und nach Einzelheiten über den Verlauf der Krankheit und ihrer Symptome zu fragen. Er lehrte, daß jede Krankheit ihren Stempel auf dem Körper hinterläßt; daß Krankheiten sich durch viele äußere Merkmale verraten, die der sorgfältige Arzt erkennen sollte.

Bis zum heutigen Tag folgt die TCM dem von Bian Que empfohlenen Verfahren:

- TCM-Ärzte halten auch heute noch zuerst nach äußeren, sichtbaren Zeichen der Krankheit Ausschau.
- Sie folgen einer rationalen und empirischen Wissenschaft, die keinen Bezug zu Mystizismus oder Magie hat.
- Sie folgen weiterhin der Theorie, daß Krankheiten an der Oberfläche beginnnen und im weiteren Verlauf tiefer in den Körper eindringen.
- Pulsmessen wird allgemein als das vielleicht wichtigste Diagnoseinstrument betrachtet.
- Sie behandeln immer noch rund 300 Leiden mit Akupunktur und Moxibustion und benutzen übrigens auch heute noch eine Stelle an der Oberlippe, direkt unter der Nase, um Patienten aus der Bewußtlosigkeit zu holen.
- Die Zusammensetzung der meisten Pflanzenabsude, die sie verschreiben, ist seit Jahrhunderten unverändert.

Bian Que entwickelte diese Theorien aus dem soliden Gerüst des *Nei Jing*, dem berühmten *Des Gelben Kaisers Klassiker der Inneren Medizin*, dem ältesten und verehrtesten der 8000 zu Chinas Nationalschatz gehörenden Medizinbücher. Es lehrt die drei wesentlichen Grundsätze, in denen die TCM-Theorie verwurzelt ist: Tao, das Naturgesetz, das den Körper des Menschen als ein Spiegelbild des Kosmos begreift; Yin und Yang, die interdependenten Gegensätze – alle geschaffenen Dinge gehören entweder dem einen oder dem anderen an; und die fünf Elemente oder fünf Phasen der Verwandlung, die den ewigen Kreislauf von Wachsen, Vitalität und Vergehen repräsentieren.

Bian Ques eigenes Buch, das *Nan Jing* oder der *Schwierige Klassiker*, in dem er die komplizierteren Abschnitte des *Nei Jing* interpretiert und erklärt, wurde selbst zu einem geschätzten Klassiker. Alle berühmten chinesischen Ärzte taten das gleiche. Sie förderten das medizinische Wissen durch klinische Praxis und Beobachtungen. Sie überprüften und analysierten die Lehren der Klassiker und brachten sie auf den neuesten Stand. Auf diese Weise wurde die Medizintheorie um die acht Grundsatzsyndrome erweitert, denen alle Krankheiten zugeordnet werden können: Yin und Yang, innerlich und äußerlich, kalt und heiß, Mangel und Übermaß.

Diese acht Grundsätze erlauben es den Ärzten, eine Krankheit nicht nur anhand des befallenen Organs, sondern auch durch vier weitere Merkmalkategorien, identifizieren zu können. Leidet der Patient beispielsweise an einer Grippe, mit den Symptomen verstopfter Nase, rauher Hals und starke Kopfschmerzen, wird der Arzt sein Leiden als äußeres Leiden klassifizieren, da es nicht von einem inneren Organ herrührt. Andere Symptome wie Fieber, trockener Mund und Durst weisen auf zu viel Hitze hin. Also wird dieser Zustand allgemein als äußerliches Syndrom klassifiziert – als übermäßige Hitze. Da all dies Yang-Merkmale sind, handelt es sich um eine Yang-Krankheit.

Während der Qing-Dynastie (1644–1912) entwickelte Ye Tian Si Bian Ques Methode der medizinischen Diagnostik weiter und schrieb die *Theorie der Vier Ebenen*, in denen mit klinischer Genauigkeit der Verlauf einer Krankheit wie beispielsweise Meningitis aufgeführt ist. Seine Theorie wurde zum festen Bestandteil der TCM-Diagnose.

Ye lehrte, daß es bei von Fieber geprägten Krankheiten vier Hitzestufen gibt:

Wei: Ein äußerliches Syndrom, das den oberflächlichen Befall des Körpers anzeigt und die Abwehrenergie beeinträchtigt. Die Symptome sind Fieber, Kopfschmerzen, Durst, Husten und ein wunder Hals.

Qi: Bei dieser Stufe dringt die Hitze ins Blut ein. Symptome sind Schwitzen, hohe Temperatur, Durst und ein schneller Puls.

Ying: Zeigt einen ernsthaften Befall der inneren Organe an. Symptome: Delirium und unterschiedlich starkes Fieber am Nachmittag.

Xue: Ein kritischer Zustand, bei dem die Blutgefäße geschädigt sind; der Patient könnte durch die Haut zu bluten beginnen und in ein Koma fallen.

Heute werden in China das Pulsmessen, die Zungendiagnose, die Akupunktur und altbewährte Übungen zur körperlichen und spirituellen Entwicklung in Forschungsinstituten wissenschaftlich untersucht. Viele der dort gemachten Entdeckungen stimmen mit den Lehren der vor Jahrhunderten lebenden Weisen überein. In China ist man weiterhin bemüht, das traditionelle System mit der modernen westlichen Medizin zu vereinen, und die TCM hat noch einmal ihre Grenzen erweitert, um sich das gesamte Wissen über die Biochemie einzuverleiben, ein Gebiet, auf dem in diesem Jahrhundert große Fortschritte gemacht wurden.

Obwohl das kombinerte System in China gut funktioniert, scheint die Kluft zwischen östlicher und westlicher Medizin manchmal unüberwindlich zu sein. Die moderne Wissenschaft erwartet Beweise, die TCM vertraut auf Ergebnisse. Deshalb fällt es der modernen westlichen Medizin schwer, zum Beispiel die Akupunkturpraxis zu respektieren.

Der therapeutische Wert der Akupunktur ist heute unbestritten. Sie stimuliert nachweisbar die Freisetzung von Endorphinen im Gehirn, die eine klinische nachweisbare Schmerzunempfindlichkeit bewirken. Wie und warum, ist eine andere Frage. Niemand weiß, wie die Kanäle, durch die das Chi oder die Lebensenergie fließt, entdeckt wurden. Sie sind vollkommen vom Blutkreislauf, dem Nervemsystem oder jedem anderen Konzept der modernen Physiologie getrennt. Anders als die Adern, von denen man manche mit dem bloßen Auge unter der Haut erkennt, ist das Netz, durch das Chi fließt, nicht sichtbar; obwohl seine Existenz von modernen Forschern bewiesen wurde, die dem Energiefluß mit Halbleiter-Dioden nachspürten.

Viele Ärzte aus dem Westen weigern sich, die Kanäle oder Meridiane als anatomische Tatsachen zu akzeptieren, da man sie durch Sezieren nicht offenlegen kann. Sie seien nicht mehr als wunderliche und phantasievolle Versuche der frühen Menschheit, die Funktionen des menschlichen Körpers zu erklären. Doch als im 19. Jahrhundert in Großbritannien der hervorragende schottische Wissenschaftler James Clerk Maxwell durch eine bloße Gleichung die Existenz von Radiowellen bewies, konnte er seine Theorie mit Instrumenten beweisen, die sich die Wellen nutzbar machten.

Das Instrument, das die Existenz der Energiekanäle beweist, ist der menschliche Körper. Wenn Schmerzen gelindert oder Krankheiten geheilt werden, indem man mit einer Reihe von Nadeln in bestimmte Stellen einsticht, die weit vom Sitz der Krankheit entfernt sind, so ist das für die rationale Wissenschaft noch lange kein Beweis. Linderung und Heilung werden weiterhin als ein mögliches Ergebnis eines umfassenden Placeboeffektes betrachtet. Um bei diesem Argument zu bleiben, könnten wir uns fragen, ob alles nur in unserem Kopf ist, wenn wir die Wettervorhersagen für die Schiffahrt im Radio einstellen.

Es gibt viele Theorien über die Entdeckung der Akupunktur. Nach einer von ihnen entstand sie in der Steinzeit, als die Menschen Werkzeuge aus geschärften Steinen benutzten und beobachteten, daß, wenn sie zufällig einen Teil des Körpers durchdrangen, der Schmerz oder das Gesundheitsproblem an einer anderen Stelle verschwand. Eine andere Theorie besagt, sie sei erstmals von durch Pfeile verwundeten Soldaten beobachtet worden, die feststellten, daß danach andere Leiden zu verschwinden schienen. Die populärste und wahrscheinlichste Theorie ist, daß die alten Ärzte die Kanäle nach und nach durch Beobachtung der empfindlichen Stellen des Patientenkörpers entdeckten.

Viele der Akupunkturpunkte verraten sich schon durch ihre Empfindlichkeit. Für einige Patienten ist es ganz normal, die Sinnesempfindung nicht nur in der unmittelbaren Umgebung der Nadel zu spüren, sondern über die ganze Länge des speziellen Kanals. Der Anginaschmerz beispielsweise zieht sich oft von der Brust den Arm hinunter; das entspricht genau dem Weg des Herzkanals, der vom Herzen bis zum kleinen Finger verläuft.

Akupunktur wird seit Beginn der Zivilisation praktiziert. Orakelknochen aus dem 21. Jahrhundert vor Christus zeigen, daß sie damals mit *bian* genannten Steinsplittern ausgeführt wurden. Im achten Jahrhundert wurden Metallnadeln eingeführt, und erst kürzlich fand man in der Provinz Hubei ein Grab aus dem dritten Jahrhundert, in dem sich goldene Akupunkturnadeln befanden.

Ich möchte an dieser Stelle ausdrücklich betonen, daß die Nadelarbeit, wie man die Akupunktur oft nennt, nur *eine* Therapie der klassischen Medizin und nicht einmal die am häufigsten angewandte ist. Der Westen assoziiert sie oft mit der TCM; vor allem deshalb, weil sie sich von allen hier praktizierten Therapien unterscheidet – und weil sie mehr Publicity hatte. Als bei Richard Nixons Staatsbesuch in China im Jahre 1972 ein Reporter im Troß des Präsidenten an Blinddarmentzündung erkrankte, machte die Akupunktur weltweit Schlagzeilen. James Reston, Kolumnist der *New York Times*, schrieb einen Bericht über die unter Akupunktur und lokaler Betäubung an ihm durchgeführte Blinddarmoperation und erwähnte, daß er während der Operation die ganze Zeit über bei Bewußtsein war. Nach der Operation bekam er zur Beschleunigung der Genesung weitere Akupunktur- und Moxibustionbehandlungen. Reston berichtete: „Die Schwellung ging innerhalb einer Stunde zurück, und der Schmerz kehrte nie mehr wieder."

Sein Bericht ging um die ganze Welt. In den Wochenschauen sah man Patienten in chinesischen Krankenhäusern, die während der ganzen Operation bei Bewußtsein blieben, sich danach vom Tisch erhoben und zu Fuß auf ihre Station gingen. Es schien wie ein Wunder, und bis zu einem gewissen Grad war es auch eins. Aber die Anwendung von Akupunktur bei chirurgischen Eingriffen ist nicht so weit verbreitet, wie oft berichtet wird, und wirkt nicht in allen Fällen. Bian Que und ein weiterer klassischer Arzt namens Hua Tuo verwendeten von ihnen selbst entwickelte Betäubungsmittel. Beide Formeln sind leider im Laufe der Zeit verloren gegangen, aber wahrscheinlich war in den Mitteln Cannabis oder Opium enthalten. Beide Männer waren sehr geschickt im Umgang mit den Nadeln, wie die über sie erzählten Geschichten zeigen, und vermutlich hätten sie zur Beruhigung ihrer Patienten Akupunktur angewandt, wenn sie für diesen Zweck tauglich gewesen wäre.

Heute werden in chinesischen Krankenhäusern moderne Medizin und TCM kombiniert, eine Acuanalgesia genannte Mischung. Sie kann bei Magenoperationen angewandt werden, die Genesung nach der Operation fördern, und der Patient braucht vorher nicht zu fasten. Acuanalgesia kann auch bei Patienten mit Herzleiden angewandt werden, bei denen sich ein Vollnarkosemittel als gefährlich erweisen könnte. Aber sie gehört nicht zur traditionellen chinesischen Medizin und wurde erst nach 1958 eingeführt, dem Jahr, in dem der Vorsitzende Mao erklärte, moderne und traditionelle Medizin sollten „den Menschen Seite an Seite dienen".

Doch der Bericht James Restons über seine Erfahrung mit der TCM war nicht der erste, der im Westen Aufmerksamkeit erregte. Europa bekam bereits im 15. Jahrhundert Einblick in die traditionelle Medizin, als Jesuitenmissionare darüber berichteten. Der bedeutende englische Arzt Sir John Floyer (1649–1734) war derart von der Übersetzung eines alten Buches über die Kunst inspiriert, den Puls zu fühlen, daß er eine Pulsuhr erfand, die erste ihrer Art.

Einige chinesische Kräuter wie die Chinaknolle (Familie der Liliaceae) kamen im Europa des 17. Jahrhunderts in Mode. Die chinesische Methode der Pockenimpfung wurde Anfang des 18. Jahrhunderts in England eingeführt. Die Pocken waren keine in China heimische Krankheit. Man glaubt, daß Händler sie über die Seidenstraße ins Land einschleppten. In der Sung-Dynastie (960–1279 n. Chr.) starben während einer Pockenepidemie ein berühmter General namens Ma Yuan und viele seiner Soldaten. Später erkrankte der Sohn des Premierministers daran. Ein in den O Mei-Bergen bei Szechuen lebender Philosoph soll das Kind angeblich geimpft haben.

In dem Klassiker mit dem Titel *Der goldene Medizinspiegel* aus dem Jahre 1713 findet sich die Formel für eine Impfung bei Kindern. Pulverisierte Pockenkrusten werden auf Baumwolle gestreut, die in die Nasenlöcher gestopft wird, wo sie mehrere Tage lang bleibt. Für ein einjähriges Kind werden zwanzig Krusten benötigt, dreißig für ein älteres. Doch diese Methode garantiert nicht den Erfolg. Zwar wurden viele gerettet, aber einige der so behandelten Kinder starben. Später berichtete der international berühmte Wissenschaftler Li Shi-zhen, er habe Kuhfliegen zur Pockenimpfung benutzt; womit er Edward Jenners Arbeit im Westen um 100 Jahre voraus war.

Der Tribut, den die häufig wiederkehrenden Pockenepidemien von den Kindern forderte, führte in China zur Entwicklung der Kinderheilkunde. Die Pockenimpfung beeindruckte die Jesuiten, die die Praxis der chinesischen Medizin ausführlich beschrieben. Der Jesuit d'Entrecolles beobachtete: „Wenn das Pulver in die Nase gesteckt wird und ein Fieber ausbricht und die Pocken bis zum dritten Tag nicht erscheinen, ist garantiert, daß von zehn Kindern acht oder neun gerettet werden. Wenn die Pocken am zweiten Tag ausbrechen, werden fünf der zehn stark gefährdet sein. Aber wenn die Pocken am ersten Tag ausbrechen, wird keines der zehn Kinder gerettet werden."

Die Jesuiten reagierten auf die TCM genauso wie viele Menschen in der heutigen Zeit. Der im Jahre 1741 verstorbene Pater Dominique Parrenin gestand: „Wenn ich chinesische Ärzte über die Prinzipien der Krankheit sprechen höre, kann ich in ihren Argumenten keine Genauigkeit oder Glaubwürdigkeit erkennen, aber wenn sie ihren Patienten Arzneien verabreichen, die sie nach dem Pulsfühlen und der Untersuchung verschiedener Teile des Kopfes zusammenstellten, sehe ich, daß sich diese Arzneien fast immer heilsam auswirken."

Die chinesische Medizin sah sich dem Problem gegenüber, daß neben den wahren Ärzten Scharlatane gediehen. Erfolg und Entwicklung der traditionellen Medizin wurden stets sehr stark von historischen Ereignissen beeinflußt. Chinas bewegte Geschichte mit ihrem scheinbar endlosen Kreislauf aus Krieg, Invasion, Tyrannei und goldenen Zeitaltern hatte zur Folge, daß die Medizin in einer Zeit als „wohltätige Kunst" gepriesen und die Ärzte „Hände der Nation" genannt wurden, während die folgende Ära sie geringschätzte oder sogar verfolgte.

Als der Jesuit Matteo Ricci aus Macao kommend 1582 in China landete, konnte dort jeder eine medizinische Praxis aufmachen; es gab kein Gesetz dagegen. Matteo erwähnte es in den Berichten, die er nach Hause schickte. Er kritisierte die „Einfalt der Alchemie und die Verkäufer der Unsterblichkeit“. Diese Käuze und Quacksalber brachten die wahren Mediziner oft in Mißkredit.

Obgleich die frühen Gesundheitsbücher von Literaten und Philosophen als die besten Klassiker der Nation verehrt wurden und es seit dem 10. Jahrhundert ärztliche Untersuchungen gibt, erfreute sich die Profession selbst nicht immer der gleichen Achtung. Konfuzius bestimmte, daß Ärzte keine Gentlemen oder Gelehrte seien, sondern Künstler. Erst während der Sung-Dynastie (960–1279 n. Chr.) wird das Kaiserliche Medizinamt eingerichtet und in Peking eine Medizinische Akademie eröffnet, die vor allem dem Wohl des Kaisers dienen sollte. Von den Studenten wurde ein umfassendes Grundwissen aller medizinischen Klassiker erwartet, und das Prüfungsverfahren stellte sicher, daß nur die Tüchtigsten bestanden.

Der im Jahre 1027 herrschende Kaiser Wang Anshi besaß zwei lebensgroße anatomische Figuren aus Kupfer, die alle Kanäle zeigten und Löcher zur Kennzeichnung der Akupunktionspunkte aufwiesen. Zu den Prüfungen füllte man die hohlen Statuen mit Wasser und verbarg die Löcher unter einem Mantel aus Bienenwachs. Die Studenten mußten ihren meisterlichen Umgang mit der Nadel dadurch beweisen, daß sie jedesmal die richtige Stelle trafen. Waren sie erfolgreich, tropfte Wasser aus dem Loch.

Während der ruhigen und gedeihlichen Sung-Dynastie nahmen viele jener wissenschaftlichen Fortschritte ihren Anfang, für die China berühmt wurde. Die Gerichtsmedizin wurde gefördert; man nahm Autopsien an hingerichteten Gefangenen vor. Der Holzdruck und die Erfindung beweglicher Lettern bedeutete, daß Bücher weitgehend verfügbar waren. Anatomietafeln, auf denen die einzelnen Körperorgane zu sehen waren, wurden eingeführt, und Ärzte wurden in Physiologie, Histologie und zahlreichen anderen Diziplinen, die zur medizinischen Praxis gehörten, unterrichtet.

Doch im Laufe der Zeit schwand der Reichtum erneut, und Krieg, Hungersnot, Pest und Tod waren vertraute Besucher der

Chinesen. Aus der Han-Dynastie berichtete Zhang Zhong-Zhing, daß zwei Drittel der Menschen seines Heimatdorfes im Laufe von zehn Jahren ihren Krankheiten erlagen; 70 Prozent von ihnen starben an Typhus. Im 16. Jahrhundert, als westliche Missionare China besuchten, gehörten Beulenpest, Cholera, Ruhr und durch Parasiten verursachte Krankheiten zum Alltag. Und als die großen Mächte erschienen, um die kränkelnde Qing-Dynastie zu manipulieren – wie es in Berichten von 1824 geschrieben steht –, wurden westlich ausgerichtete Krankenhäuser gegründet, die Patienten, die Zutritt hatten, eine völlig andere und sehr wirksame Art der Behandlung anboten.

Doch die Masse der Menschen, die immer noch in einem Lehenssystem lebten, das weit von jener Kultiviertheit entfernt war, die in Chinas Hauptstadt oder den führenden Handelsstädten herrschte, vertraute weiter auf einheimische Ärzte und Volksmedizin. Ausländische Beobachter konnten oft nicht die Guten von den Schlechten, den wahren traditionellen Arzt vom Quacksalber unterscheiden (oder machten sich nicht die Mühe). Für sie hörte sich alles wie Hokuspokus an, und es dauerte nicht lange, bis die gebildeten Chinesen genauso dachten. Es war nur eine Frage der Zeit, bis chinesische Studenten ins Ausland gingen, um mehr über die westliche Medizin zu erfahren. Der erste, ein Arzt namens Huang Kuan, (1828–79) verließ Kanton, um an der University of Edinburgh zu studieren.

Als im Jahre 1911 die Nationalisten die Macht übernahmen, entstand das moderne China, gegründet von einem Mann, der seine Kenntnisse über die westliche Medizin in Hongkong erworben hatte. Dr. Sun Yat Sens Ziel war die Modernisierung Chinas. „Wenn wir nicht lernen, was im Ausland besser gemacht wurde, werden wir in Rückständigkeit versinken“, sagte er dem Volk. Sein Erziehungsminister drängte auf ein Verbot der traditionellen Medizin. Im Jahre 1929 wurde in einem Erlaß die Eröffnung neuer die Medizin alten Stils lehrender Schulen verboten, und Ärzte, die weiterhin danach praktizierten, wurden streng kontrolliert. Die Zensur stellte sicher, daß keine weiteren Berichte über Fortschritte in der traditionellen Medizin gedruckt werden konnten, und gebot so der Verbreitung „unwissenschaftlicher Informationen“ Einhalt.

Diese Maßnahme löste wütenden Protest aus. Aufgebrachte Befürworter der traditionellen Medizin trafen sich in Schanghai und gründeten den Nationalen Verband für Chinesische Medizin. Obwohl die Regierung diese Tatsache zu ignorieren versuchte und auf ihren Weg zum medizinischen „Fortschritt“ verfolgte, mußte sie schließlich ihre Niederlage einräumen. In einem 1983 von der World Health Organization veröffentlichten Bericht wird der Grund dafür erklärt.

„Die Menschen glaubten weiterhin daran. Sie [die traditionelle chinesische Medizin] heilte Krankheiten, die die Medizin des Westens offenbar nicht heilen konnte. Heilpflanzen waren reichlich vorhanden, verhältnismäßig preiswert, praktisch, einfach anzuwenden und hatten nur wenige nachteilige Folgen. Drittens basierte sie auf einem einzigartigen theoretischen System mit besonderer Beachtung des Konzepts von Yin und Yang, der Lebensenergie und des Blutes, das die moderne Medizin weder ersetzen noch erklären konnte.“

Und zwischen den westlichen Ärzten herrschte der gleiche Niveauunterschied wie unter den Naturheilkundigen. In einem Bericht aus dem Jahre 1943 steht, daß nur 60 Prozent von ihnen wirklich qualifiziert waren. Auf jeden Fall gab es nicht genügend allopathische Fachleute, um den Bedürfnissen des bevölkerungsstärksten Landes der Welt gerecht zu werden, so daß bei einem rigorosen Verbot der TCM ein Großteil der Bevölkerung ohne jede medizinische Hilfe geblieben wäre.

In den dreißiger Jahren dieses Jahrhunderts setzte Mao Tse Tung die Gesundheitspflege ganz oben auf seine Prioritätenliste. Doch die Aufgabe, die er sich gestellt hatte, war entmutigend. Im Jahre 1949 kam schätzungsweise ein Arzt auf 1 100 Menschen. Auf der ersten Nationalen Konferenz der Volksrepublik im August 1950 tat der Vorsitzende Mao jenen Aufruf, der das Ansehen der Medizin auf dem chinesischen Festland verändern sollte: „Vereinigt euch, ihr in den Heilberufen tätigen Arbeiter, jung und alt, Anhänger der traditionellen und der westlichen Schule, und bildet eine massive Front.“

Damals gab es noch keine genauen Zahlen über die in China praktizierenden Ärzte. Aber sechs Jahre später schätzte man, daß das Land über 500 000 Ärzte der traditionellen und 12 000 Ärzte der westlichen Schule verfügte. In jedem Bezirk wurden Gesundheitszentren errichtet, neue Hygienemaßstäbe wurden gefördert. Zwischen 1950 und 1965 waren Cholera, Pest, Pocken, Opiumsucht und viele ernährungsbedingte Krankheiten so gut wie überwunden, und 1966 wurden Tausende von medizinischen Helfern ausgebildet – Krankenschwestern, Hebammen, Laboranten und die berühmten „barfüßigen Ärzte". Letztere sind ganz normale Arbeiter, die eine grundlegende Einführung in die Gesundheitspflege erhielten, um bei der Landbevölkerung vernünftige Behandlungs- und Gesundheitspflegemethoden einzuführen. In Wirklichkeit waren sie natürlich niemals barfüßig. Ihr Name leitet sich von einer Übersetzung des chinesischen Wortes für Landarbeiter her, die barfuß auf den Reisfeldern arbeiten.

Im Jahre 1971 wurde die Gesellschaft reformiert, und Hygiene stand hoch im Kurs. Die Große Patriotische Gesundheitsbewegung wurde ins Leben gerufen, um die „vier Plagen" auszurotten. Die Chinesen mußten ihre knapp bemessene Zeit damit verbringen, Fliegen, Mücken, Ratten und selbst die Spatzen zu töten, deren angebliches Verbrechen darin bestand, Körner zu fressen und so das Volk der Nahrung zu berauben. Im darauffolgenden Herbst, als eine vernichtete Ernte Mao endlich bewies, daß die Vögel mehr Zeit damit verbringen, die „Plagen" zu fressen, als das Korn zu vernichten, wurden sie von der Liste gestrichen. Leider hatte man die Vögel so gründlich ausgemerzt, daß ein Besucher des heutigen Chinas nicht umhin kann, zu bemerken, wie wenige von ihnen es dort gibt.

Heute gibt die offizielle Politik Chinas zu, daß dem Vorsitzenden Mao, dem Großen Lenker der Nation, gelegentlich ein Navigationsfehler unterlaufen ist. Die Schätzung liegt bei 30 Prozent Fehlern und 70 Prozent Erfolgen – eine wahrhaft beeindruckende Leistung, bedenkt man, wie verwüstet das Land gewesen war, das er übernommen hatte. Ein Mann aus dem Westen, der viele Jahre lang in China lebte, bevor er es 1949 verließ, schrieb bei seiner Rückkehr im Jahre 1966, er habe vergeblich nach den schrecklich entstellten Bettlern, den aufgeblähten Bäuchen der kurz vor dem Verhungern stehenden Kinder, den ausgemergelten Kindern, die in den Rinnstein ihre Därme entleerten und unter Mühen nur Bandwürmer ausschieden, Ausschau gehalten. Sie alle waren verschwunden. Ein neues China hatte das Licht der Welt erblickt.

Kapitel 3: Der Körper als Kosmos

Der erste Grundsatz der chinesischen Medizin wie auch aller anderen Aspekte chinesischen Denkens besteht in Yin und Yang, jenen beiden gegensätzlichen, aber einander ergänzenden Seiten der Natur. Yin und Yang sind wörtlich übersetzt die beiden Ufer eines Flußes, von denen eines im Schatten, daß andere im Sonnenschein liegt. Sie verkörpern das männliche und das weibliche Prinzip, Tag und Nacht, Hitze und Kälte.

Yang ist männlich: Sonne, Hitze, Licht, Tag, Himmel und Trockenheit. Yin ist weiblich: Mond, Nacht, Erde, Feuchtigkeit und Kälte. Yang steigt auf, Yin sinkt. Yang ist äußerlich, Yin innerlich. Wenn sie im Gleichgewicht sind, ist der Körper gesund. Ein Ungleichgewicht hat Krankheit zur Folge.

Mit fortschreitender Zivilisation begannen die Menschen in China, die Natur zu studieren. Alles schien sich in einem unaufhörlichen Übergangsstadium zu befinden. Der Winter machte dem Frühling Platz, der Sommer neigte sich dem Herbst zu, Flut folgte der Ebbe, der Himmel bewölkte sich und klarte auf, aus Tag wurde Nacht, dem Pflanzen folgte das Ernten und so weiter durch das ganze Universum. Nichts war unveränderlich, selbst der Mond nahm zu und ab, und die Planeten kamen und gingen.

Sie bemerkten auch den Einfluß der Jahreszeiten und des Klimas auf die Gesundheit. Im Winter neigten die Menschen zu Erkältungen und Gelenkschmerzen, während die sommerliche Hitze Fieber zu verursachen schien. Genauere Untersuchungen überzeugten sie davon, daß sich das Wetter nicht nur auf das körperliche Wohlbefinden auswirkt, sondern daß der Körper selbst ein eigenes inneres Klima zu haben scheint, eine genaue Nachahmung der Natur. Auch er befindet sich in einem unaufhörlichen Kreis von Aufstieg, Entwicklung und Abstieg.

Die Chinesen betrachten den menschlichen Leib als Miniaturkosmos. Das Universum ist ein Organismus und der Mensch ein Mikrokosmos des Universums. So wie die Erde Luft, Meer und Land aufweist, enthält der Körper Chi, Sekrete und Blut. Und so, wie die Erde von den Jahreszeiten beherrscht wird, wird der Körper von seinem inneren Wetter beeinflußt.

Wenn ständiger Regen die Erde durchtränkt, entsteht ein Sumpf mit stehendem Wasser und einem aufgeweichten, schwammigen Grund. Entwickelt der Körper ein Ödem, so ist das die Folge einer Wasseransammlung, die sich auf die Glieder ähnlich auswirkt wie der Regen auf den Boden. Und so wie Pflanzen ohne Regen welken und verdorren, ruft eine innere Trockenheit rissige Hände, Zehen oder Lippen hervor. Kälte beeinflußt den Kreislauf genauso wie Eis, das einen Fluß gefrieren läßt. Hitze zeigt sich in Fieber, roten Augen, Furunkeln, wundem Hals oder entzündetem Gewebe.

Auch Wind kann in den Körper eindringen. Das für die Parkinson-Krankheit typische Zittern oder die Zittrigkeit als Folge eines Schlaganfalls werden vom „üblen Wind" verursacht: Ein inneres, die Organe beeinflussendes Klima. So wie starker Wind die Blätter eines Baumes erzittern und die Zweige schwanken läßt, werden die von diesem Typ des inneren Wetters beeinflußten Hände zittern und die Glieder schwanken. Ein Übermaß an Hitze kann zu ähnlichen Symptomen führen, so wie ein flammendes Feuer seinen eigenen Wirbelwind erzeugt.

Gesundheit wird durch das innere und das äußere Klima beeinflußt. Das Wetter ruft krankhafte Veränderungen im menschlichen Körper hervor. Dies ist keine ausschließlich östliche Sicht; oder weshalb wird die Rachitis als „englische" Krankheit bezeichnet? Warum verursachen Winde wie der Mistral und der Schirokko Kopfschmerzen? Die Chinesen wissen seit Jahrhunderten, daß auch der Puls von den Jahreszeiten beinflußt wird. Die moderne Forschung hat bewiesen, daß es so ist.

Anders als das Blut oder die Körpersekrete, ist *Chi* abstrakt. Und da man es nicht sehen kann, neigt die westliche Medizin dazu, seine Existenz zu leugnen. In den alten Texten wird es unter einer Reihe von Namen geführt, die von „Lebensenergie" bis zu „flüchtiger Hauch" reichen. Normalerweise bezeichnet man es als eine Energieform – als einen Urgrund des Seins –, die im Körper durch unsichtbare Kanäle, Meridiane genannt, kreist. Alles im Kosmos besitzt Chi. Der Mensch selbst ist eine Form des Chi. Atem ist Chi. Chi ist die Energie, die Kraft, die Schöpfung. Sie ist der körperliche Abwehrmechanismus und der Sauerstofferzeuger des Blutes.

Ähnlich ist in der chinesischen Medizin Blut nicht einfach eine rote Flüssigkeit, die durch den Körper zirkuliert und aus einer Wunde quillt. Bei den Chinesen besitzt auch das Blut einen nicht materiellen Aspekt; es wird durch Chi gezeugt und bewegt. Die Körpersekrete, zu denen Schweiß, Speichel, Magensäfte, Urin und hormonelle Sekrete gehören, benetzen den Körper und ernähren das Haar, die Haut, die Muskeln und die Knochen.

Der Harmoniegedanke ist der Kern der chinesischen Medizin; ohne Harmonie kann es kein Wohlbfinden geben. Drei Harmonien existieren:

1. *Die Harmonie mit der Natur*. Der Körper muß im Einklang mit den Jahreszeiten sein. Wenn im Frühling die Tage länger werden, ist es klug, sich mehr zu bewegen. Im kalten Winter mit seinen kürzeren Tagen sollten die Menschen sich ein Beispiel an den Tieren nehmen und mehr schlafen. Die Ernährung sollte hauptsächlich aus jenen Lebensmittel bestehen, die je nach Jahreszeit wachsen oder geerntet werden können.
2. *Innere Harmonie.* Die fünf Hauptorgane Herz, Lunge, Leber, Milz und Nieren sollten im Einklang arbeiten, ebenso die Eingeweide, mit denen sie gepaart sind. Die *Zhang* genannten Hauptorgane dienen als Speicher. Sie arbeiten mit dem Eingeweide, dem Magen, der Gallenblase, dem Dick- und Dünndarm und der Blase zusammen. Diese sind die *Fu-Organe*, die hohl sind und dem Transport und der Umwandlung dienen. Ein sechstes, gleichfalls abstraktes Fu-Organ wird

der „Dreifacherwärmer“ an der „Pforte des Lebens“ genannt. Es soll den Nieren sehr verwandt sein und ist möglicherweise der Adrenalindrüse zuzuordnen. Jedes Organ ist nur zwei Stunden täglich, aber immer zur selben Zeit auf dem Höhepunkt seiner Aktivität.

3. *Geistige und körperliche Harmonie.* Wenn der Körper aus dem Gleichgewicht ist, leidet auch der Geist. Emotionale Störungen erzeugen im Körper Mißklänge. Heftiger Zorn verletzt das Yang; ungestüme Freude kann den gleichen Effekt haben.

Die alten Weisen verglichen die Naturelemente mit den Hauptorganen des Körpers und gesellten sie einander zu, um ihre gegenseitige Abhängigkeit und die wechselseitige Verstärkung und Einschränkung aufzuzeigen: Feuer dem Herzen, Metall der Lunge, Erde der Milz, Wasser den Nieren und Holz der Leber. Diese wiederum sind in einem komplexen kosmischen Kreis mit verschiedenen Phasen verbunden. Feuer ist Sommer, der Höhepunkt der Energie; Holz steht für Wachstum und Frühling; Erde für die Übergangsperiode zwischen den Jahreszeiten, eine Art Nachsommer; Metall symbolisiert den Herbst, wenn die Zeit zur Neige geht; und Wasser bezeichnet einen Ruhezustand, ähnlich dem Winter, oder Funktionen kurz vor der Veränderung.

Der Gebrauch des Begriffes „fünf Elemente“ zur Darstellung dieser Theorie ist streng genommen unkorrekt, die Folge einer falschen Übersetzung, in der die chinesische Idee der Übergangsphasen mit der alten griechischen Vorstellung der Elemente gleichgesetzt wird. Doch wird er bereits so lange gebraucht, daß er schließlich akzeptiert wurde und selbst von den Chinesen angewandt wird, obwohl eigentlich die fünf Übergangsphasen gemeint sind.

Die Wechselwirkungen der fünf Elemente

Diese Gedanken wurden erstmals im *Nei Jing*, dem chinesischen Medizinklassiker (siehe Anhang: *Die alten Manuskripte*), formuliert, in dem ihre Wechselwirkung wie folgt beschrieben wird:

Metall besiegt Holz (eine Axt kann einen Baum fällen).
Wasser besiegt Feuer (löscht es).
Holz besiegt Erde (Baumwurzeln durchdringen den Boden).
Feuer besiegt Metall (Hitze verwandelt es von fest zu flüssig).
Erde besiegt Wasser (saugt es auf).

Umgekehrt:

Metall erzeugt Wasser (wird durch Erhitzen flüssig).
Wasser erzeugt Holz (Flüsse und Regen nähren Bäume).
Holz erzeugt Feuer (als Brennstoff).
Feuer erzeugt Erde (verwandelt sich in Asche).
Erde erzeugt Metall (wird unter dem Erdboden gefunden).

Das erklärt nicht nur, wie ein Element das andere fördert oder unterjocht, sondern auch die Wechselwirkung der Organe. Da Holz (das mit der Leber verbunden ist) vom Wasser genährt wird (das wiederum mit den Nieren verbunden ist), sind die Nieren die Mutter der Leber. So wie Feuer (das Herzsymbol) vom Holz genährt wird, kann die Leber das Herz nähren.

Bei einem Menschen mit Herzproblemen wird der Arzt je nach der körperlichen Erscheinung des Patienten entscheiden, welcher Kategorie seine Symptome zuzuordnen sind. Eine lebhafte Gesichtsfarbe und purpurfarbene Lippen weisen darauf hin, daß er an einem Übermaß leidet. Das Herzfeuer brennt zügellos. Deshalb muß eine Behandlung die Nieren einschließen, da Wasser das Feuer löschen kann. Ist er jedoch blaß, so weist das auf einen Mangel hin. Das Feuer ist gefährlich heruntergebrannt und braucht Brennstoff, der es wieder anfacht. Also muß die Leber mitbehandelt werden; so wie man bei einem schwachen Feuer mehr Holz auflegt.

Die Organe sind mit den verschiedenen Geschmäcken, Farben und Klimaten, ja, sogar mit Geräuschen verbunden und für Gesundheit und Wohlbefinden von Belang. Der Geschmack kann die verordneten Arzneien beeinträchtigen, da jedes Medikament sich nach einer der fünf Geschmacksrichtungen definiert. Die Geräusche, die ein Kranker von sich gibt – nicht nur das Atembeschwerden anzeigende Pfeifen, sondern auch das Stöhnen oder Schreien, selbst Singen oder gekünsteltes Lachen –, deuten auf das nicht funktionierende Organ hin. Bei einigen dieser Punkte handelt es sich um Zeichen, die dem Arzt bei seiner Diagnose helfen können. Sie sind nicht unabänderlich, können jedoch zusammen mit den anderen Symptomen sehr wertvolle Hinweise auf den Zustand des Patienten sein.

Auch Teile des Gesichts werden Organen zugeordnet. Man sagt, das Herz sei zur Zunge „offen", die ihrerseits dem Dünndarm zugesellt wird; die Lunge ist zur Nase offen und mit dem Dickdarm verbunden, die Leber ist zu den Augen offen und hängt mit der Gallenblase zusammen; die Nieren sind zu den Ohren offen und werden der Blase zugesellt, und die Milz ist zum Mund offen und mit dem Magen verbunden.

Die Organe haben auch einen beschränkenden und verstärkenden Einfluß aufeinander:

- Das Herz ist mit dem Puls verbunden und wird von den Nieren beherrscht.
- Die Lunge ist mit der Haut verbunden und wird vom Herz beherrscht.
- Die Leber ist mit den Sehnen verbunden und wird von der Lunge beherrscht.
- Die Milz ist mit dem Fleisch verbunden und wird von der Leber beherrscht.
- Die Nieren sind mit den Knochen verbunden und werden von der Milz beherrscht.

Und:

- Die Leber nährt die Muskeln; die Muskeln kräftigen das Herz.
- Das Herz nährt das Blut; das Blut kräftigt die Milz.
- Die Milz nährt das Fleisch; das Fleisch kräftigt die Lunge.

- Die Lunge nährt Haut und Haare; Haut und Haare kräftigen die Nieren.
- Die Nieren nähren Knochen und Knochenmark; Knochen und Knochenmark kräftigen die Leber.

Übersicht über die Verwandtschaften

Herz	Zunge	Dünndarm	Feuer	Rot	Heiß	Bitter	Lachen
Lunge	Nase	Dickdarm	Metall	Weiß	Kalt	Scharf	Weinen
Leber	Augen	Gallenblase	Holz	Grün	Windig	Sauer	Schreien
Nieren	Ohren	Blase	Wasser	Schwarz	Trocken	Salzig	Stöhnen
Milz	Mund	Magen	Erde	Gelb	Feucht	Süß	Singen

Die fünf Klimata haben einen direkten Einfluß auf die Organe:

- Hitze verletzt das Herz.
- Kälte verletzt die Lunge.
- Wind verletzt die Leber.
- Feuchtigkeit verletzt die Milz.
- Trockenheit verletzt die Nieren.

Die fünf Geschmäcke können körperlich schädigen:

- Ein Übermaß an Salzigem verhärtet den Puls.
- Ein Übermaß an Bitterem trocknet die Haut aus.
- Ein Übermaß an Scharfem verknotet die Muskeln.
- Ein Übermaß an Saurem macht das Fleisch zäh.
- Ein Übermaß an Süßem kann Schmerzen in den Knochen verursachen.

Doch in der ärztlichen Behandlung hat

- Salziges eine besänftigende Wirkung,
- Bitteres eine stärkende Wirkung,
- Scharfes eine verteilende Wirkung,
- Saures eine sammelnde Wirkung,
- Süßes eine verzögernde, hemmende Wirkung.

Die Planeten, Zahlen, Tiere, die fünf Getreidearten, die fünf Früchte und die fünf Punkte auf dem Kompaß gehören in dieses Zahlenspiel. Einige von ihnen sind nur hinzugefügt worden, um die Reihe der Fünfer zu vervollkommen. Jede Jahreszeit sollte einem Punkt des Kompaß entspringen, doch da der Kompaß nur vier Richtungen anzeigt und es nur vier Jahreszeiten gibt, wurden das Kompaßzentrum und der Altweibersommer dazugenommen.

Das Herz bildet ein Gespann mit dem Planeten Mars, dem Süden, der Zahl Sieben, dem Pferd, der Aprikose und dem klebrigen Reis.

Die Lunge ist mit der Venus, dem Westen, dem Hund, der Zahl Neun, der Birne und dem Reis verbunden.

Die Leber ist Jupiter, der Osten, Huhn, die Zahl Acht, die Pflaume und Weizen.

Die Nieren sind Merkur, der Norden, das Schwein, die Sechs, Kastanie und Bohnen.

Die Milz ist Saturn, das Zentrum, die Kuh, die Zahl Fünf, Datteln und Hirse.

Obwohl die fünf Getreidearten und die fünf Früchte als notwendige Bestandteile einer ausgewogenen Ernährung verzeichnet sind und vom Roten Kaiser in seinem berühmtem *Großen Herbarium* (siehe Anhang: *Die alten Manuskripte*) empfohlen werden, wurden die geheimnisvolleren Verbindungen vermutlich von den frühen Alchemisten hinzugefügt und rühren nicht von den strengen medizinischen Verbindungen mit den anderen Elementen her.

Das Herz

Das Herz ist das Hauptorgan des Blutkreislaufs und deshalb entscheidend für die Gesundheit. Die Chinesen bezeichnen es als den Kaiser des Körpers und sagen, es sei mit dem Himmel verbunden. Es speichert nicht nur den Geist (Shen), ein abstraktes Konzept, das in einigen Aspekten mit der westlichen Bedeutung übereinstimmt, sondern schenkt auch allgemeines Wohlbefinden, sowohl körperlich als auch geistig. Ein gesunder, robuster Mensch wird als Person beschrieben, die *Shen* hat, so wie wir im Westen einen vitalen Menschen unter anderem an seiner „Begeisterungsfähigkeit" erkennen. Von einem kränklichen, lethargischen Menschen sagt man, er habe „schlechtes Shen" – seine Lebensgeister liegen darnieder.

Wie jeder Kaiser wird auch das Herz von einem Wächter beschützt, in diesem Fall dem Herzbeutel, der verhindern soll, daß ein gewalttätiger Eindringling das Herz angreift. Wenn das Chi des Herzens schwach ist, kommt es zu Kreislaufproblemen. Symptome wie ein durch Frostbeulen verursachtes purpurrotes Gesicht oder purpurfarbene Zehen und Finger werden als Anzeichen dafür gesehen, daß das Blut stockt und nicht mehr richtig zirkuliert. Der Chinese betrachtet Bewußtlosigkeit, Koma oder Delirium als Beweis für einen beeinträchtigten Geist, da die sich in den Muskelkanälen befindliche Hitze ins Blut eingedrungen und im Inneren des Herzbeutels gefangen ist.

Das Herz ist zur Zunge offen, einem guten Anzeiger seines Zustandes. Tatsächlich spielt die Zunge eine wesentliche Rolle bei der TCM-Diagnose, da sie ein inneres Organ ist, das von außen geprüft werden kann (das gleiche gilt für die Augen, die von Lidern bedeckt sind) und ist deshalb ein wichtiger Indikator für die inneren Zustände. Eine rote Zungenspitze kann Schlaflosigkeit anzeigen, purpurrote Flecken auf der Zunge deuten auf einen schwachen Kreislauf hin.

Die westliche Medizin besitzt nicht nur die Technik, sondern auch viele bei Herzproblemen äußerst wirksame Medikamente. Ein chinesischen Arzt wird deshalb seinem Patienten vorschlagen, sich zuerst von einem westlich ausgerichteten Kardiologen ein EKG machen und untersuchen zu lassen. Herzprobleme werden in China häufig mit einer Mischung aus beiden Systemen behandelt, da beide sehr wirksame Arzneien zu bieten haben.

Einige seelische Erkrankungen werden einem Herz-Geist-Problem zugeschrieben. Bei der Schizophrenie wird beispielsweise angenommen, daß zuviel Hitze im Herzen ist, so daß der

Geist in Flammen steht. Dadurch wird der Kranke unruhig und gewalttätig. Dem Patienten werden Arzneien verordnet, die das Herz beruhigen. Lotussamensprossen sind heilsam und kühlend, da die Saat aus dem Inneren der Pflanze kommt und Lotus im Wasser wächst.

Epilepsie wird als Schleim oder Feuchtigkeit diagnostiziert, verursacht durch einen blockierten Herzmeridian, der den Geist stört.

Zu den Leiden, die über das Herz behandelt werden, gehören Herzkranzgefäß- und Arterienerkrankungen, Kreislaufprobleme, Meningitis, Mund- und Zungengeschwüre. Zu den pflanzlichen Heilmitteln, die auf das Herz wirken, gehören unter anderem die Cassia-Zimtbaumzweige (Familie der Lauraceae), Rotwurzsalbei (Familie der Labiatae), chinesischer Eisenhut, und Lotusamensprossen.

Die Lunge

Wegen ihrer Nähe zum Herzen wird die Lunge „Minister“ genannt. Sie berät den Kaiser (das Herz) und bestimmt seine Handlungen mit. Das oberste der fünf Körperorgane ist sehr wichtig, da es das Chi beherrscht. Die Lunge kontrolliert die Atmung: Das Ein- und Ausatmen der vom Himmel geholten Luft. Sie soll die von der Milz kommende Ernährung (die von der Erde stammt) mit der Luft mischen (die vom Himmel kommt) und beides rund um den Körper verbreiten, um ihn zu durchlüften und zu befeuchten. Die Lunge beherrscht Haut und Haare und ist zur Nase offen, durch die die Luft eingeatmet wird.

Die Lunge übt eine absteigende Funktion aus. Die von ihr produzierte Feuchtigkeit ist dem Nebel vergleichbar, der als Wasser in der Erde versinkt. Dieser Nebel verleiht den Gelenken größere Beweglichkeit, macht die Muskeln stärker. Und er schickt Energie und Wasser zu den Nieren, wo sich Urin bildet. Funktioniert die Lunge einwandfrei, sprießen die Haare genauso wie Gras nach einem Regenschauer. Gesundes, glänzendes Haar deutet auf eine kräftige Lunge hin.

Ein unausgeglichenes Lungen-Chi steigt nach oben. Dadurch kann es zu Husten, Schnupfen und Keuchen kommen und zu einer Stagnation des Wassers, da es daran gehindert wird, nach unten zu fließen. Aus diesem Grund schwillt bei Krankheiten wie Grippe und Mandelentzündung die Augenumgebung an.

Sind die Energien der Lunge stark, öffnen und schließen sich die Poren leicht. In sehr kalten Wintern trinken die Chinesen Ingwertee oder „Tee“ aus Frühlingszwiebeln, um der Lunge beim Öffnen der Poren zu helfen und so die Kälte aus dem Körper zu treiben.

Die Lunge ist zur Nase offen. Eine verstopfte oder „laufende“ Nase bedarf einer Behandlung über die Lunge. Niesen oder Heuschnupfen werden auf die gleiche Weise behandelt. Der TCM-Arzt verschreibt Naturheilmittel, die der Lungenenergie beim Abstieg hilft, wodurch sich das Wasser bewegt. Die Poren öffnen sich, und das überschüssige Wasser kann ohne den Gebrauch übermäßig vieler harntreibender Mittel aus dem Körper strömen.

Zu den über die Lunge behandelten Leiden gehören Erkältungen, Grippe, Asthma, Bronchitis, Nierenentzündung, Heuschnupfen und Ödeme. Oft werden folgende pflanzlichen Heilmittel verwandt: Fenchelwurzel, Lilienwurzel (Familie der Liliaceae), Maulbeerbaumblätter (Familie der Moraceae) und die Wurzel des bärtigen Helmkrautes (Familie der Labiatae).

Die Leber

Die Leber ist als General der Armee für Strategie, Aufrechterhaltung von Harmonie oder Bewegung und das Gleichgewicht des Systems verantwortlich. Der ungehinderte Fluß des Chi hängt von den Handlungen der Leber ab, die das Blut speichert und seinen Vorrat einteilt, um die körperlichen Bedürfnisse zu befriedigen. Sind Chi und Blut unausgewogen, wird die Handlung der Leber sie wieder in Einklang bringen.

Der Geist wird zwar im Herzen gespeichert, doch die Leber kann ihn beeinflussen. Jeder plötzliche Gefühlsumschwung kann die strömende und verbreitende Funktion der Leber beeinträchtigen, während eine Disharmonie der Leber Auswirkungen auf die Stimmung hat und Depression sowie eine Reihe seelischer Probleme verursachen kann, die von Angstzuständen bis zur Selbstmordneigung reichen. Dies wird als Leberstagnation diagnostiziert.

Wo westliche Ärzte Antidepressiva verschreiben, behaupten TCM-Ärzte, daß die Depression verschwindet, wenn das Leber-Chi geschmeidig gemacht und bewegt wird. Die chinesische Pharmakopoe (Arzneimittelverzeichnis) enthält Naturheilmittel, mit deren Hilfe der Depressionskreislauf unterbrochen werden kann. Und es existiert eine wohlbekannte medizinische Formel mit dem Namen Xiao Yan Wan (Freier und unbeschwerter Wanderer), mit deren Hilfe man seelische Leiden behandeln kann.

Stagnierende Leberenergie entartet zu Hitze und Gärung. Feuer lodert empor und verursacht Wut, heftige Gemütsbewegung, Schlaflosigkeit, Kopfschmerzen und Benommenheit. Die Chinesen nennen es *Gan Ho*, der Ursprung des englischen Gung ho, ein Begriff, der eiliges und oft unüberlegtes Handeln bezeichnet.

Die Leber harmonisiert auch das Verdauungssystem, hilft Milz und Magen, feste und flüssige Nahrung zu verarbeiten. Doch wenn dies fehlschlägt, kann es in die falsche Richtung fließen, wie eine Armee in Magen und Milz eindringen und Magenschmerzen, Übelkeit, Aufstoßen, Blähungen und Durchfall hervorrufen.

Die Leber beherrscht die Sehnen und die Nägel, die als Sehnenenden gelten. Brüchige Nägel weisen auf eine schwache Leber hin. In der TCM sind mit Sehnen auch Bänder und manchmal Muskeln gemeint; also wird jede Steifheit oder Taubheit, die sie befällt, auf die Leber zurückgeführt. Die Leber ist zu den Augen offen. Juckende, trockene und rote Augen sind auf Hitze im Leberkanal zurückzuführen, glänzende Augen Zeichen eines harmonischen Geistes.

Durch die Leber können Frauenprobleme wie das Prämenstruelle Syndrom (PMT) behandelt werden, aber auch Gewichtszunahme, Magenschmerzen, Magengeschwüre, Krampf, steife Gelenke, Augenprobleme, Depression und Herpes. Die verwendeten Heilpflanzen sind unter anderem die Wurzel der Weißen Pfingstrose (Familie der Ranunculaceae), die chinesische Angelikawurzel (Familie der Umbelliferae), Thorowax-Wurzel und der chinesische Enzian.

Die Milz

Die chinesische Auffassung vom Körper unterscheidet sich beträchtlich von der streng anatomischen Sicht, die im Westen geläufig ist. Das wird nirgendwo deutlicher als beim Thema Milz. Für die TCM ist die Milz das Zentrum des Körpers und für diesen genauso wichtig wie eine Achse für ein Rad. Sie ist mit der Erde verbunden und umfaßt Teile der Leber, die Bauchspeicheldrüse, den Magen und den Dünndarm.

Die Milz transformiert die Lebenskraft, Chi, Blut, feste und flüssige Nahrung, um den Körper zu nähren. Bei Funktionsstörungen wird der Körper unterernährt. Eine schwache Milz zeigt sich durch Appetitmangel, schlechte Verdauung, Erschöpfung, Blutarmut, Müdigkeit und Schwäche.

Wasser, daran gehindert, den Körper zu verlassen, kann Feuchtigkeit bewirken, die zu Durchfall, Gewichtszunahme und zu Lustlosigkeit führen.

Blut wird durch das Herz angetrieben und von der Leber gespeichert, aber die Milzenergie sorgt dafür, daß es ständig fließt. Eine Krankheit, bei der Blutungen gleich welcher Art auftreten, wird einer unzulänglich arbeitenden Milz zugeschrieben. Sie ist mit dem Magen verbunden und arbeitet im Einklang mit ihm.

Die Milzenergie steigt nach oben und nährt das Gehirn; die Magenenergie sinkt nach unten und hält die Därme offen. Wenn die Milzenergie nach unten sinkt, kann ein Nieren-, Uterus- oder Anusprolaps auftreten. Ein Aufsteigen der Magenenergie kann dazu führen, daß man zuviel oder das Falsche ißt; es kann zu Erbrechen, Darmveränderungen oder Säurerückfluß kommen.

Die Milz erzeugt Energie und Blut und kontrolliert Muskeln

und Glieder. Das zum Mund offene Organ beeinflußt Appetit und Geschmack. Chinesische Forscher haben eine Verbindung zwischen der Milz und dem Immunsystem entdeckt. Wird die Milz angeregt, steigt die Zahl der Blutkörperchen, besonders der weißen, und Infektionen werden bekämpft.

Zu den behandelten Leiden gehören allgemeine Schwäche und Mattigkeit, Durchfall, Fettleibigkeit, Multiple Sklerose. Die verwendeten Heilpflanzen sind unter anderem Ingwer, Süßholz, Mandarinenschale, Pfingstrosenwurzel, Ginseng, chinesische Angelikawurzel (Familie der Umbelliferae) und die Tragantpflanze (Familie der Leguminosae).

Die Nieren

Die Nieren beherrschen das Wasser. Sie befreien den Körper durch die Blase von überschüssigem Wasser und halten das „gute" Wasser zurück, das als Quelle des hormonellen Gleichgewichts gilt. Es heißt, die Nieren würden die Essenz des Seins speichern, ein für die chinesische Philosophie sehr wichtiger Faktor. Die Essenz wird mit Vererbung in Bezug gesetzt und als etwas gesehen, das man genetisch durch ein Elternteil erhält. Wahrscheinlich läßt es sich am besten mit dem chinesischen Konzept der DNS erklären.

Als heiliges Geschenk der Ahnen muß diese Essenz mit dem größtmöglichen Respekt behandelt werden. Sie wird als „vorhimmlische" Energie bezeichnet, als ein Geschenk, das einem Kind vor der Geburt gegeben wird. Da sie endlich ist, erschöpft sie sich im Laufe des Lebens, und wenn sie nicht ständig mit der ihr gebührenden Hochachtung behandelt wird, kann dies ernsthafte Konsequenzen haben. Der Körper sollte niemals durch übermäßige Befriedigung einer Leidenschaft oder andere Formen der Ausschweifung mißbraucht werden, weder durch ein übermäßiges Arbeiten noch durch sexuelle oder alkoholische Exzesse. Sonst wird nicht nur jeder Aspekt der eigenen Zukunft beeinflußt, sondern möglicherweise auch die folgende Generation, und die Schwäche könnte an die Kinder weitergereicht werden.

In den Nieren ist ein zweiter Energiepool gespeichert, der mit der körperlichen Veranlagung in Bezug gesetzt wird. Die Nieren stellen nicht nur Urin her, sondern absorbieren auch das „gute“ Wasser und helfen, es zu verdunsten. Es heißt, sie „ergreifen“ die Luft, um der Lunge zu helfen. Die Lunge mag zwar die Luft aufnehmen, aber die Nieren halten sie im Körper, um die Atmung auszugleichen.

Die flache Atmung älterer Menschen ist demnach einer Nierenschwäche zuzuschreiben. Einige Asthmaformen werden durch Anregung der Nieren behandelt, da es heißt, das Leiden sei zwar in der Lunge beheimatet, rühre jedoch von den Nieren her. Die chinesische Medizin hat bei einigen Asthmaformen durch Anregung der Nieren sehr ermutigende Ergebnisse erzielt; wenn auch betont werden muß, daß Asthma eine komplexe Krankheit ist, die verschiedene Ursachen haben kann, von denen nicht alle auf eine Behandlung ansprechen.

Die Nieren nähren Knochen und Knochenmark und kräftigen Haare und Zähne. Gutes Gehör und starke Zähne weisen auf gesunde Nieren hin.

Die Nieren sind zu den Ohren, dem Anus und der Harnröhre offen. Das Ohr ähnelt in seiner Form der Niere und besitzt je einen Akupunkturpunkt für jeden Körperteil. Bei einer Behandlung gegen Unfruchtbarkeit werden unter anderem die Nieren unterstützt. Die auf Grund dieser Behandlung empfangenen Kinder sollen, durch die Stärkung der Nierenenergie der Mutter, besonders kräftig sein.

Zu den behandelten Leiden gehören Ödeme, Asthma (einige Formen), Wachstumsschwierigkeiten bei Kindern, Taubheit, Ohrenklingen, Bettnässen, Gedächtnis- und Konzentrationsschwäche, Unfruchtbarkeit, Rückenschmerzen. Die verwendeten Heilpflanzen sind unter anderem Maulbeere, Mistel, chinesische Guttapercharinde (Familie der Eucommiaceae), Morinda-Wurzel (Familie der Rubiaceae), die Cibotiumwurzelknolle (Familie der Cyathaceae) und der chinesische Teufelszwirnsamen (Familie der Convolvulaceae).

Kapitel 4: Ein sehr seltsamer Brauch?

Einer der am College in Reading, Berkshire, TCM lehrenden chinesischen Ärzte bevorzugt eine bestimmte Methode, um seinen Studenten die Genauigkeit der vier Diagnosemethoden vor Augen zu führen, die das Fundament der traditionellen Praxis bilden. Er schickt einen Studenten mit einem neuen Patienten in einen Vorraum, damit dieser Einzelheiten über dessen Krankengeschichte sammelt, bevor der Patient den Untersuchungsraum betritt.

Dann untersucht der Arzt, ohne in die medizinischen Aufzeichnungen zu schauen, den Patienten, den er zum ersten Mal sieht, über den er nichts weiß und mit dem er noch nie gesprochen hat. Er diagnostiziert die Beschwerden und erklärt die Krankengeschichte des Patientes allein aufgrund seiner Beobachtungen. Die Genauigkeit seiner Entdeckungen setzt die Studenten oft in Erstaunen.

Nur wenige körperliche Geheimnisse bleiben einem aufmerksamen TCM-Arzt verborgen. Dank der alten Kunst des Pulsfühlens kann ein geübter und erfahrener Mediziner nicht nur das Leiden des Patienten, sondern oft auch das von ihm eingenommene Medikament und selbst seine Stimmung ermitteln.

Die Studenten am Merkshire College glaubten, ihren Lehrer bei einem Irrtum ertappt zu haben, als dieser einer Patientin sagte, sie nehme ein empfängnisverhütendes Mittel. Die Patientin verneinte es, doch der Arzt bestand darauf. Er fragte sie, ob sie die Pille vielleicht früher genommen habe. Ja, schon, aber das sei fünf Jahre her, und sie habe es deshalb nicht für erwähnenswert gehalten. Nach den Worten des Arztes waren die Auswirkungen der jahrelangen Pilleneinnahme im Körper noch immer feststellbar. Er könne die Signale durch bloßes Pulsfühlen auffangen. Ein Patient war sehr erstaunt, als seine TMC-Ärztin ihn fragte, ob er zu Beginn des Tages Schwierigkeiten gehabt habe. Verblüfft gestand er, sich am Morgen mit einem Arbeitskollegen gestritten zu haben. Woher wußte sie das? Nun, weil sein Leberpuls Wut anzeigte, erklärte sie ihm.

Einfach nur gut geraten – oder eine ans Wunderbare grenzende Diagnosetechnik? Die meisten Menschen im Westen würden ohne Zögern der ersten Erklärung zustimmen, aber erfahrene TCM-Ärzte werden betonen, daß beide falsch sind – für sie ist es einfach verläßliche, brauchbare medizinische Praxis. Sie zählen beim Pulsfühlen nicht nur, wie schnell das Herz schlägt, oder stellen fest, ob der Patient hohen oder niedrigen Blutdruck hat. Jedes Organ hat einen eigenen Puls, und jeder Puls weist ein kompliziertes Muster auf, das wie ein Buch gelesen werden kann. Die Leberfunktion wird stets von Wut beeinträchtigt, die sofort vom Leberpuls angezeigt wird, während die Auswirkungen der Antibabypille im Muster des allgemeinen Körperpulses lesbar sind. In diesen Fällen wird der Pulsschlag als schwankend und schwach beschrieben, Anzeichen für ein hormonelles Ungleichgewicht. Strenggenommen gibt es in den medizinischen Klassikern keine Kategorie „schwankend". Die lange Erfahrung des Mediziners hat ihn gelehrt, die Signale zu erkennen, die die Gegenwart chemischer Mittel im System anzeigen. Künstliche Substanzen hinterlassen ihren Eindruck auf dem Pulston. Es braucht viele Praxisjahre, um die Zeichen eines jeden Patienten zu erkennen.

Eingedenk der Beschränkung, unter denen die Ärzte früher arbeiten mußten, ist die Verfeinerung, welche die Chinesen der Wissenschaft der Pulsdiagnose zukommen ließen, noch höher zu bewerten. Ein Hofarzt konnte die Frauen des Kaisers nicht untersuchen. Keinem Mann, außer den Eunuchen, die ihre Quartiere bewachten, war es erlaubt, sie anzuschauen. Ein Arzt durfte nur bis zu den Vorhängen gehen, die das Bett der Kranken verschleierten. Sie streckte nur den Arm aus. Diagnose und Behandlung beruhten gänzlich auf dem, was der Arzt durch den Puls der Kranken feststellen konnte. Wehe dem Arzt, wenn seine Diagnose und die nachfolgende Behandlung falsch waren.

Ähnliche Kenntnisse wurden demonstriert, wenn der Arzt die Stimmung des Patienten durch den Puls bestimmte. Selbst im heutigen China schickt es sich nicht, Gefühle zu zeigen. Fremde, die ihrer Wut freien Lauf lassen, amüsieren nur die Zuschauer. Niemand ist unhöflich. Man zieht einfach in Betracht, daß Wutausbrüche zu einer geschädigten Leber und einem Verlust der Würde führen können. Wer wäre so dumm, beides zu riskieren? Der Chinese verbirgt seine Gefühle gewohnheitsmäßig. Das heißt jedoch nicht, daß er nicht davon beeinflußt wird. Freunde und Nachbarn mögen die verborgenen Gefühle eines Menschen nicht kennen, aber vor einem TCM-Arzt kann er sie nicht verbergen.

Sobald ein Patient das Sprechzimmer betritt, schätzt ein TMC-Arzt dessen körperlichen und geistigen Zustand ein; wie er geht und sich hält, die Neigung der Schultern, den Gesichtsausdruck. Selbst der Klang der Stimme und die Sprechweise verraten dem aufmerksamen und einfühlsamen Arzt etwas über den Zustand des Patienten. Es sind wertvolle Anzeiger des allgemeinen Gesundheitszustandes. Dank dieser Indikatoren kann der TCM-Arzt sich ohne Stethoskop, Blutdruckmessung und Blut- oder Urinprobe ein vollständiges Bild vom Gesundheitszustand des Patienten machen. Der TCM-Arzt braucht, um die gleichen Informationen zu bekommen, nur die vier Diagnosetechniken: Schauen, Hören und Riechen (Hören und Riechen werden in China mit einem Wort bezeichnet), Fragen und Abtasten.

Die frühen Ärzten hatten keine Instrumente zur Messung und Analyse der chemischen Zusammensetzung der Körperflüssigkeiten. Sie entwickelten im Laufe der Zeit durch Beobachtung und klinische Erfahrung ein System, das ihnen zuverlässige Informationen über den Gesundheitszustand des Patienten vermittelte. Die Treffsicherheit war so groß, daß die Methoden heute noch angewandt werden.

TCM-Ärzte im Westen oder in Krankenhäusern wie dem in Tientsin, das eine Mischung aus beiden Therapiemethoden anwendet, können ihre Entdeckungen stets durch Labortests bestätigen, wenn sie es für nötig halten. Und sie tun es häufig. Doch allgemein kann man sagen: Je erfahrener ein TCM-Arzt ist, desto mehr kann er bei der ersten Untersuchung über den Zustand des Patienten sagen.

Einige der berühmtesten medizinischen Weisen der Vergangenheit lehrten, daß der beste Arzt in der Lage sein sollte, die Krankheit einfach durch das Studium der äußeren Erscheinung des Patienten zu bestimmen. Der Zweitbeste würde dazu noch hören und riechen – und so weiter. Womit nicht gesagt ist, daß jeder Arzt dem Patienten nach nur einem einzigen langen Blick verkündet, woran er leidet. Obgleich begabte Ärzte wie Bian Que dies offensichtlich konnten. Gemeint ist einfach, daß ein erfahrener Diagnostiker die Krankheit auf den ersten Blick erkennen sollte. Ein guter Arzt sollte seinen ersten Eindruck durch die vier Untersuchungen bestätigen können.

Der moderne chinesische Arzt wird manchmal außer den vier Diagnosemethoden auch die üblichen, in westlichen Praxen verwendeten Instrumente benutzen einschließlich eines Stethoskops. Obgleich er es hauptsächlich deswegen tut, um Patienten aus dem Westen zu beruhigen, die dem Verfahren besser folgen können, wenn beispielsweise ihr Blutdruck auf schulmedizinische Weise überprüft wird. Mit der traditionellen Methode des Pulsmessens kann Bluthochdruck genausogut oder vielleicht noch besser diagnostiziert werden.

Auch westliche Ärzte lernten, wie wichtig die Beobachtung und das Lesen der Zeichen am Äußeren des Patienten ist. Sie achten auf die Gesichtsfarbe, überprüfen den Zustand der Zunge, der Haut und die Klarheit der Augen. Doch das wird oft als sekundär angesichts der Informationen betrachtet, die sie durch Messen des Blutdrucks und Abhören des Herzschlags und der Atmung bekommen.

Doch bevor es die passenden Geräte gab, verließen sich auch die Ärzte im Westen mehr auf das Zeugnis ihrer Augen. Zur Jahrhundertwende war ein an der Edinburgh University lehrender Arzt für die Genauigkeit seiner Beobachtung berühmt. Gleich dem TCM-Arzt in Reading liebte er es, frischgebackenen Studenten zu zeigen, wieviel man durch genaue Beobachtung lernen kann. Ein unbekannter Patient betrat sein Sprechzimmer, der Arzt untersuchte ihn schweigend und bat danach den Patienten, wieder ins Wartezimmer zu gehen. Dann forderte er die Studenten auf, ihm alle Informationen mitzuteilen, die sie aus dieser kurzen Untersuchung gesammelt hatten.

Eines Tages assistierte ihm ein besonders schwer zu beeindruckender Student in seinem Krankenhaus, als ein neuer Patient mit schmerzenden, geschwollenen Beinen sein Sprechzimmer betrat. Nachdem der Patient den Raum verlassen hatte, fragte der Arzt den Studenten, was er durch die körperliche Untersuchung über den Patienten erfahren habe.

Nachdem er den Studenten eine Weile nach Worten hatte suchen lassen, gab der Arzt seine Diagnose ab: der Mann litt an Elephantiasis, einer tropischen Krankheit; somit hatte er zu einer bestimmten Zeit im Ausland gelebt. Kleidung und Akzent verrieten seine Zugehörigkeit zur Arbeiterklasse. Er war höflich und freundlich und von ruhiger Selbstsicherheit; aber er hatte beim Betreten des Raumes nicht den Hut gelüftet – etwas, das eine Person seines Typs im Sprechzimmer eines Arztes normalerweise automatisch tun würde. Was darauf hindeutete, daß er bei der Armee diente – Soldaten lüften ihre Mützen nicht im Inneren eines Gebäudes. Seine entspannte und selbstsichere Haltung wies darauf hin, das er an Autorität gewohnt war. Also handelte es sich hier gewiß um einen Armeesergeanten, der wahrscheinlich lange Zeit in den Tropen gelebt hatte.

Diese Lektion über die Wichtigkeit der Beobachtung sollte der Student niemals vergessen. Als er später zur Schriftstellerei wechselte, wurde sein Professor zum berühmtesten aller Romandetektive. Es ist zu bezweifeln, ob es in diesem High-Tech-Zeitalter noch viele westliche Ärzte gibt, die derart hochentwickelte Beobachtungsmethoden anwenden. Doch ein chinesischer Arzt folgt seinem alten Handwerk, das auf den gleichen Methoden beruht wie das seiner Vorväter. Ganz gleich, wieviel die Technik die Diagnostik bieten mag, das beste und wertvollste Diagnoseinstrument ist seine Übung, sein Training.

In der TCM gehört die Zunge zu den wichtigsten Indikatoren für Gesundheitsprobleme, und das Studium ihrer Zeichen ist eine Wissenschaft für sich. Daß die Zunge sich im Körper befindet, aber dennoch von außen untersucht werden kann, macht sie zu einem äußerst wertvollen Diagnoseinstrument. Im Lehrinstitut für Traditionelle Medizin in Peking gibt es einen besonderen Raum, in dem Wachsmuster einer Vielzahl von Zungen gelagert werden, die Zeichen innerer Krankheiten aufweisen. Aus Größe, Gestalt, Feuchtigkeit, Farbe, Bewegung der Zunge und der Beschaffenheit des Zungenbelags kann ein chinesischer Arzt den Zustand der inneren Organe ablesen.

Die Zungenspitze zeigt den Zustand von Herz und Lunge an. Weist sie Risse, Rillen oder Runzeln auf, ist es für den Arzt ein Zeichen dafür, daß mit einem der Organe etwas nicht stimmt. Am Zungenrand zeigt sich der Zustand von Leber und Gallenblase, der Zustand von Milz und Magen mitten auf der Zunge, und der Zustand der Nieren an der Zungenwurzel. Jede Vergrößerung der Geschmacksknospen an der Zungenwurzel weist auf Hitze im Genitalbereich oder in der Harnblase hin. Eine Patientin mit derartigen Symptomen und einer besonders roten Zunge leidet wahrscheinlich an Menstruations- oder Blasenbeschwerden.

Eine geschwollene Zunge zeigt unmäßiges Herzfeuer oder eine Hitzeansammlung in Herz oder Milz an. Eine pralle Zunge mit Zahneindrücken am unteren Rand weist auf eine Schwäche der Milz und der Nieren hin. Bei einer Funktionsstörung der Milz kommt es zu Wassersucht. Dadurch schwillt die Zunge derart an, daß die Zähne sich eindrücken. Ein Patient, der ständig seine Lippen befeuchtet, kann an einer inneren Trockenheit der Milz und des Magens leiden.

Beim Hören achtet der Arzt auf das Sprechmuster und die Stimme des Patienten: Ist sie heiser, oder flüstert er, ist sie schwach oder zögernd oder fest und deutlich? Die Gerüche, nach denen der Arzt sucht, ändern sich je nach Krankheit. Die Eigenschaft des Geruchs ist nicht leicht zu beschreiben; sie basiert auf alten Lehren und Erfahrungen.

Ein TCM-Arzt, der in Europa praktiziert, muß seine Sinnesorgane auf die westliche Kultur einstellen. Die Chinesen benutzen beispielsweise weder Parfüms noch stark parfümierte Lotionen oder Deodorants. Und sie essen keine Molkereiprodukte, weil diese Nahrungsmittel für sie einen starken, charakteristischen Geruch verströmen. Jeder feine Körpergeruch kann von einer Fülle von Toilettenartikel und von der am Abend zuvor genossenen Speise überdeckt werden. Und doch sind sie immer noch olfaktorische Zeichen, die dem Arzt bei der Bestätigung seiner Diagnose wertvolle Hinweise geben können.

Übermäßige Hitze wird durch üblen Geruch gekennzeichnet und ist mit Verdauungsproblemen verbunden. Ein scharfer und fischiger Geruch weist auf eine pathogene, von feuchter Kälte und Schwäche verursachte Infektion in den Organen hin. Findet sich Eiter und Blut im Erbrochenen des Patienten und riecht es fischig, leidet er wahrscheinlich an einem Lungenabzeß. Der Geruch nach fauligen Äpfeln deutet auf eine ernsthafte Diabetes mellitus hin.

Der Arzt bittet den Patienten, seine Symptome zu schildern und ihm die Krankheitsgeschichte zu erzählen. Auch Alter, Beruf, Geburtsort, Lebensverhältnisse, Wohngegend, Hobbys und Gewohnheiten, selbst Träume und Kinderkrankheiten finden Beachtung. Das Alter der Eltern (soweit sie noch leben) oder ihr Todesalter und die Todesursache sind im Falle von Erbkrankheiten sachdienlich. Deshalb wird auch nach medizinischen Einzelheiten über die Geschwister und nach Familienkrankheiten gefragt.

Das Abtasten enthüllt den Zustand der Haut; ob sie feucht, trocken, heiß oder kalt ist. Schmerz kann durch Druck verstärkt oder gelindert werden. Das hilft dem Arzt bei der Entscheidung, ob das Leiden von einem Übermaß oder einem Mangel herrührt. Für die TCM entspringt jede Krankheit einem Ungleichgewicht. Schmerz, der durch Wärme und Druck gelindert wird, weist auf eine Unzulänglichkeit des Magens und des Verdauungssystems hin. Verstärkt die Berührung den Schmerz, wie es bei einer Blinddarmentzündung oder einer Gastroenteritis der Fall ist, so ist höchstwahrscheinlich ein Übermaß daran schuld.

Doch der Puls spielt bei diesen Untersuchungen die wichtigste Rolle. Er ist so wichtig, daß ein Chinese, der merkt, daß er medizinische Hilfe braucht, nicht sagt: „Ich gehe zum Arzt“, sondern: „Ich lasse mir den Puls lesen.“ Beim Pulslesen wird der Arzt den Patienten bitten, seine Handgelenke abwechselnd auf ein kleines Kissen zu legen. Dann nimmt er den Puls, indem er drei Finger auf bestimmte, cun, guan und chi oder auch inch, bar und cubit genannte Stellen der Speichenschlagader legt.

Am linken Handgelenk liest der Arzt mittels seines Zeigefingers die Muster des Herzens und des Dünndarms; mit dem Mittelfinger das Muster der Leber und der Gallenblase, mit dem dritten Finger liest er die Muster von Niere und Blase. Jeder Punkt wird dreimal gelesen: anfangs leicht, in einer „Berühren“ genannten Weise; dann mit einem gemäßigten, „Suchen“ genannten Druck. Als letztes wird er mit festem Druck zwischen Muskel und Knochen sondieren, eine „Pressen“ genannte Vorgehensweise. Die unterschiedlichen Drücke bei den Berührungen erlauben ihm, Veränderungen in der Pulsbeschaffenheit festzustellen. Eine Patientin beschrieb dieses Verfahren einmal plastisch mit den Worten: „Es war, als spiele der Arzt Klavier auf meinem Handgelenk.“

Das rechte Handgelenk enthüllt die Muster von Lunge und Dickdarm, Milz und Magen, und dem „Pforte des Lebens“ oder manchmal auch „Feuer der lebendigen Pforte“ genannten metaphysischen Organ (das physiologsich und pathologisch den Nieren eng verwandt sein soll und eine mit der Herstellung von Adrenalin verbundene Funktion ausübt).

Jeder Pulsrhythmus wird genau bestimmt. Ein Puls kann vibrierend, abgehackt, leer oder tief sein oder zu einer von 28 Kategorien gehören, von denen einige nur mit äußerster Kunstfertigkeit festgestellt werden können. Medizinstudenten wird beigebracht, woran man einen „treibenden“, schwankenden Puls erkennt, da dieser durch eine leichte Berührung entdeckt werden kann und bei starkem Druck schwächer wird. In früheren Zeiten verglich man ihn mit einem auf Wasser treibendem Holzstück. Ein „schlüpfriger“, unstabiler Puls fühlt sich an wie Perlen auf einem Teller.

Das Pulslesen informiert den Arzt über den körperlichen und seelischen Zustand seines Patienten. Beide gelten in der TCM-Theorie als untrennbar voneinander. Der Zusammenhang zwischen Streß und Krankheit mag für uns im Westen ein verhältnismäßig neues Konzept sein, aber nicht in der TCM. Die traditionelle chinesischen Medizin vertritt nicht nur die Ansicht, daß Krankheiten seelische Ursachen haben können, sondern auch, daß jede Emotion mit einem bestimmten Organ verbunden ist und dessen Funktion beeinflußt. Paradoxerweise betrachten die Chinesen Psychologie nicht als gesonderte Disziplin. Sie schenken Konzepten wie Unterbewußtsein, Ego und Es nicht viel Aufmerksamkeit. Sie untersuchen die Psyche nicht, weil die Körperorgane ihnen alles verraten, was sie wissen müssen.

Das ist besonders hilfreich, weil die Chinesen zurückhaltende und verschwiegene Menschen sind und es als unhöflich betrachten, selbst mit ihrem Hausarzt über ihre seelischen Probleme zu sprechen. Und der Arzt wiederum würde niemals Fragen darüber stellen. Ein chinesisches Sprichwort lautet: „Man soll in der Öffentlichkeit keine schmutzige Wäsche waschen." Der Arzt hat es nicht nötig, im Privatleben seiner Patienten herumzustochern. Während er schweigend fünf bis zehn Minuten lang dem Puls lauscht, bekommt er so manches über den seelischen Zustand des Patienten zu hören.

In der heutigen modernen Welt gibt es natürlich Leiden, bei denen der Patient ermutigt werden muß, über seine Gefühle zu sprechen und so die wahren Gründe einer Anorexie oder eines zwanghaften Verhaltens zu enthüllen, worauf der Arzt ihm vorschlagen könnte, sich in psychiatrische Behandlung zu begeben. Doch gibt es viele Arten der Depression, die durch Akupunktur und Naturmedizin behandelt werden können. Einige Pflanzen sind besonders erfolgreich darin, den Depressionskreislauf zu unterbrechen.

Schon durch das bloße Halten des Handgelenks läßt sich feststellen, ob der Patient angespannt, nervös oder entspannt ist. Der Puls zeigt den genauen seelischen Zustand des Patienten an, jede Variation weist auf ein spezielles Organ hin. Da die Nieren in der traditionellen chinesischen Medizin auch die über ihnen gelegenen adrenalinproduzierenden Nebennieren umfassen, kann der TCM-Arzt Angst und Schock im Nierenpuls feststellen. Die westliche Medizin räumt ein, daß die Adrenalinproduktion vom primitiven „Kampf oder Flucht"-Mechanismus angeregt wird, einer bei allen erschreckenden Situationen auftauchende Reflexreaktion. Laut TCM kann auch das Herz davon beeinträchtigt werden, da dort der Geist wohnt, der durch die Erfahrung gestört werden könnte.

Selbst Freude, dieses mit dem Herzen verbundene Gefühl, kann, wenn übermäßig empfunden, dieses Organ schädigen. Das ist nicht so weit hergeholt, wie es sich anhört. Ein Lottogewinner kann von seinem unverhofften Glück so überwältigt werden, daß er vor freudiger Erregung einen Herzanfall bekommt. Jemand, der einen schweren Verlust erlitten hat oder über einem Problem brütet, kann davon so in Anspruch genommen sein, daß er nicht mehr „anständig" ißt und dadurch die Milz schädigt, zu deren Aufgaben die Umwandlung von Nahrung in Energie gehört. Und genau diese Auswirkung kann der TCM-Arzt im Milzpuls lesen.

Ist ein Patient ängstlich, beschleunigt sich oft die Atmung. Er kann zum Kettenraucher oder zum Einsiedler werden, der sich weigert, aus dem Haus zu gehen. Dadurch bekommt er zu wenig frische Luft, wodurch die Lungenfunktion beeinträchtigt wird, was sich in seinem Lungenpuls zeigt. Ein erschrockener Mensch kann die Kontrolle über seine Blase verlieren, ein weiteres Beispiel dafür, wie Schock oder Angst die Nierenfunktion beeinträchtigen können.

Das Pulslesen entwickelte sich im Laufe der Jahrhunderte, während das anatomische Wissen zunahm. Das *Nei Jing* erwähnt viele Pulstypen, doch herrscht Verwirrung über die Bedeutung einiger Namen. Eine Denkschule vermutet, die geheimnisvollen Kategorien hätten die frühen Ärzte mit der Aura überlegenen Wissens ausgestattet. Wie dem auch sei: Viele hochqualifizierte bei uns arbeitende TCM-Ärzte bestehen darauf, daß sie durch den Puls einer Frau nicht nur eine Schwangerschaft feststellen, sondern auch das Geschlecht des Kindes bestimmen können. Ihrer Meinung nach wurden die in alten Schriften erwähnten selteneren Pulstöne nur aufgrund einer falschen Übersetzung nicht verstanden.

Ganz gleich, was davon stimmen mag: Die Information, die ein erfahrener TCM-Arzt durch das Pulslesen erhält, wird immer noch die meisten Menschen im Westen verwirren. Doch am Pulslesen gibt es nichts Unerklärliches, und Geheimnisse darin zu sehen, würde bedeuten, der TCM einen schlechten Dienst zu erweisen.

So konnten zum Beispiel Forscher der Medizinischen Lehranstalt in Shandong die TCM-Theorie bestätigen, daß der Puls sich mit den Jahreszeiten ändert. Sie maßen bei über 1 000 gesunden Freiwilligen den Puls. Bei der Messung des Herzpulses benutzten sie eine ausgeklügelte Maschine namens Sphygmoelektrokardiograph. Die nachfolgende Auswertung des Sphygmogramms zeigte, daß der Puls zwanzig Minuten nach dem Trinken von Wein oder Wasser „schlüpfrig" wurde, da das Blutvolumen sich vergrößerte. Nachdem die Freiwilligen ihre Füße in Eiswasser gestellt hatten, wurde ein angespannter Puls gemessen. Ursache war das durch die Kälte verursachte Zusammenziehen der Blutgefäße, wodurch sich Blutdruck und Muskelspannung erhöhten.

Die traditionelle chinesische Medizin mag eine alte Wissenschaft sein, doch sie überlebte, weil sie mit der medizinischen Entwicklung Schritt hielt. Obwohl es zu der Zeit, als das *Nei Jing* zusammengestellt wurde, oder im Jahr 280, als das *Mai Jing* oder Puls-Klassiker – ein weiteres berühmtes Medizin-Lehrbuch – entstand, weder Kortison noch Steroide gab, kann ein erfahrener TCM-Arzt diese Medikamente leicht aufspüren, denn die medizinische Theorie, in der er ausgebildet wurde, hat mit der modernen Praxis Schritt gehalten. Heutige Forscher haben das Pulslesen durch klinische Untersuchungen, tägliche Praxis und Beobachtung weiter verfeinert, um den medizinischen Fortschritten des 20. Jahrhunderts gerecht zu werden.

Weil die traditionelle Medizin dem westlichen Beobachterauge fremd erscheint, kommt es zu großen Mißverständnissen darüber, wie sie funktioniert; Mißverständnissen, denen auch hochqualifizierte westliche Ärzte erliegen, die ohne zu zögern Akupunktur anwenden.

Chinesische Ärzte wissen genau, wie TCM wirkt; schließlich können sie auf das Konzept des Chi zurückgreifen, jener unsichtbaren Energie, die nicht nur den menschlichen Körper, sondern das ganze Planetensystem beherrscht. Mag man im Westen auch der Meinung sein, man könne Chi weder sehen noch analysieren oder messen oder sonstwie aufspüren, die TCM sieht das Chi innerhalb des menschlichen Körpers als Sauerstoffgenerator des Blutes, so kann die Gegenwart des Chi im Körper mit modernen medizinischen Apparaten mühelos festgestellt werden.

Eine kurze Zusammenfassung der traditionellen chinesischen Praxis mit ihren Begriffen wie Chi, Hitze und Stockung mag beim ersten Hören naiv und unwissenschaftlich klingen – und die modernen Wissenschaft schenkt ihr leider sehr oft kein Gehör. Seltsam ist auch, daß im Westen gerade die natürliche Zugänglichkeit der TCM ein Hindernis bei ihrer Anerkennung als Wissenschaft ist. Wie bereits erwähnt, entwickelten die chinesischen Heilkundigen keine eigene Sprache, um ihre Entdeckungen zu beschreiben. Sie legten keinen Wert darauf, ihre Patienten mit einer wissenschaftlichen Terminologie zu blenden, sondern erklärten ihre Diagnose, die Behandlung und die Natur der Krankheit mit einfachen Worten, die jeder Patient verstehen konnte.

So wird es auf dem chinesischen Festland noch heute gehandhabt, wenn auch die von den TCM-Ärzten verwendeten Beschreibungen sich für westliche Ohren ein wenig seltsam anhören.

Qualifizierte TCM-Ärzte, die aus China kommen, besitzen zwar heute zusätzlich ein solides Grundwissen über die allopathische Medizin, benutzen aber immer noch eine dem Patienten vertraute Sprache. Ein Patient aus dem Westen weiß, wenn ihm

Füße und Knöchel durch Wassersucht anschwellen, daß es sich wissenschaftlich ausgedrückt um ein Ödem handelt. Ein TCM-Arzt wird ihm gegenüber diesen Begriff verwenden, um jedem Mißverständnis vorzubeugen.

Für ihn ist es jedoch „üble Feuchtigkeit". Er behandelt die Milz, da es ihre Aufgabe ist, die Körperflüssigkeiten zu regulieren und zu beleben. Arbeitet die Milz nicht richtig, kommt es zu Schmerzen, angespanntem Bauch, Lustlosigkeit und Schwierigkeiten beim Urinieren. Ein chinesischer Patient würde den Arzt sofort verstehen, wenn er sagte, man müsse seinem Körper helfen, die „üble Feuchtigkeit" auszutreiben. Für jemanden aus dem Westen mag es sich wie eine Szene aus dem „Exzorzisten" anhören.

Sobald das Leiden diagnostiziert ist, wird ein TCM-Arzt seinem Patienten Akupunktur, Naturheilmittel oder, falls nötig, eine Behandlung beim Chiropraktiker oder beim Osteopathen und manchmal Chi-Kung-Übungen verschreiben. Es wäre zu verwirrend, in jedem Fall eine traditionelle Beschreibung der Krankheit zu geben; wo die westliche Medizin bei sechs Patienten nur eine Krankheit entdeckt, mag ein TCM-Arzt sechs verschiedene disharmonische Muster ausmachen und jeden Fall anders diagnostizieren.

In einem westlichen Krankenhaus würde man bei sechs an Gürtelrose leidenden Patienten sagen, sie litten an der gleichen Krankheit, und ihnen die gleiche Behandlung zukommen lassen. Auf einer TCM-Station könnten sechs verschiedene Disharmoniemuster entdeckt werden. Jemand, bei dem die Gürtelrose am Oberkörper ausbrach, leidet unter einer anderen Funktionsstörung als jemand, bei dem sich die Flecken auf Beine und Füße beschränken. Jeder Patient wird individuell und ganzheitlich behandelt. Die verabreichten Pflanzenarzneien werden entsprechend zusammengestellt, enthalten jedoch zum Beispiel bei einem Herzpatienten auch alle Naturheilmittel, mit denen man die Krankheit wirksam behandeln kann, die ein Kardiologe eine Erkrankung der Herzkranzarterie nennen würde. Auch der TCM-Arzt wird diesen Begriff verwenden, wenn er mit dem Patienten über seinen Fall spricht.

Ein gutes Beispiel dafür, wie sehr die Behandlungsmethoden der traditionellen chinesischen Medizin sich von denen der westlichen Medizin unterscheiden, ist der Fall einer 57 Jahre alten Lehrerin, die an einer Gehirnhautentzündung erkrankte. Die Krankheit äußerte sich zuerst in migräneartigen Kopfschmerzen. Ihr Hausarzt schickte sie schließlich in ein Krankenhaus, wo man eine Myalgische Enzephalomyelitis diagnostizierte. Die Kranke bekam Antibiotika zehn Tage lang dreimal täglich intravenös gespritzt. Doch als nach drei Wochen immer noch keine Besserung eingetreten war, verließ sie das Krankenhaus auf eigene Verantwortung.

Unfähig, ein geschriebenes Wort zu erkennen oder sich zu konzentrieren und ohne jedes Koordiniationsvermögen sah die Patientin schwarz für die Zukunft, zumal sie sich sehr krank fühlte. Da sie aber eine erfolgreiche TCM-Behandlung gegen Arthritis hinter sich hatte, beschloß sie, bei jenem TCM- Arzt Hilfe zu suchen, um zu sehen, ob die chinesische Medizin ihr mehr Hoffnung auf Heilung machen konnte.

Die Untersuchung durch den TCM-Arzt ergab, daß sie einen treibenden und gedämpften Puls hatte, ohne jede Pulsenergie. Das „Treiben" bedeutete, daß das Äußere der Patientin durch die Krankheit beeinträchtigt wurde. Der matte Puls zeigte eine Schwäche des Blutes und eine geringe Lebensenergie an. Der Gesichtsfarbe fehlte jeder Glanz. Die Lippen der Patientin waren bleich, das hieß, sie war sehr schwach und gefühlsbetont. Die gerötete, mit einem dicken, pelzigen, gelben Belag überzogene Zunge deutete auf ein inwendiges Vordringen der Hitze hin.

Die TCM-Behandlung umfaßte drei Sitzungen wöchentlich über sechs Monate verteilt. Die Kopfschmerzen wurden mit Akupunktur behandelt, das Virus mit Pflanzenarzneien. Zu den verabreichten Heilmittel gehörte moutain p'i (Strauchpaeonienwurzelrinde (Familie der Ranunculaceae)), die das Blut kühlt, die Durchblutung verbessert und das Fieber senkt. Nach sechs Wochen konnte die Patientin wieder normal sehen und Autofahren. Sie litt zwar noch immer unter Kopfschmerzen, Reizbarkeit und Schlaflosigkeit, aber ihr Puls, den der Arzt als „kräftig“ beschrieb, zeigte, daß ihre Abwehrenergie durch die Krankheit nicht gelitten hatte.

Die Zunge war nicht mehr so rot, der gelbe, pelzige Belag dünner. Ein Hinweis darauf, daß die ursprünglich inneren Symptome sich nach außen verlagert hatten. Nach zwei Monaten mußte die Patientin nur noch zweimal wöchentlich zur Visite kommen, schließlich nur noch einmal wöchentlich. Der Puls beruhigte sich, der Belag war merklich schwächer, die Zunge selbst von einem gesunden, rosigen Rot.

Im August konnte die Patientin noch besser lesen, und zu Weihnachten war sie wieder fähig, ihre Arbeit aufzunehmen. Im Westen würde man sagen, ihre Gehirnhautentzündung war geheilt. Nach der TCM hatte sie eine Behandlung bekommen, die ihren Körper befähigte, gegen Blutstau und eine schwache Lebensenergie anzukämpfen.

Es gibt noch einen weiteren gravierenden Unterschied zwischen beiden Systemen. Früher bezahlten die Chinesen Ärzte dafür, daß sie ihr Wohlergehen regelmäßig überwachten und darauf achteten, daß sie gesund blieben. Dieser Brauch wird bis zu einem gewissen Grad heute noch gepflegt. Die meisten Menschen im Westen würden nur zögernd einen Arzt konsultieren, nur weil sie sich „unpäßlich“ fühlen, da sie seine Zeit nicht verschwenden wollen. Aber genau das ist der Zeitpunkt, zu dem ein TCM-Arzt konsultiert werden möchte. Seiner Meinung nach ist er dazu da, zu verhindern, daß sich eine Krankheit im Körper festsetzt. Deshalb sucht man ihn auf, bevor man ernstlich erkrankt.

Mit der TCM vertraute Patienten im Westen gehen oft ähnlich vor. Sie besuchen ihren chinesischen Arzt nur, wenn sie sich ein wenig unwohl fühlen. Er wird sie untersuchen, um die Quelle der Störung auszumachen und diese behandeln, damit sie sich nicht zu einer ernsten Krankheit entwickelt. Wahrscheinlich wird er auch nach dem, was ein westlicher Arzt als Heilung betrachten würde, eine weitere Behandlung vorschlagen. Denn ein TCM-Arzt betrachtet seine Arbeit erst dann als getan, wenn er zur Wurzel des Leidens vorgedrungen ist. Ein Abszeß ist nicht geheilt, nur weil er aufgegangen und die Haut geheilt ist. Wurde er von einem innerem Hitze- und Feuergift verursacht, wird der TCM-Arzt seinen Patienten so lange behandeln, bis die Hitzequelle aus den Organen vertrieben ist, um zu vermeiden, daß die Störung wieder auftritt.

Sie können diesen Ansatz besser verstehen, wenn Sie einen TCM-Arzt zum ersten Mal aufsuchen. Ein guter Arzt wird Ihnen in westlichen Begriffen erklären, woran Sie leiden, und Ihnen vielleicht auch, falls Sie daran interessiert sind, sagen, wie die traditionelle Diagnose lautet und wie er Sie zu behandeln gedenkt. Haben Sie keine Angst, ihn zu fragen, wie lange die Behandlung voraussichtlich dauern wird. Natürlich kann kein Arzt auf den Tag genau bestimmen, wann der Patient wieder gesund sein wird. Doch ein TCM-Arzt kann ihnen sagen, ob es eine lange oder kurze Behandlung sein wird und ob die Krankheit auf Akupunktur und Naturmedizin anspricht.

Jede ärztliche Privatbehandlung ist teuer. Aber verglichen mit der Schulmedizin oder alternativen und komplementären Therapieformen, die heutzutage angeboten werden, rangiert die TCM im mittleren Preisniveau. Fragen Sie gleich zu Beginn nach der Höhe des Honorars für eine Sitzung, der ungefähren Behandlungsdauer und den Arzneikosten.

In China sucht der Patient bei Krankheitsbeginn den Arzt täglich auf, damit dieser die Entwicklung beobachten und seine Verschreibungen an den sich verändernden Zustand seines Patienten anpassen kann. Es sieht so aus, als würde die Heilung um so schneller erfolgen, je intensiver die Behandlung ist und je genauer der Krankheitsverlauf beobachtet wird. Bei uns tätige TCM-Ärzte möchten gewöhnlich den Patienten wenigstens einmal die Woche sehen; so lange, bis er klare Anzeichen einer Verbesserung zeigt. Danach werden die Besuche wahrscheinlich auf ein Mal alle vierzehn Tage beschränkt, dann nur noch ein Mal im Monat oder jeden zweiten oder dritten Monat, bis der TCM-Arzt die Wurzel der Krankheit erreicht hat.

Ein chinesischer Arzt ist erst zufrieden, wenn sein Patient wieder in guter körperlicher Verfassung ist. Das sollten Sie bei

Ihrem ersten Besuch eines TCM-Arztes nicht vergessen. Viele westliche Patienten beenden die Behandlung, sobald die Krankheitssymptome verschwunden sind. Die TCM-Ärzte haben zwar Verständnis dafür, doch wenn Sie eine gute Beziehung zu ihm aufbauen und ihn bei jedem Besuch bitten, Ihre Fortschritte und seine Prognose zu erklären, werden Sie sich Ihr eigenes Bild machen und entscheiden können, ob sich eine weitere Behandlung lohnt – eine Behandlung, die so lange dauert, bis der Arzt sicher sein kann, daß er die Wurzel des Übels ausgerissen hat und die Krankheit nicht mehr zurückkehrt. Vom medizinischen Standpunkt aus ist eine weitere Behandlung sicher lohnend, doch verständlicherweise muß auch der finanzielle Aspekt in Betracht gezogen werden.

Vergewissern Sie sich, daß der Arzt, den Sie konsultieren, gute Zeugnisse vorweisen kann. Ein mit chinesischen Schriftzeichen beschriebenes Papier ist noch keine Garantie für ein gründliches Universitätsstudium. Die meisten Patienten finden durch Mundpropaganda den Weg zu chinesischen Medizinern, die bei weitem befriedigendste Methode. Selbstverständlich gibt es Universitäten, Akademien, Institute für TCM, deren Schüler und Studenten eine systematische umfassende Ausbildung genießen.

Einige von ihnen studierten an europäischen Universitäten und besitzen möglicherweise nicht das intensive Training und die klinische Erfahrung, die ein qualifizierter chinesischer Arzt in Medizinlehranstalten seiner Heimat erhalten hat. Aber alle werden einen glaubwürdigen Kompetenzlevel erreicht haben. Manche von ihnen sind auch in westlicher Medizin qualifiziert, beispielsweise als Krankenschwestern oder Physiotherapeuten. Wenn Sie ganz sicher sein wollen, sollten Sie Kontakt mit der Universität aufnehmen, an der der von Ihnen in Betracht gezogene Arzt studierte.

In Großbritannien beispielsweise kann heutzutage jeder eine Praxis aufmachen, um eine beliebige Art komplementärer Medizin zu praktizieren. Verantwortungsbewußte, am Ruf ihrer Profession interessierte Mediziner haben regelgebende Ausschüsse gegründet, die sie offiziell registrieren ließen. Das gewährt dem Patienten einen gewissen Schutz und versetzt die Verbandsmitglieder in die Lage, über die Versicherung abzurechnen. In Großbritannien gibt es zwar Verbände für TCM-Ärzte, aber nicht alle TCM-Mediziner sind Mitglieder bei ihnen. Was nicht heißen muß, daß sie nicht den verlangten Anforderungen entsprechen (obgleich dies in manchen Fällen so sein mag). Deshalb ist es immer klug, die Mitgliedslisten zu überprüfen, wenn man sichergehen will, daß ein bestimmter Arzt nicht vom Berufsverband zurückgewiesen wurde. Manche Ärzte haben jedoch das Gefühl, daß ihre Qualifikationen höher sind als die von den westlichen Verbänden geforderten und entscheiden sich aus diesem Grund dafür, ihnen nicht beizutreten. Deshalb ist es besonders wichtig, so viele Fragen wie möglich über den von Ihnen ausgewählten Arzt zu stellen.

Einem guten, etablierten TCM-Arzt wird ein guter Ruf vorausgehen. Er wird gern mit westlichen Allgemeinmedizinern zusammenarbeiten und darauf achten, nicht mit den Medikamenten in Konflikt geraten, die der Patient von seinem Hausarzt oder einem Krankenhaus verschrieben bekommt, wenigstens nicht, bevor der Zustand des Patienten sich merklich verbessert hat. Eine TCM-Behandlung zielt jedoch stets darauf ab, dem körpereigenen Immunsystem Hilfe zur Selbsthilfe zu geben. TCM-Ärzte möchten ihre Patienten so früh wie möglich so weit bringen, daß sie Steroide, Kortison und andere starke Medikamente absetzen können, da sie (wie die meisten westlichen Ärzte) der Meinung sind, daß diese Mittel auf lange Sicht das Immunsystem schädigen.

TCM-Ärzte werden einen Patienten stets an einen westlichen Arzt und in ein Krankenhaus überweisen, wenn sie ein Problem diagnostizieren, das eine Operation, einen spezielle Test oder eine klinische Untersuchung erfordert. Gute chinesische Ärzte möchten ihr Wissen gern mit ihren westlichen Kollegen teilen und mit ihnen zusammenarbeiten. Doch oft werden sie von diesen geringschätzig behandelt, und gelegentlich werden ihre Methoden als Hokuspokus abgetan. Das ist nicht nur beleidigend, sondern bedeutet auch verschenkte Möglichkeiten für die Gesundheitspflege.

Die traditionelle chinesische Medizin besitzt Stärken, an denen es der westlichen Medizin mangelt; doch das Gegenteil ist ebenso wahr. Generell läßt sich sagen, daß die TCM in der Behandlung chronischer Leiden am stärksten ist und die westliche Medizin am besten mit akuten Fällen fertig wird. Wo beide Therapiesysteme harmonisch zusammenarbeiten, ist ein vollkommenes Gleichgewicht erreicht.

Die Pulsrhythmen

Durch das Pulslesen kann der Arzt sich über die vier Kategorien der Krankheit informieren: ob sie Yin oder Yang, innerlich oder äußerlich, und ob sie auf Kälte oder Hitze, Übermaß oder Mangel zurückzuführen ist.

Der Arzt liest den Puls beider Handgelenke mit drei Fingern. Jedes Organ besitzt seinen eigenen Puls, der an einer ganz bestimmten Stelle beheimatet ist.

An der rechten Hand liest

der erste Finger den Puls der Lunge und des Dickdarms,
der zweite Finger den Puls der Milz und des Magens und
der dritte den Puls der linken Niere und der „Lebenspforte“ (der adrenergenen Funktion, die laut TCM zu den Nieren gehört).

An der linken Hand liest

der erste Finger den Puls des Herzens, des Herzbeutels und des Dünndarms,
der zweite Finger den Puls von Leber und Gallenblase und
der dritte den Puls der rechten Niere und der Harnblase.

Innerlich oder äußerlich

Fo Treibender Puls. Ohne Druck zu spüren. Zeigt innerliche und geringfügige Leiden an.

Chen Sinkender Puls. Muß sehr stark gedrückt werden. Weist auf eine innere Krankheit hin.

Medium Deutet auf einen normalen, gesunden Menschen hin.

Kälte oder Hitze

Su Schnell. Mehr als vier Schläge, zeigt Hitze an.

Schon vor Tausenden von Jahren lernten chinesische Ärzte während ihres Studiums, daß der Puls eines Patienten zwischen Ein- und Ausatmen viermal schlagen soll. Diese Methode wird auch heute noch angewandt. Sie wurde von der westlichen Medizin bestätigt, die sagt, daß ein durchschnittlicher Puls 18 Mal in der Minute schlägt. Multipliziert man 18 mit 4, ergibt sich 72, also die normale Pulsfrequenz.

Huang Langsam. Weniger als vier Schläge, zeigt Kälte und Schwäche an.

Mangel oder Übermaß

Hsi Übermaß. Ein kräftiger Puls, der selbst unter Druck nicht verschwindet. Weist auf anomale Energie hin (Beispiel: das Luftschnappen bei einer Lungenentzündung).

Xu Mangel. Ein schwacher Puls, der bereits bei einer leichten Berührung verschwindet. Zeigt eine Chi- und Blutschwäche an.

Pulsformen (können von einer Pulsmaschine gemessen werden, ähnlich dem EKG)

Xuan Vibrierend wie eine Geigensaite. Angespannt. Weist auf Chi-, Feuchtigkeits-, Schleimstauungen und Schmerz hin.

Hua Schlüpfrig wie Kiesel, die über einen Teller rollen. Deutet auf Schleim und Feuchtigkeit hin, kann aber auch eine Schwangerschaft anzeigen.

Jin Äußerst angespannt wie die Seilmitte beim Tauziehen. Weist auf Kälte und Wind hin.

Chang Langer Puls. Kann über die Länge dreier Finger hinaus ausgemacht werden. Zeigt an, daß Chi und Blut in guter Verfassung sind; kann aber auch auf übermäßige Hitze hinweisen. (Der Arzt beurteilt, wie schnell der Puls ist, und wird gegebenenfalls andere Untersuchungen in Betracht ziehen.)

Duan Kurzer Puls. Deutet entweder auf eine Chi-Schwäche oder eine Chi- und Blutblockade hin.

Hong Voller Puls, gleich einer heranströmenden Flut. Weist auf übermäßige Hitze und Feuchtigkeit hin.

Ko Leer. Fühlt sich hohl an, so, als drücke man eine Frühlingszwiebel zwischen Wurzel und Stengel. Hinweis auf schwere Blutung und Blutarmut.

Se Abgehackt. Als würde man mit einem kleinen Messer Bambus abschaben. Weist auf Blutarmut und Yin-Mangel hin.

Xi Schwach. Sehr dünne Linie. Zeigt Blutschwäche und Yin-Mangel an. Es kann sich aber auch um eine Chi-Schwäche handeln.

Es gibt noch viele andere Pulsrhythmen: unregelmäßiger Puls, Hitze im Puls, veränderlicher Puls und so weiter, darunter jene Pulsrhythmen, die das Vorhandensein chemischer Arzneien im Körper anzeigen – Pulsrhythmen, die nicht in den alten Büchern aufgeführt sind, sondern erst vor kurzem entdeckt wurden. Ich habe jedoch nur die grundlegenden Pulsrhythmen aufgeführt.

Kapitel 5: Aus dem Patientenbuch

In unserer modernen Zeit ist es ein Gemeinplatz, zu sagen, der Mensch sei auf dem Mond gelandet, könne aber noch immer keinen simplen Schnupfen heilen. Aber wie sehr das Wissen der menschlichen Rasse in diesen Tagen des oft verblüffenden wissenschaftlichen Fortschritts auch angewachsen sein mag, es ist noch ein langer Weg, bevor die Medizin, einschließlich der uns vertrauten allopathischen Variante, wirksam alle Krankheiten bekämpfen kann.

Aber die Erkältungen, die wir ein- bis zweimal im Jahr erdulden müssen, sind nicht mit einer Grippe vergleichbar. Die chinesische Medizin kennt Begriffe wie Bakterie oder Virus nicht, verfügt aber über die pflanzlichen Heilmittel, um sie zu behandeln. In der chinesischen Pharmakopoe sind eine Vielzahl von Pflanzen aufgeführt, die, wie die moderne Forschung zeigte, in der Lage sind, Viren zu zerstören. Einige Grippearten können mit Arzneien behandelt werden, die bereits seit Jahrhunderten existieren und die man in China fast in jedem Laden kaufen kann.

Der Durchschnitts-Chinese ist von einer Kultur durchdrungen, in der medizinisches Grundwissen als wichtig betrachtet wird. Die Chinesen nehmen Informationen über ihr Chi, über Yin und Yang, über Mangel und Übermaß sozusagen mit der Muttermilch auf und behandeln einfache Gesundheitsstörungen selbst.

Bei einer ernsten oder chronischen Krankheit suchen sie natürlich einen Mediziner auf – einen westlich ausgerichteten oder einen TCM-Arzt. Durch die chinesische Politik der offenen Tür haben der Austausch an Wissen und das Verständnis zugenommen, und auch wir im Westen haben Zugang zur traditionellen Pflanzenmedizin bekommen.

Beide Systeme verfolgen das gleiche Ziel, wenn auch mit unterschiedlichen Methoden. Oft kann der Patient, wenn eine

Behandlungsmethode nicht hundertprozentig erfolgreich ist, wirksamer mit der anderen behandelt werden. In diesem Kapitel wollen wir uns auf Krankheiten konzentrieren, bei denen die TCM mehr Aussicht auf eine Heilung oder eine Linderung verspricht als die westliche Schulmedizin.

Asthma

Ein ständiger, sehr starker und wochenlang anhaltender Husten, der auf keine Behandlung, keine Medizin ansprach, überzeugte Olivers Mutter schließlich davon, daß ihr Sohn an einer ernsten Krankheit litt. Der Hausarzt stimmte ihr zu und überwies den Achtjährigen an eine Asthmaspezialistin, die erklärte, Olivers Leiden sei dem Asthma verwandt. Sie verschrieb dem Jungen Antibiotika gegen eine Infektion und gab ihm einen Inhalator. Olivers Mutter fragte sie, ob zur Erhärtung der Diagnose nicht ein Allergietest angebracht wäre. Aber die Ärztin erklärte resolut, das sei nicht erforderlich.

Der Gedanke, daß ihr Sohn mit acht Jahren bereits einen Inhalator benutzen sollte, mißfiel Olivers Mutter. Sie hatte Angst, er könne davon abhängig werden und niemals an sportlichen Aktivitäten teilnehmen oder einfach mit den Kindern an seiner Schule herumrennen. Einen Tag nach Beginn der Antibiotikakur brachte sie ihn zur Akupunkturbehandlung.

„Als wir zur Akupunktur fuhren, hatte ich ein bißchen Angst wegen der Nadeln, die man in mich stecken würde“, gestand Oliver. Doch nachdem er Lorna kennengelernt hatte, war er voller Zuversicht und machte sich keine Sorgen mehr.

Während der Behandlung wurden einige der Akupunkturpunkte taub und Olivers Füße kribbelten. „Es war nicht angenehm, aber ich hatte keine Angst. Am Ende der Behandlung ging es mir echt gut. Es war ein großartiges Gefühl.“

Er schloß die Antibiotikabehandlung bei der Ärztin ab und ging einmal pro Woche fünf Wochen lang zur Akupunktur. Oliver hat den Inhalator nie gebraucht, und seine geschwollenen, wunden Mandeln wurden von Dr. Hsu bei einer späteren Visite behandelt.

„Sie stach die Nadel in die Kehle, genau unter dem Kinn. Es war ein seltsames Gefühl. Meine Kehle tat plötzlich weh, und ich konnte den Kiefer kaum bewegen. Dann geschah etwas; es war, als würden die Mandeln plötzlich zu schrumpfen anfangen." Und genau so war es. Als Olivers Mutter ihm später in den Hals schaute, war die Schwellung verschwunden.

„Ich habe eine ganze Menge Nadeln; einige davon in meinen Leberpunkten. Sie stecken jede Woche an einer anderen Stelle. Mein Rekord sind dreizehn Nadeln, und ich träume davon, meinen eigenen Rekord zu brechen", erklärte er mit dem typischen Schuljungenwitz.

Wahrscheinlich ist es Oliver gar nicht bewußt, daß er wieder gesund ist. Sein nur zweimal benutzter Inhalator ist nicht mehr aufzufinden. Oliver wird jetzt nachts nicht mehr von Hustenanfällen aus dem Schlaf gerissen. Der Husten ist ganz verschwunden. Oliver besucht die Ärztin alle zwei Monate, damit sie seine Entwicklung beobachten kann.

Bandscheibenvorfall

Emma B., eine aktive, fleißige Frau und Mutter, die Training mit Gewichten als Hobby betrieb, konnte es nur schwer akzeptieren, als sie Probleme mit dem Rücken bekam, die der Arzt als Bandscheibenvorfall diagnostizierte. Der Schmerz war sehr intensiv, sie hatte keine Kraft in den Beinen. Jede Bewegung war eine Qual. Und alles, was sie gegen ihr Leiden einsetzen konnte, waren starke Schmerzmittel und entzündungshemmende Medikamente, die den Schmerz zwar linderten, aber nicht beseitigten.

Frau B. ging dreimal die Woche als Privatpatientin zu einem Chiropraktiker. Dieser erklärte ihr schließlich, seiner Meinung nach sei die Bandscheibe ein kleines Stück „vorgefallen" und er könne ihr nicht helfen. Er schlug ihr vor, sich einen Krankenhaustermin geben zu lassen, da eine Operation die einzige Lösung ihres Problems sein könne. Damals arbeitete Frau B.s Mann gerade im Hause eines TCM-Arztes, dem er von dem Problem seiner Frau erzählte. Dr. Lee sagte, Akupunktur könne ihr helfen. Frau B. ließ sich einen Termin geben. Bei der Untersuchung stellte Dr. Lee fest, daß sich in einem Nerv des Rückgrats ein Blutgerinnsel verfangen hatte. Er behandelte Frau B. mit Akupunktur und pflanzlichen Heilmitteln. „Sofort konnte ich die anderen Medikamente absetzen. Der Arzt wollte nicht, daß ich sie nahm, weil sie, wie er sagte, den Rest meines Körpers schädigen würden. Ich zögerte. Aber nach der ersten Behandlung ging es mir so gut, daß ich sie nicht länger brauchte."

Der Schmerz verschwand sehr schnell, aber die Schwäche in den Beinen blieb. Der Arzt erklärte ihr, er müsse ihren Zustand stabilisieren. Erst nach mehreren Sitzungen hatte Frau B. genug Kraft, die Kupplung ihres Wagens zu betätigen. Und nach einjähriger wöchentlicher Behandlung war der Schmerz gänzlich verschwunden, ihre Kraft zurückgekehrt und sie lebte wieder ihr gewohntes aktives Leben.

Seit dieser Zeit ist Frau B.s gesamte Familie in TCM-Behandlung gewesen – mit positiven Ergebnissen. Frau B. sagte, sie ginge jetzt nicht mehr zu ihrem Hausarzt. „Ich habe ein solches Vertrauen in meinen TCM-Arzt, daß ich ihn zuerst aufsuche. Ich weiß, daß ich ein schwieriger Fall war, denn ich konnte nur einen Termin in der Woche haben, und zwar dann, wenn Dr. Lees Assistent anwesend war. Dr. Lee brauchte jemanden, der ihm zur Hand ging. Ich weiß noch, wie er eines Tages, als er gerade Nadeln in mich steckte, zu seinem Assistenten sagte, daß diese Technik in den falschen Händen zu einer Lähmung führen könne.

Einen Augenblick lang fühlte ich mich unbehaglich. Aber ich weiß, wie kompetent und erfahren Dr. Lee ist, und ich vertraue ihm völlig. Er hat mich geheilt. Ich habe nie an ihm gezweifelt."

Beingeschwüre

Frau W. hatte bereits vor dem Ausbruch der Beingeschwüre Probleme mit Krampfadern. Frau W. beschloß, da sie immer schon eine Vorliebe für Komplementärmedizin hatte, einen TCM-Arzt aufzusuchen, dessen Namen sie in einem ortsansässigen Reformhaus erfahren hatte.

„Damals hatte ich an jeder Beinseite ein Geschwür, genau über dem Knöchel. Sie schmerzten beträchtlich. Der Arzt gab mir ein Öl, in dem, wie er erklärte, 68 verschiedene Pflanzen waren, und er verschrieb mir Arzneien. Heute, nach einjähriger Behandlung, ist nur noch ein winziges Loch von dem größeren der Geschwüre zurückgeblieben. Das andere ist völlig verheilt."

Der Arzt behandelte zuerst einmal Frau W.s Gesamtzustand. Seiner Ansicht nach waren die Blutgefäße an ihrem Leiden schuld. Er gab ihr Pflanzen, die die Blutqualität verbesserten. Unter anderem *dan gui* (chinesische Angelikawurzel (Familie der Umbelliferae)), wohlbekannt für seine Fähigkeit, das Blut zu verbessern, sowie Färberdistel, Pfirsichkerne (Familie der Rosaceae) und die Tragantwurzel (Familie der Leguminose), die Milz und Leber kräftigen. Diese Pflanzen helfen den Organen, das Blut zu bewegen, und bewirken, daß es nicht mehr so zäh und klebrig ist.

„Ich gehe jetzt alle sechs Wochen zum Arzt. Er hat auch die schrecklichen Kopfschmerzen behandelt, die von der Halswirbelentzündung herrühren, an der ich auch noch leide. Mein Hausarzt gab mir Brufin-Tabletten dagegen, aber ich schlucke ungern derart starke Medikamente. Als ich die Kopfschmerzen meinem TCM-Arzt gegenüber erwähnte, erklärte er mir, die Blutgefäße wären so verengt, daß das Blut nur unter Schwierigkeiten das Gehirn erreichen kann. Der Schmerz rühre daher, daß das Blut mit aller Macht versucht, zum Kopf aufzusteigen. Mein TCM-Arzt sagte, er könne mir kreislaufunterstützende Arzneien verschreiben. Seit ich die chinesische Pflanzenmedizin nehme, brauche ich die Schmerztabletten nicht mehr. Und ich habe nicht ein einziges Mal Kopfschmerzen gehabt."

Dickdarmentzündung

Nichts schien gegen Peter W.s Dickdarmentzündung zu helfen. Trotz einjähriger Behandlung mit Steroiden, mit der die Darmflora unterstützt werden sollte, anderen Steroiden, die in den Blutkreislauf gingen, und einem Schaum, den er sich selbst ins Rektum spritzen mußte, lief er immer noch alle halbe Stunde zur Toilette. Er schied ständig Blut aus, konnte nicht mehr schlafen und nahm ab.

Die Behandlung führte schließlich zur Impotenz. „Eine Nebenwirkung, die die Ärzte nicht für erwähnenswert halten. Sie erklärten auch, es handele sich um ein verhältnismäßig neues Mittel, und daß sie sich über die Nebenwirkungen nicht sicher seien. Damals sagte ich mir, es müsse einen anderen, besseren Weg geben. Ich konsultierte einen TCM-Arzt, den ich im Fernsehen gesehen hatte."

Der Arzt entdeckte eine Reihe durch Feuchtigkeit, Hitze und Giftstoffe verursachte Entzündungen in den Därmen, von denen der Körper befreit werden mußte. Er gab dem Patienten zwei Arten von Pillen, winzige Dinger, die an Schrotkugeln erinnerten. Herr W. mußte täglich zehn Stück von der einen und zwanzig von der anderen Art schlucken. „Dr. Ke erklärte, die Pillen würden den Darm kräftigen. Und genauso fühlte es sich an. Er sagte, bis zur Heilung könne es zwei Jahre dauern. Ich glaube, ich wußte bereits nach wenigen Monaten, daß ich definitiv auf dem Weg der Besserung war."

Die Behandlung konzentrierte sich auf die Nieren, da sie für die Antikörper zuständig sind, die den Körper vor Infektionen schützen. Einige dieser Antikörper sorgen für eine gesunde Darmflora. Ist diese beschädigt, kann es zu einer Dickdarmentzündung kommen. Doch bevor er sich um die Nieren kümmerte, gab der Arzt ihm zur Reinigung des Körpers Pflanzenmedizin. „In der TCM heißt es, daß auch der beste Maler kein gutes Bild malen kann ohne ein sauberes weißes Blatt Papier. Die einen Pillen dienten dazu, den Körper von Giftstoffen zu befreien, die anderen zur Behandlung der Nieren." Zu den verabreichten Pflanzen gehörten Löwenzahnpflanze (Familie der Compositae), Rhabarber und Ginseng.

Herr W. gestand: „Um ehrlich zu sein, anfangs war ich ein wenig skeptisch. Ich bin nur aus Verzweiflung zu einem TCM-Arzt gegangen. Als ich mich zum ersten Mal besser fühlte, hielt ich es für Einbildung. Ich wollte mich keiner falschen Hoffnung hingeben. Doch nach einigen Wochen spürte ich bereits eine merkliche Verbesserung. Ich war noch zwei Monate nach dem Absetzen der Steroide impotent; ich nehme an, so lange waren sie noch in meinem Körper.

Meine Behandlung dauerte gut ein Jahr. Bei meinem letzten Besuch erklärte mir der Arzt, nach Einahme der neuen Pillen, die den Körper von der Infektion befreien sollen, würde es mir schlechter gehen. Er hatte recht. Manchmal nehme ich sie einen Tag lang nicht und fühle mich dann besser. Aber ich werde sie weiter einnehmen, weil ich aus Erfahrung weiß, daß ich mich auf ihn verlassen kann; daß er weiß, was er sagt.

Ich nehme wieder zu. Tatsächlich muß ich jetzt aufpassen, was ich esse. Wenn meine Jungs im Garten Fußball spielen, kann ich mitmachen. Früher fehlte mir die Energie dafür. Bei jedem Versuch mußte ich nach einer gewissen Zeit aufhören und die Toilette aufsuchen. Ohne die TCM würde ich heute bestimmt nicht Fußball spielen."

Eine Dickdarmentzündung gehört zu den Leiden, die von der westlichen Medizin schwer zu behandeln sind. Eine Operation gilt oft als letzte Rettung. Die TCM mit ihren pflanzlichen Heilmitteln kann auf eine gute Erfolgsrate zurückschauen.

Epilepsie

Die ersten Anzeichen dieser Krankheit tauchten auf, als David B. noch ein Säugling war. Der Körper des ansonsten zufriedenen, genügsamen Kindes versteifte sich manchmal, und sein Blick war starr zur Decke gerichtet. Die Eltern hielten es für einen frühkindlichen Wutausbruch. Der Gedanke, es könne sich um einen Anfall handeln, kam ihnen nicht.

Die Anfälle verschwanden, als David heranwuchs, tauchten zu Beginn der Pubertät aber wieder auf – und diesmal regelmäßiger und stärker. Schließlich bekam David B. drei Anfälle wöchentlich, wobei er häufig sich und andere verletzte.

„Ich bin kein gewalttätiger Mensch, aber während der Anfälle habe ich schon Türen eingetreten und Menschen getreten und sehr oft mich selbst verletzt. Diese Anfälle erschöpfen mich so, daß ich am Tag darauf das Bett hüten muß."

Wurde er auf der Straße von einem Anfall überrascht, nahmen die Vorrübergehenden automatisch an, er sei betrunken, und ließen ihn liegen. Seine Familie begann, ihm Zettel in die Taschen zu stecken, auf denen nicht nur seine Adresse stand, sondern auch, daß er Epileptiker war und man ihm helfen solle.

Herkömmliche Medikamente konnten die Anfälle bis zu einem bestimmten Grad kontrollieren, erlaubten David B. aber nicht, ein normales Leben zu führen. Er schien in ständiger Trance zu sein. Seine Mutter wurde immer besorgter. „Er schien sich in einen Zombie verwandelt zu haben. Es war, als würde er sich vor meinen Augen auflösen."

Als die Ärzte vorschlugen, die Dosis zu erhöhen, erklärte Davids Mutter, es komme ihr so vor, als würde eine Krankheit gegen die andere ausgetauscht. „Was ist das für ein Leben, das man in ständiger Betäubung verbringt?" fragte sie. Damals war ihr Sohn, obgleich Ende Dreißig, kaum in der Lage, derartige Entscheidungen zu treffen.

In ihrer Verzweiflung suchte sie mit ihrem Sohn einen TCM-Arzt auf. Dieser erklärte, die Behandlung würde einige Zeit in Anspruch nehmen, aber er sei zuversichtlich, Herrn B.s Zustand bessern zu können. David B. bekam kleine Pillen auf pflanzlicher Basis und wurde auf strenge Diät gesetzt: keine Süßigkeiten, nichts Gebratenes oder in Fett Gebackenes, keine Molkereiprodukte außer ein wenig Magermilch und keinen Alkohol.

Die Familie bemerkte bereits in den ersten beiden Wochen der Behandlung eine Besserung. „Er war aufgeweckter und lebhafter. Es ging ihm von Woche zu Woche besser. Er war nicht mehr derselbe Mann wie früher; sein Zustand hatte sich dramatisch verbessert."

Als sein Zustand stabilisiert worden war, konnte Herr B. die üblichen Medikamente, die er auch während der TCM-Behandlung regelmäßig genommen hatte, reduzieren. Heute schluckt er immer noch täglich eine der Pillen, die ihm sein Hausarzt verschrieben hat.

„Mir geht es sehr gut. Ich bin nicht mehr niedergeschlagen oder deprimiert und führe ein normales Leben. Früher war ich mir selbst und anderen eine Last."

Bei der achtjährigen Gemma fingen die Probleme mit Kopfschmerzen an, denen Übelkeit folgte. Schließlich ging sie in einem unnatürlich traumähnlichen Zustand umher, während sich ihr allgemeiner Gesundheitszustand rapide verschlechterte. Der Hausarzt hielt eine weitere Untersuchung für angebracht und überwies sie an ein Oxforder Krankenhaus zur Gehirnspintomographie.

Ihre Mutter war bereits bei einem TCM-Arzt in Behandlung. Sie erwähnte die Schwierigkeiten des kleinen Mädchens beim nächsten Besuch. „Er sagte, ich solle sie einmal mitbringen, er wolle sie untersuchen. Nach der Untersuchung erklärte er, sie leide an einer schweren Epilepsie. Tage später ging ich ins Krankenhaus, um die Tomographie-Ergebnisse abzuholen. Die Ärzte dort waren zum gleichen Ergebnis gekommen. Sie wollten Gemma auf ein bestimmtes Medikament setzen und sagten voraus, daß sie täglich zwei Anfälle bekommen würde.

Ich sagte, ein TCM-Arzt hätte bereits durch eine Puls- und Zungenuntersuchung Epilepsie diagnostiziert und daß ich es erst einmal mit den Pflanzenarzneien versuchen würde. Der Facharzt erklärte mit Nachdruck, Gemma solle das von ihnen verschriebene Medikament nehmen, und warnte erneut vor den häufigen Anfällen, die sie ansonsten haben würde.

Fünf Jahre lang hat sie die Pflanzenarznei genommen und in der ganzen Zeit nicht einen Anfall gehabt. Der TCM-Arzt hat sie auf eine strenge Diät gesetzt: Sie darf weder Schokolade noch

Hamburger essen, was für einen Teenager mit einem großen Freundeskreis nicht leicht ist. Ich weiß, sie schwindelt, und der Arzt weiß es auch, aber er kontrolliert ihren Gesundheitszustand trotzdem. Wer ihre Krankheitsgeschichte nicht kennt, würde annehmen, mit ihr sei alles in Ordnung. Für die anderen ist sie ein ganz normaler, gesunder Teenager.

Ich bin sicher, daß sie ohne TCM-Behandlung die ganze Zeit über starke Medikamente hätte nehmen müssen."

Erkrankungen des Nervensystems, das die Motorik steuert

Als man bei John M. eine Erkrankung dieser Nerven diagnostizierte, begann seine Tochter, eine Therapeutin, nach Behandlungsmethoden Ausschau zu halten, die ein Fortschreiten der Krankheit verhindern. Sie schlug ihrem Vater vor, es mit der TCM zu versuchen und sich mit Nachtkerzenöl zu behandeln, über das sie in Fachjournalen viele ermutigende Artikel gelesen hatte.

Herr M. konsultierte einen Akupunkturfachmann in einer TCM-Klinik erst, als seine Muskeln allmählich kraftlos wurden und er die Kontrolle über seine Bewegungen verlor, Beschwerden, die von Muskelschwund begleitet werden. Herr M. konnte sich weder die Schuhe zubinden noch kleine Gegenstände wie ein Blatt Papier oder eine Sicherheitsnadel aufheben.

„Bei meiner ersten Sitzung erklärte Professor Wang, seiner Meinung nach könne chinesische Akupunktur bei der Stabilisierung meines Zustandes helfen. Die Behandlung würde ungefähr ein Jahr dauern. Danach würde es mir wahrscheinlich so gut gehen, daß man die Behandlung beenden könne. Später würde er mich regelmäßig untersuchen, mich aber nur dann mit Akupunktur behandeln, wenn es nötig war.

„Man glaubt, Akupunktur sei nicht schmerzhaft. Aber in meinem Fall ist das anders. Bei mir sind die Nadeln über das ganze Rückgrat verteilt – jedes Mal über zwanzig Stück; sie stecken sehr tief. Es schmerzt. Eine Stunde danach fühle ich mich noch richtig angeschlagen. Andererseits ist mein Hinken nach einer Sitzung normalerweise etwa einen Tag lang verschwunden."

Herr M. ist nicht davon überzeugt, daß sein Leiden sich stabilisiert hat. Er glaubt, daß es in den letzten Monaten zu einer leichten Verschlechterung gekommen ist. Leider erkrankte er im Winter an einer Grippe. Das führte zu einem deutlichen Rückschlag, wie Dr. Wang vorhergesagt hatte. Davor hatte er eine deutliche Verbesserung festgestellt. Nach elf Behandlungen konnte er seinen Arm wieder bewegen, seine Schuhe zubinden und kleine Gegenstände zwischen Zeigefinger und Daumen halten, etwas, was ihm in den letzten beiden Jahren nicht gelungen war.

„Nachdem die Fachärzte mir erklärt hatten, ich litte an einer Erkrankung des Motorik-Nervensystems, bat ich sie, mir offen und ehrlich zu sagen, wie es weiterginge. Und das taten sie. Sie erklärten, ich würde abnehmen, da meine Muskeln schrumpften. Nun, ich habe zwar durch die Grippe sechs Kilo verloren, aber alles bis auf ungefähr ein Kilo wieder zugenommen – und ich nehme weiter zu.

Ich weiß nicht genau, ob das alles der TCM zuzuschreiben ist. Ich habe auch hohe Dosen von dem Nachtkerzenöl genommen, und glaube, daß es zur Gewichtszunahme beigetragen hat. Ich erzählte meinem Hausarzt von den zusätzlichen Heilverfahren, die ich ausprobieren würde. Er erklärte, Akupunktur würde nicht helfen, aber Nachtkerzenöl könnte helfen. Er schrieb auch an das Krankenhaus, als ich mit der Akupunktur anfing, um nachzufragen, ob der Facharzt meine Entwicklung beobachten wolle. Aber er war nicht daran interessiert.

Bei dieser Art der Erkrankung der motorischen Nerven handelt es sich um ein unvorhersehbares Leiden, das sich bei jedem Befallenen unterschiedlich auswirkt. Deshalb ist es schwer, aus der eigenen Erfahrung zuverlässige Schlüsse zu ziehen. Ich weiß nur, daß ich Dr. Wang vertraue und mich auf sein Wort verlassen kann.

Manchmal erklärt er nach einer meiner wöchentlichen Sitzungen, ich würde drei Tage lang keine Wirkung spüren. Und das bewahrheitet sich jedes Mal. Er ist immer noch der Meinung, daß er meinen Zustand kontrollieren kann und daß ich vielleicht eines Tages die Behandlung für immer beenden kann. Seitdem ich mit Akupunktur behandelt werde, verfüge ich eindeutig über mehr Energie und bin optimistischer.

Doch ich muß vorsichtig sein. Ich entdecke Anzeichen einer Verschlechterung. Ich weiß, daß ich immer noch krank bin. Ich bin davon überzeugt, daß die TCM mir geholfen hat. Aber wieviel von meiner Besserung ich der Akupunktur verdanke und wieviel dem Nachtkerzenöl, weiß ich nicht.

Granuloma anulare

Zwei rote Flecken, die an Insektenstiche erinnerten, waren die ersten Symptome, die Frau P. auffielen. Sie dachte, sie sei gestochen worden, und war nicht sonderlich besorgt, obgleich die Flecken sehr böse aussahen. Doch nachdem sie geduscht hatte, begann, wie sie sich erinnerte, „das quälendste Jucken", nicht nur an den Beinen, sondern auch an den Armen.

Sie erwähnte den Vorfall ihrem Arzt gegenüber, der keinen Kommentar dazu gab. „Was wirklich nicht erstaunlich ist, denn ich gehöre zu jenen unglücklichen Menschen, die gegen vieles allergisch sind. Ich leide an Asthma, Heuschnupfen und Bronchitis. Nun, eigentlich erwähnte ich die Flecken nicht, nur das Gliederjucken."

Die Flecken verschwanden und hinterließen rote Kreise mit einem braunen Zentrum. Als ihr Hausarzt das sah, überwies er sie an einen Facharzt, der ihr Gewebeproben für eine histologische Untersuchung abnahm. Die Diagnose lautete auf Granuloma anulare. „Man sagte mir, es sei für jemanden in meinem Alter ungewöhnlich. Der Arzt erklärte, es würde schließlich von allein verschwinden, aber das könne Monate oder Jahre dauern. Es gibt eine Behandlung dagegen, zu der massive Dosen Vitamine oder Medikamente gehören, die das Blut verdünnen. Aber als ehemalige Krankenschwester war ich nicht besonders begierig darauf, so etwas einzunehmen."

Als Frau P. einen TCM-Dermatologen zu Rate zog, waren bereits die Innenseite der Oberschenkel und die Waden von der Krankheit beeinträchtigt. Das Jucken war besonders schlimm und störte ihren Schlaf. „Dr. Liu verschrieb Kräutertees, die ich abends und morgens trank. Als ich den Tee abends trank, konnte ich zum ersten Mal seit zwei Jahren wieder ruhig und ungestört schlafen. Mit zunehmender Besserung wurde die Dosis geändert; und nach ein paar Monaten spürte ich nichts mehr.

Es gibt keinen Beweis dafür, daß die Naturmedizin mich geheilt hat, da das Leiden, wie man mir gesagt hatte, schließlich von selbst verschwinden sollte, und es ist nicht unmöglich, daß genau das eingetroffen ist. Ich kann nur sagen, daß ich mich augenblicklich besser fühlte, nachdem ich sie genommen hatte. Ich weiß noch, wie ich es nicht glauben konnte, daß es mir besser ging. Ich bin sicher, daß die Heilung auf die Kräuterbehandlung zurückzuführen ist."

Hautentzündung (Dermatitis)

In den fünfzig Jahren, in denen er unter Hautproblemen litt, war sich Peter M. nie über die eigentliche Ursache seines Leidens sicher. Es begann damit, daß ihm während des Krieges als junger Flugzeugingenieur Äthylenglykol, das aus einem Kühler lief, auf Hände und Arme floß. Daraufhin bekam er einen roten, nässenden Ausschlag, der sich über Arme, Brust und Unterleib ausbreitete. Peter M. wurde eine Zeitlang im RAF-Krankenhaus in Cranwell behandelt.

Es war der erste von vielen Krankenhausaufenthalten. „Jeder Arzt schien meiner Hautkrankheit einen anderen Namen zu geben. Dermatitis, Ekzem und so weiter. Ich wußte nie genau, woran ich litt. Die Haut war schrecklich gereizt. Schließlich überwies man mich in ein Krankenhaus, das sich auf Hautkrankheiten spezialisiert hatte. Dort wurden Allergietests gemacht, bei denen man entdeckte, daß ich auf vieles reagierte, aber besonders auf ultraviolette Strahlung."

Durch Steroidsalben wurde die Krankheit bis zu einem gewissen Grad in Schach gehalten. Doch es folgte eine sehr kritische Attacke, die Peter M.s Haut derart schädigte, daß man ihn in Verbände wickelte und er spezielle Handschuhe tragen mußte. Steroidtabletten brachten ein wenig Linderung, doch als er sie absetzte, kehrte das Problem zurück. Mit 71 Jahren weigerte Herr M. sich, weiter Steroide zu nehmen, und begab sich „sehr skeptisch, aber verzweifelt“ in eine in der Nähe seines Hauses gelegene TCM-Klinik.

Eine der besten Fachärztinnen des Instituts zur Erforschung von Hautkrankheiten am Changzheng-Hospital in Tientsin arbeitete zu dieser Zeit im Krankenhaus in Bath. Dr. Lui, die mehrere Beiträge über die Behandlung von Dermatitis erythematosa, Ekzeme, Lupus und Psoriasis veröffentlicht hatte, erklärte ihm mit Hilfe eines Dolmetschers, die Heilbehandlung einer derart langanhaltenden Hautkrankheit könne mehrere Monate dauern.

Erst nach sechsmonatiger Behandlung begann die Haut zu heilen. „Andererseits wurde das Leiden nicht schlimmer, was nach allem, was ich duchgemacht habe, ein Segen war.“

Danach kam es zu einer Besserung; und innerhalb weniger Wochen war seine Haut völlig glatt. Dieser Zustand hielt sieben Monate lang an, dann gab es einen kleinen Rückfall. „Diesmal ist es nur auf meinem Kopf, am Hals und an den Händen, aber nicht so wie früher. Es ist eher unangenehm und lästig als schmerzhaft. Ich bin zwar nicht geheilt, aber es wird nicht schlimmer. Es ist mein zweiter Behandlungsmonat, und ich werde weitermachen.

Ich weiß nicht, ob Dr. Liu überrascht oder enttäuscht darüber war, mich wiederzusehen. Sie lächelt mich immer freundlich an, und wir sind gute Freunde. Aber wir können uns nicht unterhalten, so daß ich nicht weiß, wie sie über diesen Rückfall denkt.“

Heuschnupfen

Mit zwölf Jahren bekam Mary C. Heuschnupfen. In den darauf folgenden fünfzehn Jahren wurde jeder Sommer für sie zu einem Alptraum. Oft konnte sie das Haus nicht verlassen und wochenlang nicht zur Schule gehen.

Antihistamin-Injektionen stoppten zwar die Laufnase, klärten aber nicht die verstopften Nebenhöhlen und ließen ihr Gesicht anschwellen. „Es war, als würde jede Behandlung, die ein Symptom beseitigte, Nebenwirkungen haben, die genauso schlimm waren“, erinnert sie sich.

Sobald die ersten Blumen sprossen, erhöhte sich ihre Körpertemperatur, die Augen schwollen an, die Nase begann zu laufen, und ein intensiver Druck lastete auf den Nebenhöhlen. „Ich nieste so oft, daß ich ständig Nasenbluten hatte. Ich ließ meine Nase mehrere Male verätzen, aber es half nichts.“

Eine Anzeige in einer lokalen Zeitung brachte sie auf die Idee, Hilfe bei einem TCM-Arzt zu suchen. „Ich habe es mit Naturmedizin versucht, mit Homöopathie, und brachte ein Vermögen zum Apotheker; doch das half alles nichts.“

Man gab ihr einen Beutel mit Pflanzen, die sollte sie morgens kochen und zweimal täglich von dem Sud trinken. Nach zwei Tagen ließ sie sich noch einmal untersuchen. „Ich kann gar nicht sagen, wie widerlich die Medizin schmeckte. Die Ärzte warnten mich davor, daß es bitter schmecken würde, und erklärten, sie könnten mir nur helfen, wenn ich bereit wäre, damit fortzufahren.

Beim ersten Schluck bin ich buchstäblich rückwärts getaumelt. Es war schrecklich. Aber ich wußte, daß ich mich der Sache stellen mußte. Also beschloß ich, mich hinzusetzen und darauf zu warten, daß die Medizin abkühlte, um sie dann mit einem Schluck zu trinken. Während des Wartens spürte ich, wie der Druck von meinem Gesicht wich. Das motivierte mich. Ich wußte, daß etwas mit mir geschah, und war bereit, alles zu tun, was mich von meinem Heuschnupfen befreite. Gut ist, daß die Medizin keinen Nachgeschmack hat. Die Qual ist also schnell vorbei – falls man es schafft, die Medizin auf einen Schluck zu trinken.“

Das Rezept für Frau C. wurde bei ihrem zweiten Besuch verändert. Die neue Mischung wirkte nicht so gut wie die erste. Ihr wurde übel davon. Doch die dritte Änderung führte zu einer deutlichen Besserung. Nach der vierten Kräuterkur erklärte der Arzt sie als geheilt.

Multiple Sklerose (Behandlung mit Heilpflanzen)

Kurz nach der Geburt ihres ersten Kindes wurde bei Joan R. eine Multiple Sklerose diagnostiziert, eine degenerative, durch Schädigung des Myolinmantels (der die Nervenfasern schützt) verursachte Erkrankung des zentralen Nervensystems. Die Ursache der Schädigung ist unbekannt. Frauen bekommen häufiger Multiple Sklerose als Männer. In manchen Fällen kommt es nur zu einem Anfall; aber normalerweise gibt es eine Reihe von Anfällen und Remissionen, das heißt, einem vorübergehenden Nachlassen der Krankheitserscheinungen. Zu den Symptomen gehören Schwäche, Taubheit und mangelhafte Koordination, verschwommene Sicht, schlechtes Gedächtnis und Nierenstörungen.

Nach fünf Jahren kam es zu einer Remission, und die Patientin hatte fünfzehn Jahre lang keine Anfälle. Dann wurde die Krankheit wieder aktiv, und Frau R. verlor nicht nur ihre Beweglichkeit, sondern litt auch ständig an Infektionen des Brustkorbs und wiederholt an Blasenentzündung.

Die Anfälle kamen so häufig und dauerten so lange, daß Joan R. schließlich gegen die meisten der Antibiotika, die sie ständig einnehmen mußte, immun wurde. Sie hatte große Probleme mit der Blase und wurde schließlich inkontinent. Man überwies sie in ein Krankenhaus, wo untersucht werden sollte, wie weit die Nieren geschädigt waren. Aber Joan R. entschloß sich dazu, dem Rat einer Frau in ihrem Dorf zu folgen und eine Klinik aufzusuchen, in der chinesische Medizin praktiziert wurde.

Zur Behandlung gehörte ein wöchentlicher Besuch im Krankenhaus. Die Ärzte diagnostizierten einen Chi-Mangel des Nieren-Yang und übermäßige Hitze in Lunge und Blase. Joan R. bekam eine Pflanzenmischung, die sie zu Hause zubereiten und täglich trinken mußte. Zu der Mischung gehörten Maulbeere, Mistel und bärtiges Helmkraut (Familie der Labiatae), um die Feuchtigkeit im Körper auszutrocknen. Ein paar Monate nach Behandlungsbeginn ging es Joan R. bedeutend besser. „Ich hatte mehr Energie, weniger Schmerzen, und meine Blaseninfektionen verschwanden fast vollständig.

Ich fühlte mich auch sonst wohl. Die Neigung zur Depression verschwand, als sich mein Zustand besserte. Im ersten Behandlungsjahr erkrankte ich einige Male an Blasenentzündung, aber das Leiden dauerte nicht mehr so lang wie früher und kam weniger oft."

Als ihre Nieren später geröngt wurden, konnten die Ärzte kein Anzeichen einer Infektion feststellen. Angesichts ihrer Krankheitsgeschichte waren sie natürlich überrascht, worauf Frau R. ihnen von der Pflanzenarznei berichtete, die sie nahm.

„Sie hörten kommentarlos zu und sagten dann, die Pflanzenmedizin würde mir offenbar nicht schaden. Doch mein Hausarzt hält die Besserung schlicht für einen Placeboeffekt, während ich der Meinung bin, daß die TCM mir sehr geholfen hat. Ich suche die TCM-Klinik immer noch alle zwei Wochen auf. Zu meiner Arznei gehören auch Kräuter, die mich in Gang halten. Der Arzt sagte, ich hätte keine Rückschritte gemacht. Er ist mit meiner Entwicklung zufrieden.

Die Zusammensetzung der Medizin ändert sich regelmäßig – ich kenne die einzelnen Pflanzen jetzt. Normalerweise besteht die Mischung aus sechzehn Bestandteilen. Der Arzt fügt, meinem Zustand entsprechend, Pflanzen hinzu oder läßt welche fort. Die Arznei schmeckt wie flüssiger Teer. Wirklich schrecklich. Aber langsam gewöhne ich mich daran.

Im Winter hatte die ganze Familie Grippe, aber ich bin mit einer Erkältung davongekommen. Vor der Behandlung mit Pflanzenmedizin litt ich regelmäßig unter langanhaltenden Infektionen im Brustbereich und hatte oft Fieber; ich schnappte alles auf, was gerade die Runde machte. Ich weiß, daß die TCM

Multiple Sklerose nicht heilen kann, aber sie kann die begleitenden Krankheiten sehr wirksam behandeln. Ich fühle mich wie ein neuer Mensch.

Ich bin optimistischer, habe mehr Energie, und kann mit meinem Zustand fertig werden. Vor fünf Jahren erklärte mir ein Krankenhausarzt, es würde nur noch ein paar Jahre dauern, bis man ein Heilverfahren gegen MS fände. Aber bis jetzt ist noch nichts passiert. Ich denke, daß sie über kurz oder lang ein Heilmittel finden werden. Dieser Gedanke und die TCM-Behandlung halten mich aufrecht."

Multiple Sklerose (Akupunktur)

Da ihr in China ausgebildeter Akupunkteur bereits so viele andere Leiden behandelte, erwähnte Doreen B. ihm gegenüber nie, daß sie aufgrund einer Sehnervenentzündung auf dem linken Auge blind war. Obgleich sie der Meinung ist, sie sei nach der Geburt ihres ersten Kindes an MS erkrankt, wurde die Krankheit erst Jahre später diagnostiziert. In den fünfzehn Jahren, die der Diagnose ihres Hausarztes folgten, nahm die Krankheit langsam, aber stetig ihren Körper in Besitz.

„Zuerst hielt ich es für einen Hirntumor. Ich war auf einem Auge blind, hatte Gleichgewichtsstörungen und bekam Anfälle, die mich bewegungsunfähig machten. Es war eine richtige Erleichterung für mich, zu erfahren, daß ich an MS litt", erinnerte sie sich. Als Doreen vor fünf Jahren ihre Behandlung mit Connie, die TCM-Akupunktur in Nanking studiert hatte, begann, litt sie zusätzlich noch unter rheumatoider Arthritis und Osteoporose. Und sie hatte Schwierigkeiten mit dem Kreuzbein, dem Knochen am Ende des Rückgrats, die nach Aussage der Ärzte von einer Verletzung herrührten, die sie sich während der Geburt ihres Kindes zugezogen hatte.

„Ich hatte starke Schmerzen und so viele gesundheitliche Probleme, daß mir gar nicht einfiel, mein blindes Auge zu erwähnen", sagte sie. „Connie erklärte mir, sie könne meine Arthritis nicht heilen, aber erträglich machen. Und genau das tat sie. Die Nadeln scheinen die Entzündung zu vertreiben. Die Wirkung hält ein bis zwei Wochen an. Soweit es die MS betrifft, hat sich mein Gesundheitszustand seit Behandlungsbeginn nicht verschlechtert. Seit damals habe ich auch keine Probleme mit der Blase mehr.

Der häufige Harndrang ist eine weitere Erschwerung dieser Krankheit. Ich habe sehr darunter gelitten. Doch nach den ersten vier oder fünf Behandlungen hatte ich keine Probleme mehr damit.

Ich leide immer noch unter Stuhlverhaltung. Aber ich sehe Connie alle vierzehn Tage. Sie bringt mich schon wieder auf Vordermann. Ich nehme zusätzlich noch Ephamol, ein hochdosiertes Nachtkerzenöl, das mir meiner Meinung nach sehr geholfen hat. Ich kann die unterschiedlichen Akupunkturbehandlungen, die ich in meinem Leben bereits verabreicht bekommen habe, nicht hoch genug loben.

Zu meinem Erstaunen kehrte vor ein paar Jahren die Sicht des linken Auge wieder zurück. Anfangs konnte ich nur Hell und Dunkel sehen, doch nach und nach wurde die Sicht besser, bis ich wieder Farben sah. Ich sehe noch immer nicht hundertprozentig. Kleinigkeiten erkenne ich nicht; aber ich sehe ganz passabel.

Ich fühle mich viel besser als früher. Depression und Gleichgewichtsstörung sind verschwunden. Ich kann jetzt ohne fremde Hilfe drei Treppenabschnitte hoch steigen, während ich früher kaum gehen konnte. Ich bin sehr froh über die wunderbare Unterstützung der Schulmediziner. Ich bin bei einem Neurologen und einem Rheumatologen in Behandlung. Beide wissen, daß ich chinesische Akupunktur bekomme, und beide drängen mich weiterzumachen, weil sie mir ihrer Meinung nach sehr gut tut.

Ich soll täglich sechs verschiedene Tabletten schlucken, aber ich nehme nur eine Pille gegen die rheumatische Arthritis und eine Schmerztablette. Den Rest besorgt die Akupunkturbehandlung. Bei einer Krise rufe ich Connie und lasse mich so bald wie möglich von ihr behandeln.

Letzte Woche entzündeten sich die Sehnerven meines rechten Auges. Ich hatte schreckliche Schmerzen. Die Schwellung war furchtbar. Aber nach nur einer Sitzung mit den Nadeln war innerhalb weniger Tage alles wieder normal."

Myalgische Enzephalomyelitis

Als die Ärzte Julian C., erklärten, er habe Knochenkrebs, war er schockiert, aber nicht überrascht. Er fühlte sich so schwach und krank, daß die Diagnose kaum anders lauten konnte.

Nach weiteren Untersuchungen informierte man ihn darüber, es gäbe keine Beweise für einen bösartigen Krebs, aber kein Facharzt konnte genau sagen, woran er litt. Ein Arzt vermutete ein psychosomatisches Leiden und verschrieb Beruhigungsmittel. „Da ich genau wußte, daß meine Krankheit nicht seelisch bedingt war, weigerte ich mich, sie zu nehmen." Es folgten weitere Untersuchungen. Ein Hämatologe diagnostizierte schließlich ein Form der Myalgischen Enzephalomyelitis.

Herrn C.s medizinische Probleme begannen, als er Ende Dreißig war, nach einer Reihe von Drüsenfieberanfällen. Bis dahin war er ein begeisterter Marathonläufer von kräftiger Konstitution. Aber jetzt tat ihm jedes einzelne Gelenk seines Körpers weh, er hatte ständig Kopfschmerzen, war immer lethargisch, und mußte, obwohl er es schaffte, in den drei Jahren seiner Krankheit seiner Arbeit nachzugehen, zur Nachmittagsschicht überwechseln, weil er morgens körperlich einfach nicht in der Lage war, aufzustehen.

Sein Schwiegervater, der sich wegen seiner Hautprobleme hatte behandeln lassen, empfahl ihm die TCM. „Der Arzt schaute sich meine Zunge an, las meinen Puls und erklärte mir, mein Chi wäre sehr schwach und die Leber voller Giftstoffe. Er sagte, wenn ich die Medizin nähme, würde ich mich innerhalb von zehn Tagen besser fühlen, innerhalb drei Wochen wohl fühlen und nach drei Monaten würde ich ihn nicht mehr brauchen. Dann gab er mir einen Beutel voll Straßenmüll, wie er es nannte. Und ich ging nach Hause und nahm die Medizin."

Doch die Prognose des Arztes erwies sich als falsch: Herr C. fühlte sich bereits besser, bevor zehn Tage vergangen waren. Bereits innerhalb der ersten Woche verschwanden die Schmerzen, die ihn jahrelang geplagt hatten, und die Kopfschmerzen waren nicht mehr so stark. In der Woche darauf suchte er den Arzt erneut auf, der die Pflanzenmischung seinem Zustand anpaßte. Und innerhalb von vierzehn Tagen spürte Herr C., wie seine Energie zurückkehrte.

„Nach ein paar Wochen fiel mir auf, wie meine Zunge sich veränderte. Früher hatte sie immer einen weißen Belag gehabt, war geschwollen, fleckig und sehr wund gewesen. Jetzt nahm sie allmählich eine gesunde rosige Farbe an. Meine Energie kehrte zurück. Nach sieben Besuchen erklärte mir der Arzt, es gäbe keinen Grund mehr, ihn aufzusuchen – es sei denn, ich wolle es. Ich wäre geheilt. Das war vor einem Jahr; seitdem sind die Beschwerden nicht mehr aufgetreten. Ich laufe wieder und fühle mich großartig.

Nach der Heilung traf ich einen der Ärzte, der mich behandelt hatte, und erzählte ihm von der TCM-Behandlung. Er erklärte, es läge offensichtlich am Placebo-Effekt. Und das war's dann. Ich schrieb dem Arzt, der die Diagnose Myalgische Enzephalomyelitis gestellt hatte, da er sehr gut gewesen war und großes Interesse an meinem Fall gezeigt hatte. Er hatte mir geraten, das Leben so leicht wie möglich zu nehmen, so oft wie möglich eine Pause zu machen, und sagte, daß die Beschwerden schließlich verschwinden würden.

Ich schrieb ihm, weil ich dachte, er hätte Interesse daran, von meiner Heilung zu erfahren, für den Fall, daß ein weiterer Patient mit diesem Problem zu ihm kommt. Aber er reagierte nicht auf meinen Brief."

Polyradikulitis (Guillain-Barré-Syndrom)

Polyradikulitis ist eine Autoimmunkrankheit, bei der die peripheren Nerven zerstört werden. Es ist ein verhältnismäßig seltenes Leiden, das zuerst während des Ersten Weltkrieges identifiziert wurde. In Großbritannien zum Beispiel erkranken jedes Jahr 1000 Menschen an Polyradikulitis. Obwohl einige neue Behandlungsverfahren recht vielversprechend sind, gibt es bis jetzt noch keine wirksame Behandlung, es sei denn mit Steroiden. Zum Glück heilt der Körper sich in zwei Dritteln aller Fälle innerhalb von drei bis sechs Monaten selbst, besonders bei jungen Menschen.

Barbara C. zog sich das Virus nach einer Grippe zu. Zuerst wurden Beine und Füße taub, und nach zwei Wochen war sie von der Taille abwärts gelähmt. Sie konnte die Beine nicht mehr spüren und hatte starke Schmerzen im unteren Rücken. Barbara C. wurde mit Blaulicht ins örtliche Krankenhaus gefahren, zuerst auf die Intensivstation und dann auf die neurochirurgische Station gebracht, wo untersucht werden sollte, ob ihre Probleme vom Rückgrat herrührten. Die Diagnose lautete auf Polyradikulitis.

Die Ärzte erklärten ihr, die Polyradikulitis könne von allein heilen, sagten ihr aber auch, daß sie, falls es in den nächsten Jahren zu keiner Besserung käme, wahrscheinlich zu jenem Drittel der Erkrankten gehöre, bei denen keine Besserung eintritt oder eine Besserung erst nach vielen Jahren festzustellen ist. Als nach einem Jahr immer noch kein Fortschritt zu sehen war, wurden die Steroide abgesetzt, obwohl Barbara C. immer noch starke Schmerzen hatte.

Eine Freundin, deren Multiple Sklerose erfolgreich behandelt worden war, empfahl ihr die TCM. „Die Krankheit brach aus, als ich dreiundfünfzig Jahre alt war. Die Aussichten waren in meinem Fall also nicht sonderlich vielversprechend. Ich weiß nicht, ob mir die Akupunktur geholfen hat; Polyradikulitis ist eine unberechenbare Krankheit. Ich kann nur sagen, daß ich schon nach der ersten Sitzung spürte, wie der Schmerz schwächer wurde. Kurz danach besserte sich mein Zustand. Ich konnte meine Beine wieder spüren. Hände und Arme, die gleichfalls in Mitleidenschaft gezogen worden waren, sind jetzt wieder normal.

Ich bin immer noch nicht hundertprozentig gesund; meine Füße werden gegen Abend taub. Aber in den letzten sechs Monaten ist eine starke Besserung eingetreten. Ich war bereits ein Jahr lang krank, bevor ich Connie konsultierte. Und jetzt, zwei Jahre später, geht es mir wunderbar. Ich gehe jetzt alle vier bis sechs Wochen zur Behandlung. Und die Arthritis, an der ich auch noch leide, ist merklich zurückgegangen.

Die ersten achtzehn Monate meiner Krankheit habe ich Schmerzmittel genommen, doch als ich mit der Akupunkturbehandlung begann, konnte ich sie absetzen."

Progressive Muskeldystrophie

Eine Freundin der Familie überredete die Eltern des neun Jahre alten Gary, mit ihrem Sohn zum Arzt zu gehen. Sie war der Meinung, ein Arzt müsse sich Garys Mund anschauen, der sich nicht richtig bewegte. Als kleines Kind war Gary einmal vom Stuhl gefallen. Dabei hatte er sich am Gesicht verletzt und in die Lippe gebissen. Seine Eltern hielten letzteres für die Ursache des Problems.

Deshalb waren sie entsetzt, als sie erfuhren, daß ihr Sohn an Muskelschwund litt. „Besonders, als die Ärzte erklärten, daß sie nichts für ihn tun könnten. Wir müßten damit leben und hoffen, daß ein Heilverfahren gefunden würde, bevor er erwachsen war."

Gary war bereits einundzwanzig Jahre alt, als die Familie erfuhr, daß ganz in ihrer Nähe ein chinesischer Arzt praktizierte. Der Arzt erklärte ihm, sein Brustkorb sei so konkav, daß er innerhalb von fünf Jahren Herz und Lunge zerquetschen würde.

Gary wird mit Akupunktur und Heilpflanzen behandelt. Seine Mutter erklärt, innerhalb von zwei Jahren wären langsame, aber deutliche Fortschritte zu verzeichnen gewesen. „Garys Brustmuskeln sind gewachsen, und andere Muskeln beginnen zu wachsen. Er ist immer noch nicht kräftig, aber die Ärzte sagen, das wird noch kommen. Er muß sich zuerst darauf konzentrieren, seinen Körper aufzubauen.

Wenn mein Sohn hinfällt, kann er ohne fremde Hilfe nicht aufstehen. Doch tief im Inneren weiß er, wieviel besser es ihm geht und wie sehr er sich verändert hat. Die verordneten Pflanzen schmecken schrecklich. Aber Gary setzt sich zu uns, wenn die übrige Familie Tee trinkt, und lacht, während er seine Medizin trinkt. Er sagt immer, es wäre das beste Getränk des Tages. Der Arzt ist zuversichtlich, ihn aufbauen und heilen zu können. Ich bin mir auch sicher, daß er im Laufe der Zeit wieder gesund wird."

Prostataleiden

Als John B. sechzig Jahre alt war, machten sich Probleme mit seiner Blase bemerkbar, die sich in den folgenden sechs Monaten rapide verschlechterten. „Ich konnte noch nicht einmal Wasser trinken, ohne daß ich eine halbe Stunde später zur Toilette mußte. Mein Hausarzt überwies mich an einen Facharzt, der mir erklärte: „Kein Problem. Ein kleiner chirurgischer Eingriff bringt alles wieder in Ordnung." Aber mir mißfiel die Vorstellung, mich operieren zu lassen. Also beschloß ich, einen chinesischen Arzt aufzusuchen, um zu erfahren, ob es nicht möglich sei, ohne Operation davonzukommen.

Das war vor neun Monaten. So lange nehme ich schon Pflanzentabletten. Ich weiß, daß ich noch nicht geheilt bin, aber mir geht es jetzt viel besser als früher. Der TCM-Arzt erklärte mir, mein Problem rühre von einer Nierenschwäche her. Er würde auch mein Asthma behandeln, das mir Probleme bereitet. Ich gehe alle drei Monate zu ihm. Er sagte, die letzte Medizin, die er mir gab, solle auch helfen, dieses Leiden zu lindern.

Seitdem habe ich keine Probleme mehr mit dem Asthma. Aber zufällig hatte ich mich zur gleichen Zeit entschlossen, eine Putzfrau anzuheuern. Ich weiß, daß Asthma durch Hausstaub schlimmer wird. Und als Junggeselle bin ich in Hausarbeit nicht besonders gut. Also bin ich mir nicht sicher, ob die Pflanzentabletten geholfen haben, oder ob es daran liegt, daß jetzt weniger Staub in der Wohnung ist."

Die Behandlung konzentriert sich auf die Nieren. Sobald sie gekräftigt waren, verbesserte sich die Qualität des Urins, und das Leiden verschwand von selbst. Zuvor hatten die Nieren nicht richtig gearbeitet, und der schlechte Urin reizte die Prostatadrüse. In der TCM sind die Nieren für das „Einatmen" der Luft zuständig. Die Lunge läßt den Atem ausströmen, sie regiert die Atmung. Aber die Nieren „holen" die eingeatmete Luft, um der Lunge zu helfen und sie im Körper zu halten. Bei älteren Menschen mit Atembeschwerden wird angenommen, daß die Nieren müde geworden sind und nicht effektiv genug „einatmen".

Die Behandlung von Atembeschwerden erstreckt sich in der Regel auch auf die Nieren, und die vom Arzt verschriebenen Kräuter wurden auch zur Behandlung des Asthmas verwandt. Die neue Putzfrau war bestimmt hilfreich, hatte der Arzt lächelnd erklärt, aber die Kräuter haben das Problem beseitigt.

Raynaud-Syndrom und Sklerodermie

Das Raynaud-Syndrom ist nach dem Arzt Maurice Raynaud benannt, der seine These „Gangrene and Intermittent Asphyxia of the Extremities" im Jahre 1862 veröffentlichte. Bei diesem Leiden ist die Blutzufuhr zu den Fingern und Zehen, manchmal auch zu Nase und Ohren, unterbrochen. Starke Schmerzen, Taubheit und ein Kribbeln an den befallenen Stellen sind die Folgen. Manchen Kranken verursacht das Leiden nur ein leichtes Mißbehagen, doch in extremen Fällen kann es zu Geschwüren oder Gangränen führen.

Bei der Sklerodermie handelt es sich um ein Hautleiden, bei dem Hände und Füße und manchmal auch andere Körperteile zäh und ledrig werden, weil das poröse Gewebe anschwillt und sich verdickt. Innere Veränderungen können auch zu Schluckbeschwerden, Gewichtsverlust, Muskel-, Gelenk- und Knochenschmerzen, Kurzatmigkeit und Nierenproblemen führen.

Beide Leiden tauchen häufig gemeinsam auf, wie bei Ann B., einer examinierten Krankenschwester, die acht Jahre lang litt, bevor sie mit der TCM-Behandlung begann. Sie erkrankte zusätzlich am Sjögren-Syndrom, einer Krankheit, bei der der Körper weder Speichel noch Tränenflüssigkeit produziert. Das führt zu einem Lymphom, einer von den Lymphknoten ausgehenden Geschwulst, die strahlentherapeutisch behandelt werden muß.

Trotz ihres schlechten Gesundheitszustandes ist Frau B. ihrer Beschreibung nach eine resolute und positiv denkende Frau, die es ihrem Körper nicht erlaubt, ihre Stimmung zu beeinträchtigen. Sie wird von einem fürsorglichen Arzt im Londoner Royal Free Hospital betreut, der ganz in seinem Beruf aufgeht und schon einige westliche Behandlungsarten bei der Patientin ausprobierte, wenn auch nur mit begrenztem Erfolg. Eine Reihe komplementärer Behandlungen endeten genau so enttäuschend.

Eine Verwandte, deren Myalgische Enzephalomyelitis mit traditioneller chinesischer Medizin behandelt worden war, drängte sie, einmal Pflanzenmedizin auszuprobieren. Frau B. stimmte einem letzten Versuch mit alternativer Therapie zu. „Damals ging es mir sehr schlecht. Das Kartoffelschälen strengte mich derart an, daß ich Stunden brauchte, ehe das Essen fertig war. Abends kroch ich auf allen vieren die Treppen hoch. Ich beschloß, es mit der chinesischen Medizin zu versuchen. Ich würde mich ein Jahr lang behandeln lassen, um ihr eine Chance zu geben.

Bei meinem ersten Besuch erwähnte ich die Mundgeschwüre, an denen ich seit Jahren litt. Zu meinem Erstaunen bestand der Arzt darauf, sie als erstes zu behandeln. Er erklärte, die Geschwüre würden durch zuviel Hitze verursacht, während meine anderen Beschwerden auf einen Hitzemangel zurückzuführen seien und deshalb anders behandelt werden müßten. Die Geschwüre verschwanden fast augenblicklich und tauchten nie wieder auf.“ Dr. Chen diagnostizierte eine Chi- und Blutschwäche mit einem Mangel an Yang und eine Stauung von Chi und Blut mit übermäßiger Hitze im oberen Bereich.

Ziel seiner Behandlung war es, mehr Yang und Chi herzustellen, das Blut zu nähren, den Chi-Kreislauf zu unterstützen und die Stauung zu reduzieren.

In den folgenden neun Monaten trank die Patientin zweimal täglich die zubereiteten Heilpflanzen und aß eine Stunde davor und danach nichts. Zu den verwendeten Pflanzen gehörten die Färberdistel, die dem Blutkreislauf hilft, indem sie Blutstockungen beseitigt, und die chinesische Angelikawurzel (Familie der Umbelliferae), einer Pflanze, mit der man besonders gut Blutleiden behandeln kann. Sie verbessert den Kreislauf, lindert den Schmerz und reguliert die Därme. Die chinesische Angelikawurzel (Familie der Umbelliferae) wird oft bei Menstruationsbeschwerden verschrieben und Frauen zur Kräftigung verabreicht.

„Bevor ich krank wurde, spielte ich Tennis in der Bezirksliga, doch damit war es dann vorbei. Zwei Monate nach Beginn meiner Naturheilbehandlung ging es mir bereits besser. Und nach vier Monaten stand ich wieder auf dem Platz. Ich konnte wieder einen Ball schlagen; nun, zugegeben, ohne Kraft dahinter. Aber nach sechs Monaten lief ich wieder auf dem Platz umher, und hinter meinem Aufschlag steckte wieder Mumm. Meine Bekannten kamen aus dem Staunen nicht mehr heraus.“

Frau B. nimmt immer noch die vom Krankenhausarzt verordneten entzündungshemmenden Medikamente, die Kautabletten und das Mundspray, braucht aber keine Schmerzmittel mehr.

„Die Schmerzen waren fast nicht zu ertragen. Jetzt fühle ich mich so gut, daß ich es kaum ausdrücken kann. Meine Augen leuchten wieder. Davor waren sie matt, wie leblos. Ich habe wieder Gewalt über mich. Der Arzt ist zuversichtlich, daß er mich heilen kann. Und ich hoffe, daß ich bald ohne Behandlung auskommen kann.

Die ersten drei Monate wurde ich wöchentlich behandelt, danach monatlich, und jetzt, ein Jahr später, ist der Arzt der Meinung, daß ich bald aufhören kann. Ich weiß, daß ich noch eine kurze Strecke vor mir habe, aber mein Zustand hat sich zweifellos sehr gebessert."

Rheumatoide Arthritis

Keine Gabe war jemals unwillkommener als das Geschenk, das Rae L. an ihrem vierzigsten Geburtstag erhielt. Sie bekam rheumatoide Arthritis, die sich in den folgenden drei Jahren ständig verschlimmerte. Sie nahm entzündungshemmende Medikamente, die anfangs keine Wirkung zeigten. Worauf der Arzt Rae L. andere Tabletten verschrieb, die jedoch ihrer Meinung nach ihr Leiden nur noch verstärkten. „Ich hörte auf, sie zu nehmen; man könnte also sagen, ich hätte ihnen nie eine Chance gegeben. Ich entschloß mich statt dessen, es mit Akupunktur zu versuchen.

Ich spürte eine sofortige Schmerzlinderung; und bis zu einem gewissen Grad wurde auch die Arthritis behandelt. Doch nach einiger Zeit gelangten wir an einen toten Punkt. Der Akupunkteur war Schüler eines TCM-Arztes. Er merkte, daß er nichts mehr für mich tun konnte, glaubte aber, daß sein Lehrer mir helfen könnte. Also machte ich einen Termin mit dem Lehrer aus.

Dr. Ke sagte mir gleich zu Beginn, daß er mein Leiden nicht heilen, aber mir das Leben um einiges erleichtern könne. Das war vor einem Jahr, und mir geht es heute nicht nur ein wenig, sondern merklich besser. Vor der Behandlung konnte ich nur mit Stöcken gehen, und es tat höllisch weh. Am schlimmsten war es in den Beinen, aber auch Schultern und Arme schmerzten.

Nachdem ich einige Wochen lang Pflanzenarzneien genommen hatte, konnte ich wieder Rad fahren. Die Schultern schmerzen nicht mehr so sehr, und ich kann jetzt kleinere Handgriffe ausführen wie Hähne aufdrehen, Tätigkeiten, die mir vorher unmöglich waren. Ich habe immer noch Schmerzen in den Handgelenken, Knien und Knöcheln; aber sie sind definitiv schwächer geworden. Und obwohl ich immer noch langsam gehe, kann ich ohne nachteilige Folgen in die Stadt gehen und einen Einkaufsbummel machen. Einkaufen war früher ein Alptraum für mich.

Rheumatoide Arthritis ist sehr schmerzhaft. Der Schmerz sitzt in den Gelenken, Muskeln und Bändern. Aber man kommt sich auch allgemein krank vor. Jetzt fühle ich mich wieder wohl, rundum gesund. Der Arzt sagte, es würde lange dauern, bevor Resultate zu sehen wären. Aber meiner Meinung nach ging es sehr schnell. Meine Gelenke sind nicht geschwollen, und die Knie sehen wieder wie Knie aus; nicht so wie früher, als sie kaum zu erkennen waren. Die Hitze ist daraus verschwunden.

Ich hatte früher auch immer sehr starke Periodenschmerzen. Vor der Geburt meiner Kinder verbrachte ich den ersten Tag meiner Menstruation im Bett. Bei meinem ersten Besuch nahm der TCM-Arzt meine gesamte Krankheitsgeschichte auf und wollte noch einiges andere wissen; beispielsweise, ob ich dazu neige, mir Sorgen zu machen, oder ob mir Kälte sehr zusetze. Ich erwähnte meine Periodenprobleme, und er gab mir Kräuter, die dagegen halfen. Seitdem habe ich keine Schmerzen mehr.

Ich gehe immer noch zu einem Rheumatologen, obwohl ich alle Tabletten, die er verschreiben wollte, abgelehnt habe. Ich erklärte ihm, ich würde es einmal mit chinesischer Medizin versuchen. Er war sehr skeptisch. Er hielt die chinesische Medizin für verschroben, sagte aber, ich könne tun, was ich wolle. Er behielt den weiteren Verlauf der Krankheit im Auge und freut sich über die Besserung. Früher ging ich jedes halbe Jahr zu ihm, aber heute möchte er mich nur noch einmal im Jahr sehen.“

Ein TCM-Arzt versucht herauszufinden, was mit dem Körper nicht stimmt, wenn alle Gelenke geschwollen sind. Ziel seiner Untersuchung ist es, die Krankheitsursache zu finden. In Raes Fall war das ganze Immunsystem zusammengebrochen. Feuchtigkeit und Hitze hatten sich in ihrem Körper breitgemacht und mußten vertrieben werden.

Er konnte sie nicht heilen, weil die Schädigungen nicht mehr rückgängig zu machen waren. Wird das Leiden im Frühstadium behandelt, kann der Körper durch pflanzliche Arzneien wieder ins Gleichgewicht gebracht werden. In diesem Stadium sind die Heilungschancen sehr gut.

Schilddrüsenstörungen

Als Frau R. den Klumpen in der Kehle entdeckte, dachte sie, es wäre Krebs. Natürlich war sie erleichtert, als sich nach den Untersuchungen im Krankenhaus herausstellte, daß das Problem von zwei Zysten herrührte, die gegen die Schilddrüse drückten.

„Man erklärte mir, dagegegen gäbe es weder eine Diät noch ein Heilmittel. Ich müsse mein Leben lang Thyroxine nehmen. Ich fühlte mich sehr krank. Ich konnte kaum noch schlucken und hatte immer das Gefühl, zu ersticken. Zusätzlich litt ich noch unter Symptomen der Wechseljahre. Mir ging es wirklich schlecht. Da las ich in einem Sonnntagsmagazin eine Artikelserie über chinesische Medizin und fragte mich, ob das die Lösung meiner Problme sein könnte.

Ich habe eine wunderbare Ärztin, die auf meiner Seite steht und mich unterstützt. Sie erklärte mir, es könne nicht schaden, es einmal mit der TCM zu probieren, da die Schulmedizin mir nicht helfen könne. Sie schrieb sogar für mich einem chinesischen Arzt. Er erwiderte, Pflanzenmedizin könne bei meinem Leiden helfen. Ich fuhr den weiten Weg nach London, um ihn zu konsultieren."

Der TCM-Arzt diagnostizierte ein Problem der Nieren, die laut Theorie der traditionellen chinesischen Medizin das endokrine System kontrollieren. Frau R.s Depression rührte von einem hormonellen Ungleichgewicht her. Die Mittel, die der TCM-Arzt verschrieb, sollten für eine Feinabstimmung des Körpers sorgen. Leber und Milz mußten wieder ins Gleichgewicht gebracht werden, da die Leber die benötigten Hormone nicht mehr bearbeitete, sondern aus dem Körper trieb. Der TCM-Arzt entdeckte eine Leberstockung und eine Milzschwäche. Die Behandlung erforderte einen sehr subtilen Einsatz von Pflanzen, um sicherzustellen, daß die an Mangel leidenden Organe zur gleichen Zeit gestärkt wurden. Falls der Leberstau sich zu schnell auflöste, konnte die Milz nicht damit fertigwerden. Und umgekehrt.

„Der Arzt gab mir einen Kräutertee, den ich dreimal täglich trinken, und Pillen, die ich zweimal täglich nehmen mußte. Seitdem habe ich wieder neuen Lebensmut. Die Zysten werden zunehmend kleiner, und mir geht es wieder gut. Ich fühle mich wohl. Zu dem Zeitpunkt, an dem ich früher meine Periode bekam, werden die Zysten manchmal größer. Aber das dauert nur ein oder zwei Tage. Dann schrumpfen sie wieder.

Auch meine Wechseljahre bereiteten mir Schwierigkeiten. Ich hatte starkes Herzklopfen und fühlte mich seltsam, so als schwebte ich. Es war sehr verwirrend. Es kam so weit, daß ich nicht mehr ausgehen wollte, aus Angst, mitten auf der Straße einen Anfall zu bekommen. Aber dann verschrieb mir mein TCM-Arzt pflanzliche Pillen, und heute bin ich beschwerdefrei.

Die Zusammensetzung der Tees und der Pillen ändert sich von Zeit zu Zeit. Ich gehe alle zwei Monate zur Untersuchung. Meine Hausärztin beobachtet meine Entwicklung. Ihrer Meinung nach hat mir die Pflanzenmedizin sehr gut getan. Sie war daran interessiert, mehr darüber zu erfahren. Doch leider wurde sie während eines Skiurlaubs von einer Lawine getötet."

Der TCM-Arzt ist überzeugt davon, daß die Zysten in ungefähr drei Monaten verschwunden sind.

Schuppenflechte (Psoriasis)

Die chinesische Medizin war letzte Zuflucht für Oliver H., der bereits seit zwanzig Jahren an dieser Krankheit litt. Er hatte erfolglos jede Art von Therapie ausprobiert: von moderner Medizin bis zu kalten Teerbädern. Nur die Sonne schien Wirkung zu zeigen, wenn auch nur vorübergehend. Als er Dr. Liu aufsuchte, hatte er im Gesicht und am ganzen Körper große, rote Flecken. Die Haut schmerzte und juckte und raubte ihm den Schlaf. Sein Puls war vibrierend und schlüpfrig, seine Zunge dunkelrot. Die

Ärztin verschrieb ein Pflanzengranulat, um das Blut zu kühlen und die Hitze und Feuchtigkeit in der Leber und dem Gallenblasenmeridian zu senken.

Bereits nach einer Woche war die befallene Haut heller und nicht mehr so schuppig wie früher. Herrn H. kam es vor, als hätte sich auch sein Allgemeinbefinden gebessert. Diese Besserung hielt ein ganzes Jahr an, bis es in den ersten Frühlingstagen zu einem plötzlichen Rückschlag kam. Die Ärztin erklärte ihm, es wäre eine Reaktion auf die Kälte. Sie gab ihm eine stärkere, aus zehn Pflanzen bestehende Medizin, um den kühlenden Effekt zu verstärken, und verschrieb ihm für den Abend ein anderes Mittel; eine Arznei, die das Yin nährte.

Die Morgenmedizin enthielt Pflanzen, die die Feuchtigkeit in Herrn H.s Körper reduzierten und das Blut kühlten. Die Abendarznei wirkte ähnlich, öffnete jedoch einen weiteren Kanal. So konnte die Feuchtigkeit wirksamer reduziert werden. Die Arzneien enthielten Ningpo-Braunwurzwurzel (Familie der Scrophulariaceae), die das Yin nährt und die Hitze im Blut senkt, sowie Geißblatt und Färberwaidblätter (Familie der Cruciferaceae), um Hitze und Giftstoffe zu reduzieren, und Enzianwurzel zur Kühlung von Leber und Gallenblase.

Innerhalb von zwei Jahren, in denen es dem Patienten zunehmend besser ging, wurden die Verschreibungen dreimal geändert. Der zweite Winter seiner Behandlung verlief ohne einen einzigen Rückfall, während früher die Schuppenflechte bei kaltem Wetter stets schlimmer geworden war.

Unfruchtbarkeit

Richard S. sah die Chance, jemals Vater zu werden, schwinden, als man ihm erklärte, weshalb seine Partnerin nicht schwanger wurde. Sie hatten über ein Jahr lang gewartet, ehe sie ein ärztliches Gutachten einholten. Die Untersuchungen zeigten, daß sein Körper Antikörper produzierte, die seinen Samen angriffen. „Mit anderen Worten, jedes von mir produzierte Spermium war bereits mit einem Kondom versehen."

Unfruchtbarkeit dieser Art wird über einen längeren Zeitraum hinweg mit einer hohen Steroiddosis behandelt. Und es besteht eine, wenn auch schwache, Möglichkeit, daß eine künstliche Befruchtung gelingt, wenn das Sperma vor dem Einführen ins Ei „gewaschen" wird.

Herr S., von Beruf Osteopath, war nicht zu einer Steroidtherapie bereit und offen genug, andere Behandlungsverfahren in Betracht zu ziehen. Er wandte sich an eine TCM-Klinik. Dort wurde ihm erklärt, einer der Ärzte habe in einem chinesischen Krankenhaus mehrere ähnlich gelagerte Fälle behandelt.

Dr. Chen erklärte nach der ersten Untersuchung, es bestünde eine Erfolgschance von 60 bis 70 Prozent innerhalb eines Jahres. Der Arzt gab ihm einen Beutel mit getrockneten Pflanzen, aus denen er sich einen Tee zubereitete, der in seinem Fall nicht so übel schmeckte und nur einmal täglich getrunken werden mußte. Drei Monate später wurde Richards Gefährtin schwanger.

Der Facharzt auf der Station für künstliche Befruchtungen wußte von der TCM-Behandlung, und reagierte positiv auf Herrn S.s Vorschlag, einen zweiten Spermientest zu machen. Die Untersuchung ergab, daß sich an seinem Zustand nichts geändert hatte, oder wenn überhaupt, dann war das Ergebnis ein wenig schlechter als beim letzten Mal.

„Ich versuchte, mit dem TCM-Arzt darüber zu sprechen. Doch die Sprachbarriere ist zu hoch. Wir können uns nur über einen Dolmetscher unterhalten. Ich weiß also nicht, ob die Behandlung erfolgreich war oder nicht. Meiner Meinung nach gibt es drei mögliche Erklärungen.

Erstens, daß es durch einige andere Mittel gelungen ist, ohne daß die Antikörper zerstört wurden, obgleich ich diese Erklärung nur schwer akzeptieren kann. Zweitens, daß sich, da zwischen Schwangerschaftsbeginn und meinem zweiten Spermientest eine Lücke von einem Monat lag, mein Sperma veränderte, als ich den Tee trank, aber wieder in den alten Zustand wechselte, als ich ihn absetzte. Oder drittens, daß einem gesunden Spermatozoon der Durchbruch gelungen ist; was zwar selten vorkommt, aber doch möglich ist.

Der Arzt sagte mir, in China existierten Berichte über die Wirksamkeit dieser Behandlung. Ich würde sie gerne lesen. Wenn chinesische Untersuchungsberichte hier erhältlich wären, würde man mehr über die Arbeiten auf dem Gebiet der Unfruchtbarkiet erfahren. Das würde zu einem besseren Verständnis des Behandlungsverfahrens führen.

Dr. Chen diagnostizierte einen Yin- und Yang-Mangel in den Nieren und verschrieb Heilpflanzen, die nicht nur beides nährten, sondern auch Rücken und Milz kräftigten. Zu ihnen gehörten Elfenblumen (Familie der Berberidaceae), das die Nieren anregt, das Yang kräftigt und Wind und Feuchtigkeit vertreibt, vorbehandelte Rehmannia-Wurzel, mit Ingwerfrucht und Mandarinenschale vermischt und in der Sonne getrocknet, soll das Blut nähren, das Yin anregen und Lebensessenz und Knochenmark anreichern.

Wirbelsäulenversteifung

Frau P. litt drei Jahre lang an dieser Krankheit, ehe sie einen TCM-Arzt aufsuchte. Entzündungshemmende Tabletten halfen ihr, beweglich zu bleiben, und linderten Schmerz und Mißempfindungen. Obwohl sie sich nach der Hayschen Trennkost-Methode ernährte, besserte sich ihr Leiden nicht. Schulmediziner rieten ihr, viel Eiweiß zu essen, während der TCM-Arzt ihr empfahl, ganz auf Molkereiprodukte zu verzichten und nur sehr wenig rotes Fleisch, besonders Rindfleisch, zu essen.

Frau P.s Puls war „dünn“ (was auf eine Erschöpfung der Lebensessenz und der Körpersäfte hindeutete) und „schnell“ (ein Hinweis auf innere Hitze), die Zunge gerötet, mit einer trockenen Spitze und schleimigem Belag. Der Zustand ihrer Zunge deutete auf eine niedrige konstruktive und angeborene Energie hin und zeigte eine Verhaltung der Körpersäfte.

Nach der ersten Behandlung mit Akupunktur und Pflanzenmedizin setzte Frau P. die entzündungshemmenden Pillen ab. Die 44 Jahre alte Patientin suchte die nicht weit von ihrer Wohnung in Reading gelegene Praxis weiterhin zweimal wöchentlich für längere Akupunktursitzungen auf. Ihr Zustand besserte sich zunehmend.

„Manchmal steckten Nadeln in den Händen oder im Hals – jedes Gebiet mußte getrennt behandelt werden; das brauchte seine Zeit. Aber diese Sitzungen und die Pflanzenarznei brachten mir große Erleichterungen.

Ich litt auch an Lippenherpes, worüber sich Dr. Lee stets sehr besorgt zeigte. Er erklärte, es müsse unbedingt behandelt werden. Es dauerte eine Weile, ehe der Herpes verschwand. Aber heute bin ich davon geheilt. Dr. Lee prophezeite auch ein hormonelles Ungleichgewicht, das seiner Meinung nach in den Wechseljahren zu Problemen führen könnte. Einige der Heilpflanzen, die ich von ihm erhielt, sollten mein Blut regulieren, um spätere Schwierigkeiten zu vermeiden."

Die Patientin machte so gute Fortschritte, daß sie die Behandlung beenden konnte. Leider „fing" sie Monate später ein Virus ein, das sich sehr negativ auswirkte. „Ich bekam eine Blasenentzündung und einen zweiten, sehr schweren Anfall von Wirbelentzündung, der Arme, Hals, Hände, ein Schultergelenk und mein Rückgrat beeinträchtigte. Also mußte ich wegen der entzündungshemmenden Tabletten wieder zu meinem Hausarzt, obwohl Dr. Lee sie nicht guthieß. Aber ohne die Tabletten konnte ich nicht arbeiten, und ohne Arbeit konnte ich meine wöchentliche TCM-Behandlung nicht bezahlen.

Die Behandlungskosten sind nicht hoch, verglichen mit der wunderbaren Hilfe, die man mir zukommen läßt. Ich zahle für jede Sitzung 20 Pfund einschließlich Behandlung, die oft sechs Stunden dauert. Aber das Geld ist knapp. Ich kann mir die Behandlung nur leisten, weil ich arbeite.

Der letzte Anfall liegt fünf Monate zurück. Ich bekam Pflanzenarzneien und Akupunktur, und konnte die Zahl der Pillen von drei Stück täglich auf eine alle zwei Tage reduzieren. Mir geht es immer besser. Der TCM-Arzt ist mit meinen Fortschritten zufrieden. Ich hoffe, die Tabletten bald ganz absetzen zu können."

Die Patientin lebt strikt Diät und ißt kein rotes Fleisch. Sie dünstet Fisch und Huhn, Fleisch, das sie essen darf, und nimmt viel grünes Gemüse zu sich. Ihre Zunge ist von einem gesunden Rosarot, mit einem pelzigen, weißen, mit Speichel überzogenen Belag. Ein Hinweis darauf, daß die Körpersäfte wieder im Gleichgewicht sind. Ihr Puls ist jetzt ruhig und zeigt Pulsenergie. Frau P.s Zustand bessert sich stetig.

„Mein Hausarzt ermutigt mich, mit der Akupunktur fortzufahren, die mir seiner Meinung nach sehr geholfen hat. Er hob aber die Augenbrauen, als ich ihm von den pflanzlichen Heilmitteln erzählte. Aber ich sagte ihm, Dr. Lee besäße mein vollstes Vertrauen. Ich weiß, daß ich in guten Händen bin, und spüre, daß die von ihm verordnete Medizin wirkt."

Kapitel 6: Aus alten Arzneien werden neue Heilmittel

Im Jahre 1989 erhielt ein Pharmazeut, Leiter einer pharmakologischen Beratungsstelle in Cambridge, eines morgens einen Anruf von einem Londoner Kinderarzt. Die beiden waren einst Studienkollegen gewesen. Der als Hautspezialist am Great Ormond Hospital for Children arbeitende Arzt rief an, um mit seinem Bekannten über einen Fall zu sprechen, der ihn verwirrte. „Einer meiner schwersten Ekzem-Fälle wurde geheilt“, erklärte Dr. David Atherton.

„Das ist normalerweise kein Problem“, erwiderte Dr. Geoffrey Guy.

„Normalerweise nicht“, gab der Dermatologe zur Antwort. „Nur habe nicht ich den Patienten geheilt.“

Und so breitete sich die Kunde von der chinesischen Pflanzenmedizin über die Grenzen von Soho aus, um das Interesse und (wenigstens soweit es ihre Fähigkeit betraf, gewisse Hautleiden zu behandeln, die auf allopathische Medizin nur ungenügend reagierten) den Respekt der britischen Ärzte zu gewinnen.

Dr. Atherton erklärte seinem Bekannten, wie plötzlich eine Reihe ambulanter Patienten, die er seit langem behandelte, im Krankenhaus aufgetaucht wären, deren Zustand sich drastisch gebessert hatte. Da die Medikamente, die ihm zur Verfügung standen, keineswegs so rasch derart eindrucksvolle Ergebnisse zeitigen konnten, fragte er sich, wie diese Verwandlung zustande gekommen war. Wie sich herausstellte, hatten die verzweifelten Eltern ihre kranken Kinder zu einer Ärztin gebracht, die in Londons Chinatown in einem winzigen Kellerraum unter einem kleinen Laden praktizierte, der vollgestellt war mit Säcken seltsamer exotischer, getrockneter Pflanzen.

Die von Dr. Ding Hui Luo für die kranken Kinder abwogene Mischung füllte einen großen Papierbeutel und sah aus, als habe man sie im Winter vom Waldboden aufgelesen: Zweige, Blätter, welke Blüten und eine Reihe gänzlich unidentifizierbarer Objekte. Dr. Ding Hui Luo wies ihre Patienten an, die Mischung eine Stunde lang zu kochen, die Flüssigkeit abzugießen und zu trinken. Sie schmeckte entsetzlich, wirkte aber Wunder.

Dr. Athertons Interesse war so groß, daß er der Ärztin einen Besuch abstattete und sie fragte, ob sie bereit sei, im Rahmen einer klinischen Untersuchung weitere seiner Patienten zu behandeln, damit er die Entwicklung beobachten könne. Sie willigte ein. Die ersten Anzeichen waren günstig, und die „National Eczema Society" beschloß, eine zweijährige Untersuchung des Behandlungsverfahrens zu finanzieren.

Doch eigentlich hatte Dr. Atherton seinen ehemaligen Studienkollegen angerufen, um ihn zu fragen, ob dessen pharmazeutische Gesellschaft an einer Untersuchung der Eigenschaften dieser Pflanzen interessiert sei, um festzustellen, welcher Bestandteil des Absuds wirkte und ob es eine Möglichkeit gäbe, die Medizin leichter einnehmbar, schmackhafter und akzeptabler für das westliche Konzept eines Medikamentes zu machen. Und es müsse den strengen Maßstäben verschiedener Behörden und Kommissionen genügen.

Ein auf traditionellen Pflanzenarzneien basierendes Standardmedikament herzustellen stellt eine große Herausforderung dar. Die westliche Pharmakologie ist an Medikamente gewöhnt, die nur einen einzigen Wirkstoff enthalten. Sie identifiziert eine Krankheit mittels Namen und behandelt alle Menschen, die darunter leiden, mit der gleichen Medizin. Wenn sechs Menschen mit den gleichen Ekzemsyndromen in der Sprechstunde auftauchen, werden alle sechs das Sprechzimmer mit dem gleichen Rat und dem gleichen Rezept verlassen.

Ein TCM-Arzt identifiziert eine Krankheit nach dem Syndrom. Seine Diagnose beruht auf dem Patienten als Individuum. Der Name, mit dem er das Leiden bezeichnet, wird variieren, je nachdem, welches Körperteil betroffen und wie der allgemeine Gesundheitszustand des Patienten ist. In der TCM kann ein Ekzem viele Ursachen haben. Es können sowohl Lunge, Magen,

Herz oder Blut als auch Hitze, feuchte Hitze oder Wind dafür verantwortlich sein.

Ein Patient wird die Praxis mit dem Wissen verlassen, an einem „Syndrom von Wind und Hitze im Blut“ zu leiden; einem anderen erklärte der TCM-Arzt, er litte an einem „Syndrom feuchter Hitze“. Die verschriebenen Pflanzen werden bei beiden merklich variieren, da sie unterschiedliche Aufgaben haben. Eine Arznei kann bis zu fünfzehn verschiedene Pflanzen enthalten. Ändert sich der Zustand des Patienten, werden Pflanzen zugefügt oder fortgelassen.

Das Untersuchungsteam sah seine Aufgabe darin, eine Formel zu finden, die das traditionelle Verfahren berücksichtigte, während sie es in ein westlicheres Konzept medikamentöser Therapie übersetzte; etwas, daß nie zuvor versucht wurde.

Die erste Standardformel reduzierte die Zahl der Bestandteile auf zehn und normierte die einzelnen Gewichte. Die getrockneten Pflanzen kamen in Teebeutel und waren in dieser Form viel schneller und leichter zuzubereiten. Man gab dem Heilmittel den Namen *Zemaphyte*.

Die ersten Ergebnisse waren ermutigend; in 60 Prozent der Fälle kam es zu einer Besserung. Die Resultate waren zwar nicht ganz so eindrucksvoll wie jene, die die chinesische Ärztin in Soho mit ihren individuellen Mischungen erzielt hatte; aber in der Behandlung des bislang nur schwer behandelbaren Ekzems bedeutete es einen bemerkenswerten Fortschritt.

In der Great Ormond Street gingen die Untersuchungen weiter. Dort prüfte man die langfristige Reaktion bei Kindern, die die erste Untersuchung bereits abgeschlossen hatten. Siebenunddreißig Kinder, Teilnehmer des ersten Doppelblindversuches, der mittels Placebos kontrolliert wurde, erhielten die Möglichkeit, mit der Behandlung fortzufahren. Nach einem Jahr zeigten achtzehn Kinder eine Reduzierung der durch Ekzeme verursachten Entzündungen, fünf ging es geringfügig besser. Zehn Kinder brachen wegen mangelnder Reaktion ab, weitere vier wegen des Geschmacks der Medizin oder Schwierigkeiten beim Zubereiten. Zwei Patienten zeigten eine anormale Leberfunktion, aber ihr Ekzem war derart unter Kontrolle, daß sie die Behandlung beenden konnten. Acht Wochen später arbeitete die Leber wieder einwandfrei.

Zemaphyte ist heute auch als Granulat erhältlich, in der Herstellung jedoch recht teuer und aufgrund der Verschreibungsbeschränkungen des National Health Service (Nationaler Gesundheitsdienst) nicht länger auf Rezept erhältlich. Langfristige Tests sind nötig, um die Beziehung zwischen der pflanzlichen Medizin und der Lebertoxizität herauszufinden und zu ermitteln, ob die Pflanzen eine Heilung bewirkten oder das Leiden nur kurzfristig linderten.

Das Experiment hat in Großbritannien zu einem wichtigen Durchbruch geführt. Es hat den Ärztestand durch die Untersuchung einiger der Heilpflanzen, die in China seit Generationen verwendet werden, auf die Möglichkeiten neuer Behandlungsverfahren aufmerksam gemacht. Wissenschaftler in Hongkong, Japan, den Vereinigten Staaten und Europa untersuchen bereits seit Jahren chinesische Pflanzen, besonders seit es gilt, dem Aids-Virus den Garaus zu machen.

An der University of California in San Francisco wird ein gereinigter Eiweißkörper namens Trichosanthin klinischen Tests unterzogen, der aus einer gurkenähnlichen Pflanze mit dem Namen chinesische Schlangengurke extrahiert wird und als potentielles Heilmittel gegen Aids gilt. Es scheint, als könne Trichosanthin wirksamer gegen das HIV-Virus vorgehen als Azidothymidin. Tian Hua Fen, wie es genannt wird, ist seit den Tagen der Han Dynastie in Gebrauch, also seit über 2000 Jahren.

Ein Extrakt aus qinghao *(Artemisia aqicae)* gilt als wirksames Medikament bei der Behandlung von bösartiger und zerebraler Malaria. Bei Krebs verspricht die Kombination westlicher und chinesischer Therapien eine Verlängerung der Lebensspanne. Durch chinesische Pflanzenmedizin und Akupunktur können die Nebenwirkungen der Strahlen- und Chemotherapie merklich reduziert werden, wie manch ein TCM-Patient aus persönlicher Erfahrung weiß.

Die Legende erzählt, der berühmte Arzt Hua Tuo (siehe Anhang: *Die alten Manuskripte*) hätte von einem Patienten, der so krank und zusammengeschrumpft war, daß seine Freunde ihn Herr Schabe nannten, zum ersten Mal etwas über über die Heileigenschaften des Beifuß *(Artemisia capillaris Thunberg)* erfahren. Hua Tuo erklärte dem Mann, der an Gelbsucht litt, es gäbe kein Heilverfahren für sein Leiden. Monate später traf der Arzt seinen ehemaligen Patienten, der nicht nur lebte, sondern bei bester Gesundheit war, auf der Straße wieder.

Herr Schabe versicherte dem Arzt, seine Krankheit sei von selbst verschwunden, was Hua Tuo für unwahrscheinlich hielt. Weitere Fragen ergaben, daß der Mann wegen seiner Krankheit nicht hatte arbeiten können und sich deshalb von einer Pflanze ernährt hatte, die am Straßenrand wuchs. Er zeigte sie dem Arzt; und Hua Tuo behandelte seine an Gelbsucht leidenden Patienten damit. Aber leider stellte sich nicht der gewünschte Erfolg ein. Da vielleicht der Zeitpunkt der Ernte etwas mit der Wirksamkeit zu tun hatte, wartete der Arzt und pflückte sie genau zu der Zeit, in der Herr Schabe sie gesammelt hatte. Diesmal genasen seine Gelbsucht-Patienten. Nun, ich weiß nicht, ob die Geschichte wahr ist, aber der Beifuß wird immer noch bei Leber- und Gallenblasenbeschwerden angewandt, um die Gallenproduktion zu fördern, und als allgemeines Antiviren-Mittel.

Wissenschaftlern am Institut of Materia Medica in Peking ist es gelungen, aus einer Baumrinde eine Substanz zu extrahieren, die Krebszellen positiv beeinflußt und Millionen von Kranken hoffen läßt. Das Problem ist momentan, daß nur wenige Tausendstel Gramm aus einem Kilogramm der Rinde gewonnen werden können. Die moderne Biotechnik kann dieses Problem vielleicht lösen, falls es ihr gelingt, größere Mengen in Zellkulturen herzustellen. So etwas wurde bereits früher gemacht. Der Aspirin-Wirkstoff ist ein synthetisch hergestellter und verbesserter Bestandteil der Weidenrinde. In den neunzig Jahren seit seinem Erscheinen auf dem Markt ist das berühmteste Schmerzmittel der Welt so beliebt geworden, daß alle Weidenbäume auf Erden die Nachfrage nicht stillen könnten.

Chinesische Wissenschaftler arbeiten in immer stärkerem Umfang mit ihren Kollegen aus dem Westen daran, die Kluft zwischen altem medizinischen Wissen und moderner technischer Sachkenntnis zu schließen. An einem Pekinger Institut sind 600 Forscher mit der Entwicklung neuer Medikamente gegen kardiovaskuläre Leiden, Schlaganfälle und Krebs befaßt, die in China ebenso wie im Westen die häufigsten Todesursachen sind. Eine distelartige Pflanze namens *Carthamus tinctorius* brachte bei Versuchen positive Ergebnisse in Fällen von Angina pectoris.

Selbst das anspruchslose, von den chinesischen Ärzten seit über 3 000 Jahren angewandte Süßholz, eine ihrer liebsten Komponeten der bei Leberstörungen wie Hepatitis, Gelbsucht, Übelkeit und Erbrechen verschriebenen Arzneien, zeigte, als man es mit modernen Mitteln untersuchte, daß es genau so wirkt, wie die Alten behauptet hatten. Es wirkt lindernd, krampflösend (bekämpft die Muskelkrämpfe, die Koliken und manche Bronchialbeschwerden verursachen), ist schleimlösend (verstärkt die Speichelproduktion), hustenreizmildernd (unterdückt den Husten) und antiallergisch und leistet deshalb besonders bei der Asthmabehandlung gute Dienste.

Süßholz fördert die Produktion der Nebennierenhormone, reduziert das Blutfett und ist ein wirksames Mittel bei der Leukämiebehandlung. Anscheinend wirkt es antidepressiv und entspannend auf die Muskeln. Es ist ein mildes Abführmittel und kann bei Giften wie Strychnin entgiftend wirken. Süßholz schützt nicht nur die Leber und bringt kurzfristige Linderung bei Magengeschwüren, sondern bekämpft auch Bakterienwachstum und Zahnbelag und verhindert Karies.

Um jede im Arzneibuch aufgeführte Pflanze rankt sich eine Legende. Die Geschichte vom Süßholz handelt von einem Arzt, der sich auf dem Weg zu einem Patienten auf dem Lande machte und nicht zurückkehrte. Doch die kranken Städter tauchten weiterhin vor seinem Haus auf und baten um Behandlung. Die Frau des Arztes wollte die Kranken nicht mit leeren Händen fortschicken. Da sie nichts über die Heilpflanzen wußte, aß sie ein wenig von jeder, um zu sehen, wie sie schmeckte ... sauer, bitter, scharf, salzig, süß. Die meisten Patienten würden die süßschmeckende Medizin bevorzugen, sagte sie sich, und gab allen reichlich Süßholz, ungeachtet ihrer Beschwerden.

Als der Arzt wieder nach Hause zurückkehrte, florierte seine Praxis. Den Kranken ging es zusehends besser, und sie baten um mehr. Der interessierte Arzt verschrieb weiter Süßholz, bemühte sich aber darum, herauszufinden, bei welchen Leiden es am wirksamsten war. Er stellte fest, daß es bei Patienten mit Antriebsschwäche, starkem Husten, Schmerzen und bei Erschöpfung erfolgreich war. Er nannte es wegen seines Geschmacks „Süßkraut". Die moderne Wissenschaft bestätigte jene alte Geschichte.

In Hongkong ist man dabei, eine preiswerte „Morgen-danach" Pille aus chinesischen Rosenblüten zu entwickeln. Eine Studie der Universität in Hong Kong zeigte, daß der Wildchampignon, yun zhi, den die Chinesen seit Jahrhunderten als Stärkungsmittel verwenden, die Produktion von T-Zellen ankurbeln kann, die für das körpereigene Immunsystem lebenswichtig sind. Mehrere chinesische Pflanzen besitzen diese Fähigkeit, darunter die Tragantwurzel (Familie der Leguminosae) und der chinesische Liebstöckl (Familie der Umbelliferae), zwei Pflanzen, die von Forschungsteams in China und den Vereinigten Staaten umfassenden Tests unterzogen werden.

Die Wurzel der Tragantpflanze, als *huangqi* bekannt, taucht in 40 Prozent aller chinesischen Arzneien auf. Sie ist leicht erhältlich, und in den alten Büchern heißt es, sie baue die Gesundheit auf und stärke die Lebensenergie und das Yin. Zeitgenössische Tests ergaben eine Reihe pharmakologischer Wirkungen dieser Pflanze. Sie erweitert die Herzkranz- und die Nierengefäße, wirkt harntreibend und enthält einen antibakteriellen Wirkstoff. Doch die Wissenschaftler sind am meisten an ihrer offensichtlichen antiviralen Wirksamkeit interessiert. Die Chinesen glaubten lange Zeit, eine Tasse Astragalustee täglich würde sie vor Grippe und Infektionen der oberen Luftwege schützen.

Die westliche Medizin brachte eine Reihe bemerkenswerter Impfstoffe und Antibiotika hervor, aber es scheint, als wäre die

TCM die Lösung für Krankheiten des Immunsystems wie Grippe und Krebs. Ein weiteres Arzneimittel gegen Erkältung namens *Yin Qiao* ist dafür bekannt, daß es dem Grippebazillus den Garaus macht, wenn man es bei den ersten Anzeichen von Grippe nimmt.

Noch verfügt die moderne Medizin über kein Medikament zur Bekämpfung viraler Infektionen. In China hingegen gibt es viele solcher Mittel, die im frühesten Werk über die Materia Medica, dem *Großen Herbarium* des Roten Kaisers, einem der großen Klassiker, aufgelistet sind.

Auch die berühmtesten chinesischen Pharmakologen verweisen noch heute auf dieses Buch und auf das bekannte, von Li Shi-zhen (1518–1593) geschriebene *Ben Cao Gang Mu*, da die in diesen Werken beschriebenen pharmakologischen Wirkungen der Pflanzen für die heutige Forschung sehr nützlich sind. Der Nutzen bestimmter Pflanzen bei der Behandlung von Dysmenorrhöe, Malaria und durch Insektenbisse oder -stiche verursachten Infektionen wurde von der Forschung bereits bestätigt.

Ein Team an der chinesischen Akademie der Medizinischen Wissenschaften konzentrierte sich darauf, Wirkstoffe zu isolieren, die offenbar Tumoren entgegenwirken oder die biologischen Reizantworten verstärken. Eine alte Arznei, die in früheren Zeiten verwendet wurde, um das „kräftige Leberfeuer zu läutern", könnte eine Rolle bei der Behandlung von myelozytischer Leukämie spielen. Die Arznei besteht aus elf Heilpflanzen und heißt *Dan Gui Lu Hui Wan*.

Forscher am Institut der Materia Medica in Tientsin gelang es, aus dem Samen der Pallasislilien (Familie der Iridaceae), mit dem die chinesische Volksmedizin Krebs behandelt, einen Wirkstoff namens Irisquinone zu isolieren. Bei Mäusen war Irisquinone anscheinend bei der Bekämpfung von Lymphdrüsentumoren erfolgreich. Eine andere Gruppe von Alkaloiden, aus einer Pflanze namens *Cephalotaxus harringtonia* gewonnen, hat sich bei Mäusen als tumorhemmend erwiesen und zeigte bei zwei Leukämiearten positive Wirkung.

Doch eines der interessantesten Ergebnisse dieser zunehmenden Kooperation ist die neue Bereitschaft des Westens, traditionelle Konzepte zur Kenntnis zu nehmen. Amerikanische Wissenschaftler wiesen darauf hin, daß das Yin-und-Yang-Konzept, das im chinesischen Denken so grundlegend ist, in den komplizierten Regel- und Kontrollmechanismen des Immunsystems gegenwärtig ist. Dort stehen sich die Unterdrücker-T-Zellen (Yin) und die Helfer-T-Zellen (Yang) gegenüber. Aber sie sind vollkommen abhängig voneinander. Ein Ungleichgewicht in der Population dieser Zellen kann Krankheit zur Folge haben.

Doch viele Hürden sind noch zu nehmen, ehe die chinesische Pflanzenmedizin im Westen wirklich anerkannt sein wird. Kritiker verweisen auf Fälle von Lebertoxität bei ungetesteten Pflanzenabsuden und auf fehlende Qualitätskontrollen bei importierten und zur Arzneimittelherstellung verwendeten Substanzen, auf denen man aber angesichts der scheinbar geheimnisvollen Natur der TCM-Theorie besteht.

Skeptiker können immer wieder auf Vorfälle verweisen, in denen die Öffentlichkeit falsch informiert wurde. Als Ginseng auf den Markt kam, wurde es als Allheilmittel mit ans Wunderbare grenzenden Kräften hingestellt. Der Ginsengvorrat der Reformhäuser war nach wenigen Stunden ausverkauft, und die Praxen der Allgemeinmediziner waren bald voller Patienten, die eine Überdosis Ginseng genommen hatten. Natürlich ist Ginseng ein erstklassiges Heilmittel mit ausgezeichneten Eigenschaften, doch sollte es, wie jedes andere Medikament, nur in ganz bestimmten Fällen verordnet werden.

Ein ähnlicher Vorfall behinderte den Siegeszug von Trichosanthin. Frühe Berichte darüber kamen amerikanischen Zeitungsreportern zu Ohren, die andeuteten, man könne damit Aids heilen. Verzweifelte Aids-Opfer reisten nach China und kaufte Rohformen dieses Heilmittels. Einige Kranke spritzen es sich und mußten anschließend stationär behandelt werden. In San Francisco ließ sich eine Gruppe von Homosexuellen auf einen unbeaufsichtigten Test ein, bei dem drei Menschen starben.

Früher trieben die Chinesen mit Schlangengurken ab, obwohl niemand wußte, was genau in ihnen wirkte. Forschungen in China und Hongkong zeigten, daß die Schlangengurke gezielt die Trophoblast-Zellen tötet, die die Aktivitäten der Plazenta regulieren. Die Pflanze greift auch die sogenannten Phagozyten an (Zellen, die vagabundierende Giftstoffe fressen).

In Amerika entdeckte Dr. Michael McGrath, Direktor des Aids-Forschungslabors in San Francisco, daß Phagozyten durch das HIV-Virus infiziert werden können – ein Grund dafür, daß bis heute noch kein Medikament bei der Aids-Behandlung erfolgreich war. Die bislang gefundenen Mittel töteten zwar die infizierten T-Zellen, aber nicht die ebenfalls infizierten Phagozyten. Bis schließlich Professor Yeung von der Chinese University in Hongkong Dr. Michael McGrath eine kleine Phiole mit einem Extrakt überreichte, der die infizierten Zellen im körpereigenen Immunsystem tötete, die gesunden Zellen aber intakt ließ.

Nach verfrühten Presseberichten und der darauffolgenden nachteiligen Publicity schrieb man das Trichosanthin ab. Doch jetzt, vier Jahre später, wird das Medikament von den amerikanischen Behörden einem Test unterzogen. Es ist wahrscheinlich das erste chinesische von der FDA (Food and Drug Administration) untersuchte Heilmittel. Sollte es den Test bestehen, wird es bald für amerikanische Aids-Patienten erhältlich sein.

Dann werden weltweit Tausende von Aids-Kranken neue Hoffnung schöpfen. Aber ebenso wichtig ist, daß sich die westliche Forschung und die chinesischen Pflanzenkenntnisse um Kooperation bemühen und sich dadurch alle möglichen Perspektiven eröffnen – für die Wissenschaft und die Menschlichkeit.

Die TCM definiert Krankheit als Kampf zwischen der Fähigkeit des Menschen, Infektionen zu widerstehen, und den pathogenen Faktoren, die sie verursachen. Viele ihrer pflanzlichen Heilmittel sind dazu geeignet, diese Fähigkeit zu fördern. Die westliche Medizin verfügt über die nötigen Labortechniken, um die Naturmedizin intensiv zu testen, zu analysieren und sie synthetisch zu reproduzieren, damit sie für jedermann erhältlich ist. Was könnte das Prinzip Yin und Yang, die beiden Gegensätze, die voneinander abhängig sind und einander unterstützen, besser verdeutlichen?

Kapitel 7: Naturheilmittel und ihre Anwendungen

Wenn Sie einen TCM-Arzt fragen, weshalb die traditionellen chinesischen Rezepte so schrecklich viele Zutaten aufweisen, wird er wahrscheinlich erklären, eine Medizin sei wie die Regierung eines Landes: Da gibt es den Premierminister (den Wirkstoff), den Ratgeber (der unterdrückt oder verstärkt) und die Staatsbeamten (die dafür sorgen, das alles glatt läuft). Oder er vergleicht sie mit einem Orchester samt Dirigenten, den verschiedenen Instrumentengruppen und den Solisten. Es gibt sogar einen kleinen Reim, mit dem sie es erklären: „Yi jun, er chen, san zuo, si shi" (ein Herrscher, zwei Minister, drei Assistenten und vier Berater). Die Chinesen erklären ihre Bräuche und Praktiken gern mit Hilfe von Gleichnissen und Metaphern.

Unsere Pharmakologie folgte bis vor kurzem ähnlichen Richtlinien. William Hale-Whites Standardwerk *Materia Medica* führt Rezepte an, zu denen eine *basis* (Wirkstoff), ein *adjuvans* (Helfer des Wirkstoffes), ein *corrigens* (Korrektor übermäßiger Aktivität) und ein *constituens* (Träger, Vermittler) gehören. Der modernen Pharmakologie geht es hingegen einzig und allein darum, den Wirkstoff einer Pflanze zu isolieren und daraus ein Medikament herzustellen.

Bei beiden Systemen gibt es Rückschläge. Die moderne Wissenschaft beäugt mißtrauisch jedes Gebräu, das ein halbes Dutzend Ingredienzen enthält, über deren Wirkung nichts bekannt ist. Kritiker verweisen auf die kürzlich bekannt gewordenen Zwischenfälle in Europa, bei denen Personen, die Pflanzenarzneien gegen Hautprobleme nahmen oder um schlank zu werden, starben oder krank wurden. Aber auch die Pharmazie blieb in den letzten Jahren nicht von Katastrophen verschont, bei denen die Zahl der Todesfälle die Opfer der chinesischen Naturmedizin bei weitem übertrifft.

TCM-Ärzte weisen Kritiker stets darauf hin, daß einige Pflanzenarzneien in China nicht nur Jahrhunderte, sondern manchmal Tausende von Jahren in Gebrauch sind. Und daß es in Fällen, wo Menschen durch die chinesische Medizin Schaden nahmen, stets weitere Faktoren gab, die dazu beitrugen.

Doch möchte ich Sie warnen. Die Öffentlichkeit hängt der Vorstellung an, daß fabrikmäßig hergestellte Medikamente schädliche Nebenwirkungen haben, während „natürliche" Substanzen davon frei wären. Das ist ein großer Irrtum. Alles was im Übermaß genommen wird, kann töten. Menschen, die zu viel Karottensaft tranken, liefen orange an und starben. Andererseits reagieren manche Menschen bereits allergisch, wenn sie nur einen Bissen einer Substanz zu sich nehmen, die normalerweise pfundweise gegessen werden kann.

Wie die Vorstellung, alle Pflanzen seien ungefährlich und zuträglich, jemals Beachtung finden konnte, ist mir unverständlich. In jedem Sommer werden Kinder in die Unfallstationen der Krankenhäuser eingeliefert, die die Samenkapseln des Goldregens irrtümlich für Erbsen hielten. Digitalis, der lebensrettende Fingerhutextrakt, ist ein Gift. Der griechische Philosoph Sokrates wurde dazu verurteilt, einen Schierlingsbecher auszutrinken. Hamlets Onkel tötete seinen Bruder, indem er ihm einen Pflanzenabsud ins Ohr träufelte.

Jedes pflanzliche Leben sollte mit Respekt behandelt und jede Medizin – welcher Quelle sie auch entstammen mag – mit Vorsicht genossen werden. Allzuoft nehmen Patienten die einmal verordneten Arzneien wochen- oder monatelang ein, ohne jemals nachzuprüfen, was sie enthalten und welche Nebenwirkungen sie haben können. Es ist eine kluge Regel, sich zuerst über die möglichen Nebenwirkungen des Medikaments zu informieren, ganz gleich, ob es von einem allopathischen oder Naturheil-Arzt verordnet wurde.

Für die alten chinesischen Weisen war jede Medizin Gift; nicht nur, weil einige der von ihnen verwendeten Substanzen wirklich giftig waren, sondern vor allem deshalb, weil jede Substanz, die in der Behandlung verwendet wird, die Ursache des

Leidens „vergiften“ kann. Es gab Zeiten, da wurden Ärzte lediglich ihrer Rezepte wegen geschmäht.

Die Verordnungen wurden nach dem Erscheinen des ältesten Werkes über Pflanzenarzneien formalisiert, dem berühmten *Ben Cao*. Es wird dem Herrscher Shen Nung zugeschrieben, auch Roter Kaiser oder, wegen seiner landwirtschaftlichen Kenntnisse und seines Wissens über Pflanzen, „Göttlicher Hausmann“ genannt. Shen Nung gilt als Vater der chinesischen Pharmazie.

Es geht die Kunde, Shen Nung habe die Wirkungen Hunderter von Pflanzen an sich selbst ausprobiert und sich immer wieder einmal vergiftet. Entweder besaß er eine unverwüstliche Kondition, oder er war eine fast mythische Gestalt, ein Halbgott, und sein Werk, *Das große Herbarium*, eine Sammlung von Werken verschiedener Ärzte. In den Legenden heißt es, er sei im Besitz eines Zauberwedels gewesen, mit dessen Hilfe er die Vergiftungserscheinungen geringhalten konnte. Aber schließlich unterlag er dennoch einem Gift und starb.

Wer auch immer der Autor gewesen sein mag – es heißt, in diesem Buch seien die Kenntnisse über Pflanzen von 4000 Jahren enthalten. Es war das erste Werk, in dem Pflanzen nach ihrer pharmakologischen Wirkung klassifiziert wurden. Shen Nungs Liste enthält jedoch nicht nur Pflanzen, sondern auch Metalle und tierische Erzeugnisse, die in drei Klassen eingeteilt werden: die obere Klasse unterstützt das Leben, die Mittelklasse bewahrt den Geisteszustand, und die untere Klasse heilt Krankheiten. In seinem Werk sind 365 Pflanzen für die Behandlung innerer und äußerer Krankheiten, Frauenbeschwerden, Augenleiden und selbst Zahnschmerzen aufgeführt samt Anweisungen, wie man sie rezeptiert, verabreicht und bearbeitet.

Shen Nungs Werk war über tausend Jahre lang das wichtigste Nachschlagewerk in China. Einige der darin aufgeführten Informationen sind auch heute noch gültig. Heilmittel wurden bis zum 16. Jahrhundert, als Li Shi-zhen das international bekannte *Grundrisse einer Materia Medica* schrieb, immer noch in drei Kategorien eingeteilt. In Li Shi-zhens 52bändigen Werk sind 2000 Heilpflanzen und 11000 Rezepte aufgeführt. Er teilt

Heilmittel in Pflanzen, Mineralien und Tierprodukte und die Flora in botanische Gattungen 150 Jahre bevor der schwedische Naturforscher Linné ein ähnliches Werk schrieb.

Seit der kommunistischen Revolution von 1949 wurde in den medizinischen Schulen und Einrichtungen Chinas erhebliche Forschungsarbeit geleistet, um die Bestandteile vieler regelmäßig verwendeter Heilmittel zu identifizieren und ihre Wirksamkeit zu testen. Da die Untersuchungsberichte nur selten in andere Sprachen übersetzt werden, sind die Informationen interessierten Westlern leider nicht zugänglich.

Das dem Changzheng-Hospital in Tientsin angeschlossene hoch geschätzte dermatologische Forschungsinstitut hat in den vergangenen Jahren über 70 Forschungsberichte und zwei Bücher veröffentlicht. Drei seiner Untersuchungsprojekte gewannen Preise für Fortschritte in Wissenschaft und Technik. Dort wird seit 1987 bei Hautproblemen Granulat statt loser Pflanzen verteilt – mit ähnlichem Erfolg. In Londoner Krankenhäusern wird die chinesische Heilbehandlung mit Pflanzen untersucht und daran gearbeitet, sie zu granulieren, wenn auch nur wenige klinische Daten verfügbar sind. Eine Verbesserung dieser Situation wird zweifellos zu einer besseren Verständigung führen zum Nutzen all jener Menschen, deren Leiden die Schulmedizin nicht wirksam behandeln kann.

Im Institut der Materia Medica in Peking befindet sich fast die ganze chinesische „Pharmazie der Natur", eine Sammlung mit über 50 000 Naturheilmitteln, von denen aber nur ein Bruchteil in Gebrauch ist. TCM-Ärzte, die im Westen praktizieren, verwenden davon ungefähr 200. Einige der in China regelmäßig benutzten Substanzen sind bei uns verboten, andere wirken derart stark und toxisch, daß sie nur in einem Krankenhaus verabreicht werden können, wo die Reaktion des Patienten ständig beobachtet wird. Bei uns können sie erst angewandt werden, wenn das erste TCM-Krankenhaus errichtet worden ist, was angesichts der immer größer werdenden Zahl von Privatpatienten und der zunehmenden Akzeptanz komplementärer Behandlungsformen zweifellos eines Tages geschehen wird.

Alle Ärzte in China – auch wenn sie ausschließlich in westlicher Medizin ausgebildet wurden – haben wenigstens ein Jahr mit dem Studium der Naturheilmittel verbracht. Chemische Medikamente sind, auch wenn sie nicht importiert werden müssen, oft zu teuer, um weite Verbreitung zu finden. Und da die Naturheilmittel die gleiche Wirkung haben und weit preiswerter und leichter erhältlich sind, gelten sie in einem Land, wo sie Tausende von Jahren getestet wurden, als logische Alternativen.

Noch bis vor kurzer Zeit begannen TCM-Ärzte ihre lange Ausbildung als Arbeiter auf Kräuterfarmen oder sammelten Kräuter in der Umgebung ihrer Wohnung. Sich Kenntnisse über Naturheilmittel anzueignen erfordert ein jahrelanges Studium. Ein Arzt muß ein enzyklopädisches Wissen über Hunderte von Pflanzen und Tierprodukten besitzen, von denen einige, obwohl sie verschiedenen Spezies angehören, den gleichen Namen haben. Noch verwirrender ist, daß eine Pflanze manchmal je nach Landschaft den Namen wechselt.

Sie müssen auch Hunderte von Rezepten auswendig lernen. Als Lernhilfe werden den Medizinstudenten kleine Verse beigebracht, von denen manche bereits Tausende von Jahren alt sind; Verse, die ihnen helfen, den Namen der Pflanze, des Minerals oder des tierischen Produktes, seine Eigenschaften und die berühmtesten Rezepte im Gedächtnis zu behalten.

Wie alle anderen Aspekte der chinesischen Philosophie werden auch die Naturheilmittel entweder Yin oder Yang zugerechnet und nach ihren Eigenschaften und ihrem Geschmack unterschieden. Yang ist Energie, Aufstieg, Reise nach außen. Yang-Heilmittel wirken auf den Oberkörper, die Glieder und die Haut. Yin-Heilmittel sind innerlich tätig; sinken, steigen ab und wirken auf die Organe ein. Die chinesische Medizin kennt vier Eigenschaften: kalt, heiß, warm und kühl, und fünf Aromen: bitter, süß, scharf, sauer und salzig. Das Aroma verweist nicht zwangsläufig auf den tatsächlichen Geschmack des Mittels, sondern auf die heilende Natur. Da jedes Organ mit einem bestimmten Geschmack verbunden ist, wird die geschmacklich entsprechende Substanz zur Behandlung des Organs benutzt, das die Störung verursacht.

Die fünf Geschmacksrichtungen

Bittere Heilmittel werden verwandt, um die Hitze aus dem Körper zu vertreiben und Husten oder Erbrechen zu heilen. Sie helfen bei Verstopfung und Herzbeschwerden.

Süße Heilmittel helfen der Milz, dienen zur Unterstützung und Wiederherstellung der Harmonie, lindern Schmerz und ergänzen fehlende Energie.

Scharfe Heilmittel verbessern den Kreislauf und das Chi und werden oft zur Behandlung verhältnismäßig leichter Leiden benutzt. Sie sind mit der Lunge verbunden.

Saure Heilmittel sind mit der Leber liiert, wirken bei Durchfall und helfen, Ausfluß und Erguß zu stoppen.

Salzige Heilmittel helfen ebenfalls bei Verstopfung und werden zur Behandlung von Schilddrüsen- und Magenbeschwerden eingesetzt. Sie sind mit den Nieren verbunden.

Jede Pflanze besitzt eine individuelle „Wirkstätte". Die Studenten lernen, daß ein und dasselbe Mittel sich je nach Dosierung unterschiedlich auswirken kann. Pflanzen verändern sich je nachdem, wo sie wachsen. Ihre Heilwirkung kann stärker oder schwächer werden je nachdem, ob sie im Norden oder im Westen des Landes geerntet wurde; das hängt vom Boden, dem Klima und den Wachstumsbedingungen ab.

Die Eigenschaften des koreanischen Ginseng unterscheiden sich von denen des amerikanischen Ginseng; entsprechend wird er verordnet. So wie der aus der Shiraztraube, die in den Weingärten Frankreichs wächst, hergestellte Wein sich von dem aus demselben Traubentyp hergestellten Wein aus Neuseeland oder Chile unterscheidet. Ein Weinkenner wird den Wein kaufen, den er für den besten hält.

Die Eigenschaft einer Pflanze, ihre Verwendung und Wirksamkeit, kann sich auch durch die Art der Bearbeitung verändern. Man kann sie kochen, kurz anbraten, trocknen, dämpfen, in Scheiben schneiden oder mahlen und so eine „heiße" Pflanze in eine „kalte" verwandeln. Die Huflattichblüten (Familie der Compositae) und der Aster können die Lunge besser dabei unterstützen, einen Husten zu heilen, wenn sie kurz mit Honig angebraten werden. Die schmerzlindernde Wirkung der Yanhuosuo-Lerchenspornwurzelstock (Familie der Papaveraceae) hingegen verstärkt sich, wenn man sie mit Essig behandelt.

Im Laufe der Jahrtausende bekam jede Pflanze ihre eigene Legende und „Signatur". Nach Meinung der Ärzte weist jede Pflanze äußerlich auf ihr Heilpotential hin. Der Besenginster beispielsweise mit seinen leuchtend gelben Blüten wird zur Behandlung von Gelbsucht herangezogen; einer Krankheit, deren Hauptmerkmal die Gelbfärbung der Haut ist.

Doch die Pharmakopoe beschränkt sich nicht auf Pflanzen. Auch Metalle werden regelmäßig angewendet, hierzulande aber nur selten verschrieben. Zinnober ist ein ausgezeichnetes Beruhigungsmittel, roter Ocker beruhigt die Leber und stoppt den ungünstigen Fluß des Chi. Drachenknochen oder Fossilien von Dinosauriern, die man in Shanxi, der Inneren Mongolei, Gansu und Hebei noch häufig findet, sollen das Gemüt beruhigen (außer wahrscheinlich bei modernen Paläontologen). Roter Halloysit wird gegen chronische Diarrhö eingesetzt, und Limonit, ein Brauneisenerz, bei Ruhr.

Austernschalen (Familie der Ostreidae), getrocknete Skorpione, Blackfischbein und getrocknete Geckos gelten als ausgezeichnete Stärkungsmittel; sie füllen die Lungen- und Nierenenergie bei chronischem Asthma wieder auf. Getrocknete Seepferdchen werden verwendet, um die Lebensfunktionen der Nieren zu ergänzen; sie sollen Impotenz heilen können.

Selbst das Brustbein der Schildkröte findet in der chinesischen Medizin Verwendung. Es wird angewandt, um den Nieren bei der Kräftigung der Knochen zu helfen. Bernstein ist ein weiterer geschätzter Bestandteil von Rezepturen. Es heißt, wenn ein Tiger stirbt, sinkt sein Geist in die Erde und wird zu Bernstein.

Mehrere Schlangenarten werden zur Behandlung von Rheuma und Arthritis verwendet, denn die Schlange lebt an feuchten und nassen Plätzen und befindet sich wohl dabei. Zerstoßene Regenwürmer sind gut gegen Asthma. Sie wirken ähnlich wie Antihistamine. Die getrockneten und zu Pulver gemahlenen Regenwürmer wurden mit bemerkenswertem Erfolg Patienten des Ersten Lehrkrankenhauses in Tientsin verabreicht.

Ein aus den getrockneten Sekretionsdrüsen zweier Krötenarten gewonnenes Gift wird äußerlich angewandt, um Furunkel, Geschwüre und Karbunkel zu behandelt; bei Leiden wie Halsentzündungen oder Tumoren wird es eingenommen. Wespennester helfen, eiternde Hautentzündungen zu heilen, und werden sogar zu Spülungen benutzt. Mit dem getrockneten Extrakt eines blasenziehenden chinesischen Käfers wird tote Haut entfernt und die Heilung der durch Psoriasis, Neurodermitis, chronische Geschwüre und Skrofulose verursachten Wunden beschleunigt.

Heimische Naturheilmittel wurden vor nicht allzu langer Zeit in die Materia Medica aufgenommen, wenn uns auch die Vorstellung mißfallen mag, Gelatine aus Eselfell oder Gehörn einzunehmen, wie es in China üblich ist. Menschen aus dem Westen mögen eine noch größere Aversion gegen den Gebrauch pulverisierter menschlicher Nachgeburten hegen, mit der die Lebensenergie wieder aufgefüllt, das Blut genährt und Anämie behandelt wird, und gewiß werden sie davor zurückschrecken, sie zu kochen und zu essen.

In einigen Teilen Chinas scheint es Brauch zu sein, daß frischgebackene Eltern die Geburt ihres Kindes feiern und dabei Plazentasuppe servieren. Es gilt als große Ehre für den Gast, da der Plazenta nach Meinung der Chinesen Ching, die Lebensessenz, innewohnt. Einer westlichen Akupunkteurin, die sich in den achtziger Jahren zur Weiterbildung in China aufhielt, wurde die Plazenta als Zeichen des Respekts serviert. Sie fand, daß die Suppe bitter und ein wenig seltsam schmeckte. Glücklicherweise fragte sie erst nach dem Essen nach dem Rezept.

Heute sind die Naturheilmittel in rund zwanzig Hauptkategorien eingeteilt samt einer Reihe von Untergruppen. Sie sind entsprechend ihren Eigenschaften aufgeführt. Ich habe mich im folgenden nach dieser Einteilung gerichtet.

Pflanzen[1] zur Behandlung äußerlicher Syndrome

Ephedra-Kraut (Familie der Ephedraceae)
Cassia-Zimtbaumzweige (Familie der Lauraceae)
Schlangenkürbissamen (Familie der Cucurbitaceae)
Schizonepeta (Familie der Lamiaceae)
Saposhinkovia-Wurzel (Familie der Umbelliferae)
chinesische Ackerminze (Familie der Laminaceae)
Maulbeerbaumblätter (Familie der Moraceae)
Chrysanthemenblüten (Familie der Compositae)
Kopoubohnenwurzel (Familie der Leguminosae)
frischer Ingwer
Schwarznesselblätter (Familie der Labiatae)
wilder Ingwer (Familie der Zingiberaceae)
chinesischer Liebstöcklwurzelstock (Familie der Umbelliferae)
Magnolienblüten (Familie der Magnoliaceae)
Sibirische Spitzenklettenfrüchte (Familie der Compositae)
Centipedenkraut (Familie der Compositae)
chinesische Hasenohrwurzel (Familie der Umbelliferae)
Thorowax-Wurzel
Klettenfrüchte (Familie der Compositae)
chaste-tree fruit
indische Chrysanthemenblüten (Familie der Compositae)
Silberkerzenwurzelstock (Familie der Ranunculaceae)
fermentierte Sojabohne (Familie der Leguminosae)
Tamariskenspitzen
Teichlinsenkraut (Familie der Lemnaceae)
Fiebertrugblumenwurzel (Familie der Sacrifragaceae)

[1] Alle mit dieser Fußnote versehenen Begriffe zählen selbstverständlich nicht zu den Pflanzenarten, werden in ihrer Heilwirkung aber wie Pflanzen behandelt.

Pflanzen zur Vertreibung der inneren Hitze

Gips[1]
asiatischer Löwenzahn (Familie der Compositae/-Korbblütler)
Anemarrhena-Wurzelstock (Familie der Liliaceae)
Achyranthis-Wurzel (Familie der Amaranthaceae)
Schnurbaumwurzel (Familie der Leguminosae)
Leopardenblumenwurzelstock (Familie der Iridaceae)
chinesische Oliven
Frucht der Blasenkirsche
Kletterhopfen
Frucht des gelbblühenden Jasmin
Sauerdornwurzel (Familie der Berberidaceae)
Schnurbaumwurzel (Familie der Leguminosae)
Eschenrinde
Diptamwurzelrinde (Familie der Rutaceae)
Brucea-Früchte (Familie der Simarubaceae)
Rinde des Ostasiatischen Götterbaums
Chinaknollen (Familie der Liliaceae)
Cotinus-Zweige
Schlangenknöterichwurzelstock (Familie der Polygonaceae)
große Knöterichkrautwurzelknollen
Goldfaden
Frucht der Forsythie
Färberwaidblätter (Familie der Cruciferaceae)
Färberwaidwurzel (Familie der Cruciferaceae)
Wiesenküchenschellenwurzel (Familie der Ranunculaceae)
süßer Wermut
Bovist
Rinde des Petersstrauchs
Schachtelhalm
Baikal-Helmkrautwurzel (Familie der Labiatae)
Goldfadenwurzelstock (Familie der Ranunculaceae)
Korkbaumrinde (Familie der Rutaceae)
Portulak
Enzianwurzel
getrocknete Rehmannia-Wurzel
Ningpo-Braunwurzwurzel (Familie der Scrophulariaceae)
bärtiges Helmkraut (Familie der Labiatae)
Wurzel der Roten Pfingstrose
Geißblattblüten
Geißblattstiele

Indigo (naturbelassen)
Löwenzahnpflanze (Familie der Compositae)
Feldstiefmütterchen (Familie der Violaceae)
Houttuynia (Familie der Saururaceae)
Vielblättriger Einbeer-Wurzelstock (Familie der Liliaceae)
Patrinia-Kraut
green chiretta
Schwarzer Nachtschatten (Oldenlandia)
bärtiges Helmkraut (Familie der Labiatae)
Lobelia-Kraut (Glockenblumengewächs)
grazile Bambusblätter (Familie der Gramineae)
Schilfrohrwurzelstock (Familie der Graminae)
Hundstodblatt
Braunellenstacheln
Purpurkraut (Familie der Boraginaceae)
Vogelmierenwurzel (Familie der Caryophyllaceae)
Wurzel des St.-Lorenz-Krauts
Alang-Alang-Graswurzelstock (Familie der Graminaceae)

Pflanzen gegen Husten und zur Asthmalinderung

Pinellia-Knollen (Familie der Araceae)
Alantblüten (Familie der Compositae)
Samen des Echten Senfs
Feuerkolbenwurzelknolle (Familie der Araceae)
Thyphonium-Wurzelstock (Familie der Araceae)
Asterwurzel (Familie der Compositae)
Ballonblumenwurzel (Familie der Campanulaceae)
Schlangenkürbisfrüchte (Familie der Cucurbitaceae)
Zhekiang-Fritillaria-Zwiebel (Familie der Liliaceae)
bittere Aprikosensamen (Familie der Rosaceae)
Lepidium-Samen
Schwarznesselsamen (Familie der Labiatae)
Schlangenkürbiswurzel (Familie der Cucurbitaceae)
Bambusrohrstreifen (Familie der Gramineae)
Becherglockenwurzel (Familie der Campanulaceae)
Beerentang

Blattang
Haarstrangwurzel (Familie der Umbelliferae)
Blätter der Japanischen Mistel
Gingko-Samen
Huflatticnblüten (Familie der Compositae)
Stemona-Wurzel (Familie der Stemonaceae)
Szechuan Schachblumenzwiebel (Familie der Liliaceae)
Mohnkapseln
Rhododendron-dahurica-Blätter
Lilienzwiebel
Maulbeerbaumrinde (Familie der Moraceae)
Rinde des Manschuri-schenFlieders
Sterkuliensamen (Familie der Sterculiaceae)
Blüte des Stechapfels
Osterluzeifrüchte (Familie der Aristolochiaceae)
Bilsenkrautsamen
Zitronengras

Purgative (Abführmittel)

Rhabarber
Hanfsamen
Kansai-Wurzel
Knoxia-Wurzel
Genkwa-Blüten
Honig[1]
Buschkirschensamen
Sennesblätter
Aloe

Pflanzen, die Feuchtigkeit austreiben

Angelica-pubescens-Wurzel (Familie der Umbelliferae)
Tetrapanax-Wurzel (Familie der Araliaceae)
Maulbeermistel (Familie Loranthaceae)
Wasserwegerichwurzelknolle (östlicher Herkunft)
Wegerichsamen
Gilbweiderich (Familie der Primulaceae)
Wermut (östlicher Herkunft)
Stengel und Blätter der Agastachepflanze (Familie der Labiatae)
Ingwerfrucht

Kokospilz (Familie der Polyporaceae)
Patchouli-Kraut (Familie der Labiatae)
Runder Kardamomsamen
Glückswasserdostkraut (Familie der Compositae)
Katsumadai-Samen
Tsaoko-Frucht (Familie der Zingiberaceae)

Pflanzen zur inneren Erwärmung

vorbehandelte Eisenhutwurzel (Familie der Ranunculaceae)
Getrockneter Ingwer
Cassia-Zimtrinde (Familie der Lauraceae)
Stinkeschenfrüchte (Familie der Rutaceae)
Galgantwurzelknolle (Familie der Zingibaraceae)
Gelbholzbaumrinde
Gewürznelken
Fenchelfrucht
Argyi-Blätter
Szechuan-Eisenhutwurzel (Familie der Ranunculaceae)
Wurzel des wilden Eisenhuts (Familie der Ranunculaceae)
langer Pfeffer

Pflanzen zur Chi-Regulierung

Mandarinenschale
Mandarinenkerne
Unreife Pomeranzen
Nußgraswurzelstock (Familie der Cyperaceae)
Magnolienrinde (Familie der Magnoliaceae)
Zwiebel
Adlerholz
grüne Mandarinenschale
Pampelmusenschale
Pomeranzen
Himalayaschartenwurzel (Familie der Compositae)

Pflanzen, die den Appetit anregen und verdauen helfen

gekeimter Reis
gekeimte Hirse
Weißdornfrucht
gekeimte Gerste
Rettichsamen (Familie der Cruciferae)

Pflanzen, die Parasiten vertreiben

Quisqualis-Früchte (Familie der Combretaceae)
Betelnußsamen (Familie der Arecaceae)
Kürbiskerne
Zedrachbaumrinde
Torreya-Samen (Familie der Taxaceae)
Versteinertes Gerüst des Omphalia-Schwamms (Familie der Polyporaceae)
Carpesiumfrüchte (Familie der Compositae/Korbblütler)
Karotten
Odermennigknospe (Familie der Rosaceae)

Blutstillende Pflanzen

Felddistel
Wiesenknopfwurzel (Familie der Rosaceae)
Bletilla-striata-Wurzelknolle (Familie der Orchidaceae)
Sanchiwurzel (Familie der Araliaceae)
Rundkolbenpollen (Familie der Typhaceae)
Argyi-Blätter
Odermennig (Familie der Rosaceae)
Japanische Distel
kleine Distel
ostindische Krappwurzel (Familie der Rubiaceae)
Wiesenknopfwurzel (Familie der Rosaceae)
Blüte des Banyan-Baumes
Blütenknospe des Banyan-Baumes
abendländischer Lebensbaumsamen (Familie der Cupressaceae)
Alang-Alang-Graswurzelstock (Familie der Gramminaceae)

Boehmeria-Wurzel (Familie der Urticaceae/Nesselgewächs)
Yamsbohne
Hirtentäschelkraut
gekreuzter Mauerpfeffer
Verdickungen im Stiel der Lotosblume
Eclipta-Kraut (Familie der Compositae)
Rumex-Wurzel (Familie der Polygonaceae)

Pflanzen zur Anregung der Durchblutung (zur Stärkung und Regulation des Blutes)

Szechuan-Liebstöckelwurzelstock (Familie der Umbelliferae)
Rotwurzsalbeiwurzel (Familie der Labiatae)
Beifuß (Familie der Compositae)
Yanhuosuo-Lerchenspornwurzelstock (Familie der Papaveraceae)
Curcumawurzelknolle (Familie der Zingibaraceae)
Färberdistel
Pfirsichkerne (Familie der Rosaceae)
Achyranthis-Wurzel (Familie der Amaranthaceae)
Cyathula-Wurzel
Wurzel der Roten Pfingstrose (Familie der Ranunculaceae)
Safran
Gelbwurz
Hühnerblutstengel (Familie der Leguminosae)
Rundkolbenpollen (Familie der Typhaceae)
Christusdorn
Vaccaria-Samen (Nelkengewächs)
Sapanbaum
Eisenkraut (Familie der Verbanaceae)
Commelinenblüten (Familie der Commelinaceae)
Igelkolben
Zittwerwurzel
Wolfstrappkraut (Familie der Labiatae)
pflaumhaarige Stechpalmenwurzel
Weihrauch
Myrrhe

Pflanzen mit beruhigender Wirkung

Zinnober
wilde Jujubenfrüchte (Familie der Rhamnaceae)
Samen des Lebensbaums
Sibirische Kreuzblumenwurzel (Familie der Polygalaceae)
Seidenakazienblüte (Familie der Leguminosae)
Seidenakazienrinde (Familie der Leguminosae)
Schäfchenblumenstengel
Ganoderma
Baldrianwurzelknolle
Perlmutt[1]
Kokospilzwurzel (Familie der Polyporaceae)
purpurne Kaurimuschelschalen
Austernschale[1]

Pflanzen zur Beruhigung der Leber

Uncariazweige und Dornen (Familie der Rubiaceae)
Gastrodienwurzelstock (Familie der Orchidaceae)
Burzeldornfrüchte (Familie der Zygophyllaceae)
Hämatit[1]
Schale des Seeohrs

Pflanzen zur Wiedererweckung des Bewußtseins

Borneokampfer (kristallisiertes Destillat aus dem Harz)
Rhizom des Gemeinen Kalmus
Styrax

Anregende Pflanzen

Ginseng
Glockenwindenwurzel (Familie der Campanulaceae)
Astragalus-Wurzel (Familie der Leguminosae)
weiße Atractylodeswurzelknollen (Familie der Compositae)
chinesische Yam's Wurzel
Süßholz

Elfenblumen (Familie der Berberidaceae)
chinesische Guttapercharinde (Familie der Eucommiaceae)
Asphaltkleefrüchte (Familie der Leguminosae)
Wüstencistanchenkraut (Familie der Orobanchaceae)
chinesische Angelikawurzel (Familie der Umbelliferae)
vorbehandelte Rehmannia-Wurzel
Schäfchenblumenwurzel
Wurzel der Weißen Pfingstrose
Glehnia-Wurzel (Familie der Umbelliferae)
Dendrobium-Stengel (Familie der Orchidaceae)
Lilienzwiebel
Frucht des Petersstrauchs
asiatische Glockenwindenwurzel (Familie der Campanulaceae)
Pseudostellaria-Wurzel (Familie der Caryophyllaceae)
Süßkleewurzeln
chinesische Datteln
Sibirische Solomonssiegelswurzelknollen
Malzextrakt
Lilienwurzel (Familie der Liliaceae)
chinesische Spargelwurzel (Familie der Liliaceae)
Ningpo-Braunwurzwurzel (Familie der Scrophulariaceae)
Frucht des Hartriegels
Bärenschote
Frucht der Rainweide

Pflanzen, die verlorengegangene Körperflüssigkeiten ersetzen

Weizen
Schisandra-Früchte (Familie der Magnoliaceae)
Schwarze Pflaume
Lotusblumensamen
Frucht des Hartriegels
bittere Kardamomen (Familie der Zingiberaceae)
Euryales-Samen (Familie der Nymphaceae)
Muskatnuß
Mohnkapsel
Schisandra-Früchte (Familie der Magnoliaceae)
Blackfischbein
Ephedrawurzel (Familie der Ephedraceae)
chinesischer Gallapfel
Terminalia-Früchte (Familie der Combretaceae)

Rinde des Granatapfelbaums
Lotusblumenstaubgefäße
Himbeere
Hagebutte der Glattstämmigen Weißen Rose
Gingko-Samen

Schweißfördernde Pflanzen

chinesisches Ephedrakraut und Wurzel (Familie der Ephedraceae)
Lilienblütige Magnolien (Familie der Magnoliaceae)
purpurne Schwarznessel (Familie der Labiatae)
Kudzu-Rebe
Maulbeerblättrige Chrysantheme (Familie der Compositae)
Saposhinkovia-Wurzel (Familie der Umbelliferae)
Schwarznesselblätter (Familie der Labiatae)
fermentierte Sojabohne (Familie der Leguminosae)
Teichlinsenkraut (Familie der Lemnaceae)
Cassia-Zimtbaumzweige (Familie der Lauraceae)
frischer Ingwer
Schizonepeta (Familie der Lamiaceae)
Kopoubohnenwurzel (Familie der Leguminosae)

Pflanzen, die bei rheumatischen Erkrankungen Erleichterung bringen

Notopterygium-Wurzel (Familie der Umbelliferae)
Wurzel der pflaumhaarigen Brustwurz
chinesische Waldrebenwurzel (Familie der Ranunculaceae)
Wurzel des Großblättrigen Enzians
chinesische Quittenfrüchte (Familie der Rosaceae)
Siegesbeckienkraut (Familie der Compositae)
Futokadsura-Stengel
chinesischer Sternenjasmin
Stachelpanaxwurzelrinde (Familie der Araliaceae)
Rinde des Korallenbaums
Luffa (Familie der Cucurbitaceae)
Gemeiner Bärlapp
Stengel und Blätter älterer Geranien
glorybower leef
japanische Yamswurzelknol-

len (Familie der Dioscoreaceae)
Rispenförmige Wurzel des St.-Lorenz-Krauts
Orientrebe
Seidenakazienrinde
Tetrapanax-Wurzel (Familie der Araliaceae)

Harntreibende Pflanzen

Kokospilz (Familie der Liliaceae)
Umbellata-Pilz
Orient-Froschlöffelknolle (Familie der Alismataceae)
Wegerich
Hiobstränensamen (Familie der Graminae)
chinesische Wachskürbisschale (Familie der Cucurbitaceae)
Betelnußschale (Familie der Arecaceae)
Szechuan-Clematis armandii-Stengel (Familie der Ranunculaceae)
Stiel der Manschurischen Aristolochia (Familie der Aristolochiaceae)
Knöterich
Nelkenkraut (Familie der Caryophyllaceae)
Abutilonsamen (Familie der Malvaceae)
Trichterwindensamen (Familie der Convolvulceae)
Kermesbeerenwurzel (Familie der Phytolaccaceae)
Samen des Croton
Euphorbia-Kansai-Wurzel (Familie der Euphorbiaceae)
Dwenka-Blüten
siebenlappige Yamwurzelknollen
hypoglauca yam
Besenradmeldenfrüchte (Familie der Chenopodiaceae)
Gilbweiderich (Familie der Primulaceae)
Sporen des Japanischen Farns
Reisbohne
Pyrrosia-Blätter (Familie der Polypodiaceae)
Flaschenkürbis
Frucht des amerikanischen Amberbaums (Familie der Hamamelidaceae)
Getreidenarben (Familie der Graminaceae)
Binsenkraut
kreuzblättrige Peking-Wolfsmilch-Wurzel (Familie der Euphorbiaceae)
Chamaedaphne Blätter und Blüten
kreuzblättrige Wolfsmilchwurzel (Familie der Euphorbiaceae)

Naturheilmittel und ihre Kanäle

Naturheilmittel werden auch nach ihrer therapeutischen Wirkung auf bestimmte Organe und die Meridiane geordnet, mit denen diese verbunden sind. Einige wirken auf einen oder mehrere Kanäle, aber nicht auf die übrigen. Das nennt man Kanaltropismus. Bestimmte hitzevertreibende Kräuter zum Beispiel wirken nicht nur auf den Lungenkanal, sondern auch bei Krankheiten, die mit dem Leber- oder Herzkanal zusammenhängen. Stärkende Naturheilmittel kräftigen die Lunge, wirken aber nicht auf Milz oder Nieren.

Lunge

Samen des Echten Senfs
Ephedra-Kraut (Familie der Ephedraceae)
Lilienzwiebel
Glehnia-Wurzel (Familie der Umbelliferae)
Lepidium-Samen
Cassia-Zimtbaumzweige (Familie der Lauraceae)
Astragalus-Wurzel (Familie der Leguminosae)
Bittermandeln
Zwiebel
Schizonepeta (Familie der Lamiaceae)
Schlangenbartwurzel (Familie der Liliaceae)
Rinde des Petersstrauchs
Frucht des Petersstrauchs
Färberwaidblätter (Familie der Cruciferaceae)
Angelica-dahurica-Wurzel (Familie der Umbelliferae)
Schwarznesselsamen (Familie der Labiatae)
chinesische Ackerminze (Familie der Laminaceae)
Pinellia-Knollen (Familie der Araceae)
Süßholz
Genkwa-Blüten
Bletilla-striata-Wurzelknolle (Familie der Orchidaceae)
Maulbeerbaumblätter (Familie der Moraceae)
Magnolienrinde (Familie der Magnoliaceae)
chinesische Yam's Wurzel
Ningpo-Braunwurzwurzel (Familie der Scrophulariaceae)
Geißblattblüten
Frucht der Forsythie

Szechuan-Schachblumenzwiebel (Familie der Liliaceae)
Gips[1]
Anemarrhena-Wurzelstock (Familie der Liliaceae)
Frucht des gelbblühenden Jasmin
bärtiges Helmkraut (Familie der Labiatae)
Alantblüten (Familie der Compositae)
Ballonblumenwurzel (Familie der Campanulaceae)
Schlangenkürbisfrüchte (Familie der Cucurbitaceae)
Euphorbia-Kansai-Wurzel (Familie der Euphorbiaceae)
Knoxia-Wurzel
Stengel und Blätter der Agastachepflanze (Familie der Labiatae)
Wegerichsamen
Ginseng
Getrockneter Ingwer
Mandarinenschale
Rettichsamen (Familie der Cruciferae)
Pfirsichkerne (Familie der Rosaceae)
Sibirische Kreuzblumenwurzel (Familie der Polygalaceae)
Glockenwindenwurzel (Familie der Campanulaceae)
Schwarze Pflaume

Herz

Färberwaidblätter (Familie der Cruciferaceae)
Färberwaidwurzel (Familie der Cruciferaceae)
getrocknete Rehmannia-Wurzel
Strauchpaeonienwurzelrinde (Familie der Ranunculaceae)
Szechuan-Schachblumenzwiebel (Familie der Liliaceae)
Frucht der Forsythie
Frucht des gelbblühenden Jasmin
Goldfadenwurzelstock (Familie der Ranunculaceae)
Kokospilz (Familie der Polyporaceae)
chinesische Eisenhutwurzel (äußerer Teil/Familie der Ranunculaceae)
Getrockneter Ingwer
Cassia-Zimtrinde (Familie der Lauraceae)
Felddistel
Yanhuosuo-Lerchenspornwurzelstock (Familie der Papaveraceae)

Curcumawurzelknolle (Familie der Zingibaraceae)
Färberdistel
Rotwurzsalbeiwurzel (Familie der Labiatae)
Beifuß (Familie der Compositae)
Stiel der Manschurischen Aristolochia (Familie der Aristolochiaceae)
Pfirsichkerne (Familie der Rosaceae)
wilde Jujubenfrüchte (Familie der Rhamnaceae)
Samen des Lebensbaums
Sibirische Kreuzblumenwurzel (Familie der Polygalaceae)
Rhizom des Gemeinen Kalmus
Ginseng
Süßholz
chinesische Angelikawurzel (Familie der Umbelliferae)
Schlangenbartwurzel (Familie der Liliaceae)
Lilienzwiebel
Weizen
Lotusblumensamen

Leber

Strauchpaeonienwurzelrinde (Familie der Ranunculaceae)
Wurzel der Roten Pfingstrose (Familie der Ranunculaceae)
Schwarze Pflaume
Frucht des Hartriegels
Schizonepeta (Familie der Lamiaceae)
Blackfischbein
Schäfchenblumenwurzel
Maulbeermistel (Familie der Loranthaceae)
getrocknete Rehmannia-Wurzel
chinesische Ackerminze (Familie der Laminaceae)
Maulbeerbaumblätter (Familie der Moraceae)
Chrysantheme
Rhabarber
chinesische Hasenohrwurzel (Familie der Umbelliferae)
Enzianwurzeln
Wurzeln der Weißen Pfingstrose
Süßer Wermut
Gilbweiderich (Familie der Primulaceae)
Goldfadenwurzelstock (Familie der Ranunculaceae)
Wegerichsamen
Wermut (östlicher Herkunft)
Stinkeschenfrüchte (Familie der Rutaceae)

Beifuß (Familie der Compositae)
Yanhuosuo-Lerchenspornwurzelstock (Familie der Papaveraceae)
Nußgraswurzelstock (Familie der Cyperaceae)
gekeimte Gerste
Felddistel
Wiesenknopfwurzel (Familie der Rosaceae)
Bletilla-striata-Wurzelknolle (Familie der Orchidaceae)
Sanchiwurzel (Familie der Araliaceae)
Rundkolbenpollen (Familie der Typhaceae)
Argyi-Blätter
Szechuan-Liebstöckelwurzelstock (Familie der Umbelliferae)
Rotwurzsalbeiwurzel (Familie der Labiatae)
Curcumawurzelknolle (Familie der Zingibaraceae)
Färberdistel
Pfirsichkerne (Familie der Rosaceae)
Achyranthis-Wurzel (Familie der Amaranthaceae)
Cyathula-Wurzel
wilde Jujubenfrüchte (Familie der Rhamnaceae)
Uncariazweige und Dornen (Familie der Rubiaceae)
Gastrodienwurzelstock (Familie der Orchidaceae)
Elfenblumen (Familie der Berberidaceae)
chinesische Guttaperchatrinde (Familie der Eucommiaceae)
chinesische Angelikawurzel (Familie der Umbelliferae)
Cassia-Zimtrinde (Familie der Lauraceae)
Frucht des Petersstrauchs

Milz

Pinellia-Knollen (Familie der Araceae)
Rettichsamen (Familie der Cruciferae)
Saposhinkovia-Wurzel (Familie der Umbelliferae)
Himalayaschartenwurzel (Familie der Compositae)
Ingwerfrucht
Atractylodes-Wurzel (Familie der Compositae)
Kokospilz (Familie der Polyporaceae)
Kopoubohnenwurzel (Familie der Leguminosae)
Rhabarber
Buschkirschensamen

Alantblüten (Familie der Compositae)
Stengel und Blätter der Agastachepflanze (Familie der Labiatae)
Wermut (östlicher Herkunft)
chinesische Eisenhutwurzel (äußerer Teil/Familie der Ranunculaceae)
chinesische Yam's Wurzel
Schwarze Pflaume
Süßholz
chinesische Angelikawurzel (Familie der Umbelliferae)
Quisqualis-Früchte (Familie der Combretaceae)
Cassia-Zimtrinde (Familie der Lauraceae)
Stinkeschenfrüchte (Familie der Rutaceae)
Mandarinenschale
unreife Pomeranzen
Weißdornfrucht
Asphaltkleefrüchte (Familie der Leguminosae)
gekeimte Gerste
Yanhuosuo-Lerchenspornwurzelstock (Familie der Papaveraceae)
Curcumawurzelknolle (Familie der Zingibaraceae)
Ginseng
Glockenwindenwurzel (Familie der Campanulaceae)
Astragalus-Wurzel (Familie der Leguminosae)
weiße Atractylodeswurzelknollen (Familie der Compositae)
Wurzel der Weißen Pfingstrose
Lotusblumensamen
bittere Kardamomen (Familie der Zingiberaceae)

Nieren

Strauchpaeonienwurzelrinde (Familie der Ranunculaceae)
Euphorbia-Kansai-Wurzel (Familie der Euphorbiaceae)
Knoxia-Wurzel
Wüstencistanchenkraut (Familie der Orobanchaceae)
Angelica-pubescens-Wurzel (Familie der Umbelliferae)
Gilbweiderich (Familie der Primulaceae)
Maulbeermistel (Familie der Loranthaceae)
Notopterygium-Wurzel (Familie der Umbelliferae)
getrocknete Rehmannia-Wurzel
Rinde des Petersstrauchs
Frucht des Petersstrauchs
Ningpo-Braunwurzwurzel

(Familie der Scrophulariaceae)
Genkwa-Blüten
Süßer Wermut
Wasserwegerichwurzelknolle (östlicher Herkunft)
Wegerichsamen
Anemarrhena-Wurzelstock (Familie der Liliaceae)
Tetrapanax-Wurzel (Familie der Araliaceae)
Korkbaumrinde (Familie der Rutaceae)
Umbellata-Pilz
chinesische Eisenhutwurzel (äußerer Teil/Familie der Ranunculaceae)
chinesische Guttapercharinde (Familie der Eucommiaceae)
Asphaltkleefrüchte (Familie der Leguminosae)
Cassia-Zimtrinde (Familie der Lauraceae)
Argyi-Blätter
Achyranthis-Wurzel (Familie der Amaranthaceae)
Cyathula-Wurzel
bittere Kardamomen (Familie der Zingiberaceae)
Samen des Lebensbaums
chinesische Yam's Wurzel
Dendrobium-Stengel (Familie der Orchidaceae)
Elfenblumen (Familie der Berberidaceae)
Schäfchenblumenwurzel
Lotusblumensamen
Frucht des Hartriegels
Blackfischbein

Blase

Ephedra-Kraut (Familie der Ephedraceae)
Angelica-pubescens-Wurzel (Familie der Umbelliferae)
Saposhinkovia-Wurzel (Familie der Umbelliferae)
Notopterygium-Wurzel (Familie der Umbelliferae)
Lepidium-Samen
Tetrapanax-Wurzel (Familie der Araliaceae)
Umbellata-Pilz
Wasserwegerichwurzelknolle (östlicher Herkunft)
Stiel der Manschurischen Aristolochia (Familie der Aristolochiaceae)
Gilbweiderich (Familie der Primulaceae)
Beifuß (Familie der Compositae)

Magen

Geißblattblüten
Pinellia-Knollen (Familie der Araceae)
Hanfsamen
Glaubersalz
Angelica-dahurica-Wurzel (Familie der Umbelliferae)
Atractylodes-Wurzel (Familie der Compositae)
Färberwaidblätter (Familie der Cruciferaceae)
Ningpo-Braunwurzwurzel (Familie der Scrophulariaceae)
Himalayaschartenwurzel (Familie der Compositae)
Gips[1]
weiße Atractylodeswurzelknollen (Familie der Compositae)
Zwiebel
Weißdornfrucht
Anemarrhena-Wurzelstock (Familie der Liliaceae)
Frucht des gelbblühenden Jasmin
bärtiges Helmkraut (Familie der Labiatae)
Goldfadenwurzelstock (Familie der Ranunculaceae)
Alantblüten (Familie der Compositae)
Schlangenkürbisfrüchte (Familie der Cucurbitaceae)
Rhizom des Gemeinen Kalmus
Süßholz
Stengel und Blätter der Agastachepflanze (Familie der Labiatae)
Getrockneter Ingwer
Ingwerfrucht
Wermut (östlicher Herkunft)
Stinkeschenfrüchte (Familie der Rutaceae)
Schlangenbartwurzel (Familie der Liliaceae)
Unreife Pomeranzen
Magnolienrinde (Familie der Magnoliaceae)
gekeimte Gerste
Rettichsamen (Familie der Cruciferae)
Quisqualis-Früchte (Familie der Combretaceae)
Betelnußsamen (Familie der Arecaceae)
Kürbiskerne
Glehnia-Wurzel (Familie der Umbelliferae)
Wiesenknopfwurzel (Familie der Rosaceae)
Bletilla-striata-Wurzelknolle (Familie der Orchidaceae)
Sanchiwurzel (Familie der Araliaceae)
Dendrobium-Stengel (Familie der Orchidaceae)
Blackfischbein

Gallenblase

chinesische Hasenohrwurzel (Familie der Umbelliferae)
bärtiges Helmkraut (Familie der Labiatae)
Enzianwurzel
Frucht der Forsythie
Süßer Wermut
Gilbweiderich (Familie der Primulaceae)
Wermut (östlicher Herkunft)
Himalayaschartenwurzel (Familie der Compositae)
Szechuan-Liebstöckelwurzelstock (Familie der Umbelliferae)

San jiao

Frucht des gelbblühenden Jasmin
Nußgraswurzelstock (Familie der Cyperaceae)

Herzbeutel

Szechuan-Liebstöckelwurzelstock (Familie der Umbelliferae)
Rundkolbenpollen (Familie der Typhaceae)
Rotwurzsalbeiwurzel (Familie der Labiatae)
Uncariazweige und Dornen (Familie der Rubiaceae)

Dickdarm

Alantblüten (Familie der Compositae)
Hanfsamen
bärtiges Helmkraut (Familie der Labiatae)
Goldfadenwurzelstock (Familie der Ranunculaceae)
Korkbaumrinde (Familie der Rutaceae)
Geißblattblüten
Wiesenküchenschellenwurzel (Familie der Ranunculaceae)
Schlangekürbisfrüchte (Familie der Cucurbitaceae)
Bittermandeln
Schwarznesselsamen (Familie der Labiatae)
Rhabarber
Glaubersalz[1]

Buschkirschensamen
Himalayaschartenwurzel (Familie der Compositae)
Euphorbia-Kansai-Wurzel (Familie der Euphorbiaceae)
Knoxia-Wurzel
Magnolienrinde (Familie der Magnoliaceae)
Zwiebel
Betelnußsamen (Familie der Arecaceae)
Kürbiskerne
Genkwa-Blüten
Unreife Pomeranzen
Wiesenknopfwurzel (Familie der Rosaceae)
Pfirsichkerne (Familie der Rosaceae)
Samen des Lebensbaums
Wüstencistanchenkraut (Familie der Orobanchaceae)
Schwarze Pflaume

Dünndarm

Buschkirschensamen
Stiel der Manschurischen
Aristolochia (Familie der Aristolochiaceae)

Kapitel 8: Essen für die Gesundheit – auf chinesische Art

„Nahrung ist Medizin, und Medizin ist Nahrung", lautete ein in China bekanntes Sprichwort. Vielleicht kein Spruch, der Menschen, die unbearbeitete Pflanzenmedizin schlucken, begeistert. Und doch stimmt er.

Heutige Ernährungssachverständige betonen immer wieder, daß eine ausgeglichene Ernährung die beste Möglichkeit ist, gesund zu bleiben. Im *Nei Jing* riet der Gelbe Kaiser drei Jahrhunderte vor Christi Geburt, täglich Getreidekörner, Fleisch, Früchte und Gemüse zu essen. Auch Konfuzius gab Ernährungsratschläge, die heutige Diätspezialisten freudig begrüßen würden.

Das primitive Wissen um die heilenden Eigenschaften der Lebensmittel, die sie zu sich nahmen, entwickelte sich beim Menschen im Verlauf der Jahrhunderte, in denen sie beobachteten, daß gewisse Zutaten in ihrem Kochtopf ihrer Gesundheit und ihrem Wohlbefinden förderlich waren. Vielleicht verschwanden ihre Kopfschmerzen nach dem Essen, oder aber sie erbrachen sich. Vielleicht ließ das Fieber nach und die Gelenke schmerzten nicht mehr so sehr, oder aber sie bekamen Durchfall.

Sobald die Menschen einmal eine Beziehung zwischen den körperlichen Auswirkungen und gewissen Zutaten vermuteten, begannen sie diese zu isolieren, um bestimmte Leiden damit zu behandeln. Doch sie mischten sie auch weiterhin unter die Nahrung, um gesund zu bleiben, und sie tun es bis zum heutigen Tag.

Während der Shong-Dynastie, etwa 1700 Jahre vor Christi Geburt, tauchte in der Küche des Kaisers ein neuer Koch auf. Er hieß I-Yin, und er wußte, welche Pflanzen die besten Heilwirkungen besaßen. Die in China so weit verbreiteten Kräutersuppen wurden von I-Yin ersonnen. Er soll der erste Koch gewesen sein, der medizinische Absude zubereitete. Man könnte ihn den ersten Diätfachmann nennen. Manchmal wird behauptet, er sei in Wirklichkeit Premierminister gewesen. Doch die Geschichte der chinesischen Medizin und jener verehrten Gestalten, die zu ihrer Entwicklung beitrugen, bleibt in diesen Punkten häufig vage.

Im 14. Jahrhundert schrieb der Mongole Hu Si-hui, ehemaliger Küchenchef des kaiserlichen Haushalts der Yuan-Dynastie, ein Buch, das auf seinen Erfahrungen in erlauchten Küchen und seiner Kenntnis der Pflanzenarzneien beruhte. Er nannte es *Prinzipien der richtigen Ernährung* und schenkte es dem Kaiser. In einem ernährungs- und gesundheitsbewußten Land kann es kein besseres Geschenk geben.

Eigentlich sollte man nur essen, um den Hunger zu stillen, und trinken, um den Durst zu löschen. Aber kein Volk genießt ein mit Sachkenntnis zubereitetes Essen mehr als die Chinesen. In China ist es Brauch, Gästen ein Festessen zu bereiten, bei dem sich buchstäblich die Tische biegen. Ein Gericht folgt dem anderen; und der Gastgeber läßt es sich nicht nehmen, persönlich vorzulegen. Die Köstlichkeiten kommen zuerst, solange der Gast noch Appetit hat; während Reis und Suppe das Essen abrunden.

Bei allen Mahlzeiten, üppig oder schlicht, ist das Verhältnis der „fan"- und „ts'ai" -Zutaten ausgeglichen. Zu „fan" gehören Reis, Getreide oder stärkehaltige Speisen. Der Begriff „ts'ai" bedeutet ursprünglich Gemüse, bezeichnet aber heute auch die dazugehörenden Fleisch- oder Fischgerichte.

In ihrer Heimat behandeln die Chinesen kleinere gesundheitliche Störungen oft mit einem speziell zubereiteten Essen oder indem sie eine bestimmte Zutat in ein Gericht geben. Wenn ihre Familie nach einem Gang durch den kalten Wind nach Haus kommt, wird die Pekinger Hausfrau ihnen einen Becher Frühlingszwiebeltee servieren, um die Kälte aus ihren Knochen zu vertreiben und sie vor einer Erkältung zu bewahren. Magenbeschwerden oder Übelkeit werden mit Ingwertee behandelt, denn Ingwer wärmt und gilt auch als Entgifter. Jeder, der glaubt, seine Magenschmerzen rührten von einer Lebensmittelvergiftung her, sollte sich aus einigen Gramm frischen Ingwers einen Tee machen (je mehr, desto besser), der helfen wird, die Symptome zu lindern. Süßholz hilft bei Kolikschmerzen und wird oft – zusammen mit der Pfingstrosenwurzel – Kindern verschrieben, wenn sie Bauchschmerzen haben.

Einem am Parkinson-Syndrom Leidenden könnte man die gedünsteten Füße eines schwarzbeinigen Huhns servieren, die als ausgezeichnete Blutreiniger gelten. Doch selbst wenn wir diese Speisen gern probieren würden, wäre es hier in unserer industrialisierten und homogenisierten westlichen Gesellschaft nicht möglich, die passenden Zutaten zu finden. Doch es lohnt sich, die chinesische Lebensmittel-Philosophie kennenzulernen; und die Volksmedizin kennt viele Rezepte aus Zutaten, die in jeder Küche zu finden sind.

Yin- und Yang-Nahrung

Gleichgewicht und Harmonie sind bei der Zubereitung eines Essens und bei einem Ernährungsplan oberstes Gebot. Bei den Chinesen ist jedes Nahrungsmittel entweder Yin, das heißt kühl oder kalt, oder Yang, warm oder heiß. Rät ein chinesischer Arzt seinem Patienten, heiße oder kalte Nahrung zu meiden, so meint er damit nicht die Temperatur der servierten Speisen, sondern die eigentliche Klassifikation der Zutaten – eine weitere jener angeblich seltsamen östlichen Theorien, die jedoch augenblicklich einleuchtet, wenn man sie in unseren Worten ausdrückt. Es gibt eine Hauptregel: Je mehr Kalorien eine Zutat hat, desto heißer ist sie nach dem chinesischen Ernährungkodex. Fettes Fleisch, Alkohol und Erdnüsse sind demnach heiß, Früchte, Meeresalgen und grünes Gemüse kalt.

Rohes Gemüse wird in China kaum gegessen. Selbst im Sommer werden Salate kurz gekocht; eine vernünftige Vorsichtsmaßnahme in einem Land mit extremen Klimaunterschieden, wo die Sommer sehr heiß und feucht sein können und nicht immer frisches, sauberes Wasser aus dem Hahn kommt. Die modernen Chinesen sehen in der westlichen Ernährung, bei der das Hauptgewicht auf lange gekochtem und kalorienreichem Essen liegt, schlicht für eine Einladung an heiße Krankheiten wie Grippe.

Bei uns wird die Gurke roh als Salat serviert, während man sie in großen Teilen Chinas kocht, weil sie ein kaltes Lebensmittel ist, das mit körpereigener Energie erwärmt werden muß. Wenn Sie einmal darüber nachdenken, werden Sie feststellen, daß es in östlichen und westlichen Begriffen Sinn ergibt. Gurken sind kalorienarm und eher unverdaulich, also muß der Magen besonders schwer arbeiten.

Die Chinesen sehen nicht ein, weshalb sie etwas essen sollten, das eine Kalorie liefert, wenn für die Verarbeitung zwei Kalorien aufgewendet werden müssen. Deshalb dünsten sie Gurken, oder braten sie kurz an und nehmen auf diese Weise dem Verdauungssystem einen Teil der Arbeit ab. Ältere Leute achten darauf, daß sie keine kalten Speisen essen, da diese ihnen Körperenergie rauben. Ungewöhnliche Gerichte wie Vogelnestsuppe, Haifischflossen oder Ginseng werden als kräftigende Speisen betrachtet, genau wie die Karotte, mit deren Samen man Ruhr behandelt.

Alle Nahrungspflanzen, die im Frühling und Sommer wachsen, sind kalt. Die Chinesen, deren Philosophie auf der Natur und den Naturgesetzen beruht, glauben, daß zu einer idealen Ernährung stets frische Produkte der Jahreszeit gehören. Salat, Gurken und Blattgemüse ist Sommernahrung. Die meisten Wurzelgemüse, rotes Fleisch und Ingwer, wesentliche Bestandteile der chinesischen Küche, eignen sich als warme Nahrungsmittel für Herbst- und Wintergerichte.

Die Art der Zubereitung verändert die Yin- oder Yang-Natur des Produktes. Wasser wird stets ein kühlender Einfluß zugeschrieben, selbst wenn man es zum Kochen oder Dünsten gebraucht. Ein warmes Hühnerei wird durch Kochen kühl, während ein Entenei, das man als „kühl" bezeichnet, weil eine Ente sich die meiste Zeit im Wasser aufhält, durch Braten warm wird.

Der Fisch ist natürlich kalt, weil er im Wasser lebt, und wird mit Ingwer gekocht, um das Gericht aufzuwärmen und ein Gleichgewicht zu schaffen. Während Schalentiere, die ebenfalls im Wasser leben, wegen der Schalen als heiß bezeichnet werden. Gewissen, in seichtem Wasser beheimateten Schalentieren schreibt man toxische Eigenschaften zu oder wie die Chinesen sagen: „Gifthitze". Jemandem, der an Furunkeln leidet oder gerade eine Operation hinter sich hat, wird geraten, Krabben und Garnelen zu meiden, da die Gifthitze zu einer Infektion der Stiche führen kann. Hummer, der im tiefen Wasser zu Hause ist, wird aber als ungefährlich betrachtet.

Selbst Nudeln können verschiedenen Kategorien angehören je nachdem, ob sie aus Reis oder Getreide hergestellt wurden. Da Reis im Wasser wächst, sind Reisprodukte kalt. Getreide, das in der Sonne reift, ist heiß. Um sicherzustellen, daß Yin und Yang ausgewogen sind, wird der Koch auch dafür sorgen, daß im Essen ein ausgeglichenes „Klima" herrscht.

Wie bei den Heilpflanzen achten die Chinesen auch bei den Nahrungsmitteln auf die „Signatur". Ihrer Meinung nach nähren Walnüsse das Gehirn, weil sie ihm ähnlich sehen. Ein Schweineschwanz kräftigt das Rückgrat Heranwachsender.

Die chinesische Küche gehört zu den größten der Welt, obwohl sie in einem von Hungersnöten heimgesuchten Land entstand und von Hunger bestimmt wurde. Selbst in guten Zeiten gab es nicht genug Weideland. Und nur selten blieb Getreide übrig, das an Tiere verfüttert werden konnte; deshalb galt Fleisch als Seltenheit, und Molkereiprodukte waren faktisch unbekannt.

Das Schwein wurde zum beliebtesten Fleischlieferanten. Schweine sind billig in der Aufzucht. Sie können im Wald nach Nüssen und Eicheln stöbern und das Wasser trinken, in dem der Reis gewaschen wurde. Hühner und Enten sind genauso wirtschaftlich in der Haltung. Enten- und Hühnerfleisch findet sich auch heute noch in vielen Volksarzneien.

Die chinesische Küche verdankt den Überlebenstechniken der mageren Jahre ihren einzigartigen Charakter. Noch bis vor kurzem schälten Lebensmittelverkäufer die Apfelsinen und verkauften die Schale getrennt als Aroma oder zum Einkochen. Kleine Fleischportionen schnitzelte man, um die Familie satt zu machen. Bohnensprossen, Bohnengallerte und andere Hülsenfrüchte sorgten für das nötige Eiweiß. Der Wok gehört zu den effizientesten Kochgeräten, die je erfunden wurden. Weil er die Hitze verteilt, wird nur wenig Kochöl gebraucht. Und durch das kurze Anbraten wird sichergestellt, daß keine Vitamine verlorengehen und das Gemüse schmackhaft, knackig und appetitlich bleibt.

Kräutersuppen

Eines der besten Heil- und Stärkungsmittel, auf das eine chinesische Hausfrau stets zurückgreift, sind Kräutersuppen, die sie immer dann serviert, wenn jemand in der Familie krank oder Rekonvaleszent ist. Das chinesische Wort „tang" bezeichnet jede Art von Suppe. Großküchen liefern speziell zubereitete Kräutersuppen an Krankenhäuser und Kliniken im ganzen Land. In Großbritannien kann man diese Fertigsuppen in chinesischen Supermärkten kaufen; rund 50 verschiedene Suppen sind erhältlich.

Da die Kräutersuppen einen wesentlichen Bestandteil ihrer Kultur ausmachen, wissen die Chinesen genau, welche Suppe ihnen hilft, wieder gesund zu werden. Zhong-jing empfiehlt in seinem berühmtem Klassiker über die Behandlung von Fiebererkrankungen eine Suppe aus den Wurzeln der chinesischen Brustwurz, frischem Ingwer und Hammelfleisch und eine weitere aus Lilienzwiebeln und Eidotter, die heute noch bekannt sind und in speziellen, manchen Krankenhäusern angeschlossenen Speisesälen serviert werden. Das Krankenhaus in Chengdu, einer Provinz Suichuans, verfügt über einen Speisesaal, wo 96 Diätspeisen für Patienten, die an Diabetes, Fettleibigkeit oder unter Herzbeschwerden leiden, angeboten werden.

Chinesen, die zu Hause genesen, werden sich ihre eigene heilkräftige Suppe zubereiten, deren Zutaten sie nach ihren therapeutischen Eigenschaften auswählen. Die Lilienzwiebel soll die Lunge nähren, das Feuer aus dem Herzen vertreiben und das Gemüt beruhigen. Die chinesische Brustwurz gilt als Blutstärkungsmittel, das auch bei Monatsbeschwerden hilft.

Die Chinesen greifen stets auf Kräutersuppen oder Brühen zurück. Eine aus der Brust freilaufender, Körner pickender Hühner, langsam im Heißwasserbad erhitzte Brühe stellt zum Beispiel sicher, daß die Nährstoffe vom Huhn ins Wasser gelangen. Ein Kranker, der keinen Appetit hat oder nichts Festes zu sich nehmen kann, kann durch das Trinken der Brühe die wertvollen Stoffe des Huhnes in sich aufnehmen.

Eine kräftigende Suppe aus Schweinenieren, geschältem Reis, Schalotten und Fünf-Gewürz-Pulver, jeden Morgen vor dem Frühstück gegessen, soll gut für ältere Menschen sein, die an Schwerhörigkeit, Abgespanntheit und Beinschwäche leiden. Die abnehmenden Kräfte älterer Menschen werden als Nierenschwäche betrachtet.

Tees

Viele Gelehrte glauben, daß der Tee anfangs als Arznei galt. Selbst im heutigen China steht in den bescheidensten Wohnungen wie auch in den Plüschsuiten der neuen, im westlichen Stil eingerichteten Hotels morgens und abends stets eine große Thermoskanne mit Tee bereit. Den ganzen Tag über wird am Tee genippt, aus Bechern, die Deckel haben, damit die Hitze nicht entweicht. Kaltes Wasser wird in China nur selten getrunken; ein weiteres Gebot der Vernunft in übervölkerten Städten, wo es in manchen Wohnungen noch kein fließendes Wasser gibt. Manche der Tees haben sehr seltsame Namen wie „Augenbrauen des alten Mannes“. In China gibt es spezielle Teeläden, in denen man jeden Tee bekommen kann, von einheimischen Spezialitäten bis zu teuren Tees aus den hintersten Winkeln des Landes. Das trägt wahrscheinlich auch zu der Beliebtheit der chinesischen Teehäuser bei, jenen glücklichen Häfen, wo Männer mit Poesie, Geschichten und Kurtisanen unterhalten werden.

Tees werden auch heute noch wegen ihrer heilenden Eigenschaften getrunken. Einige Mischungen gelten als Verdauungshilfen, andere helfen angeblich beim Abnehmen, wieder andere sollen kräftigend wirken.

Verschriebene Diäten

TCM-Ärzte, die im Westen praktizieren, behandeln Patienten, die einer völlig anderen Kultur als sie angehören und deren Ernährung auf großen Fleischmengen, Molkereiprodukten und raffinierten und behandelten Lebensmitteln beruht. Ein TCM-Arzt achtet darauf, seine Verordnungen entsprechend zu ändern. Denn die Nahrungsmittel, die wir zu uns nehmen, können die Wirkung von Arzneien beeinflussen. Ein Arzt sollte stets Ernährungsratschläge geben, um zu verhindern, daß die Wirkung der Arznei von den Ernährungsgewohnheiten des Patienten beeinträchtigt wird.

Wer an Ekzemen, einer Bluthitze-Krankheit, leidet, erhält den Rat, nichts zu essen, was unmittelbar über dem Feuer zubereitet wurde. Man rät ihm, sich auf Gerichte zu beschränken, die gedünstet, gekocht oder – aber nur gelegentlich – kurz gebraten werden müssen, und ganz auf Geröstetes, Gegrilltes oder Gebackenes zu verzichten.

Kranke mit erhöhter Temperatur sollten stark gewürzte Speisen meiden, da diese das Leiden verschlimmern. Antriebsschwache Personen, die ständig müde sind, sollten Lebensmittel meiden, die die Energie noch schneller verbrennen – Knoblauch, Karotten, selbst Senfsamen gehören für die Chinesen in diese Kategorie. Wurde die Krankheit von Feuchtigkeit verursacht, wird ein TCM-Arzt seinem Patienten raten, keinen Käse zu essen und nicht zuviel Zucker oder Salz zu verwenden. Zucker und Salz wird, in eine Schüssel gegeben, schnell feucht und klebrig. Und die chinesischen Ärzte behaupten, daß sie im menschlichen Körper genauso wirken.

Heiße und kalte Nahrung

Die meisten Ernährungsrichtlinien wurden aus der Natur abgeleitet. Die Art und Weise, wie Tiere leben und Pflanzen wachsen, ist entscheidend für ihre Zuordnung. Lamm ist ein heißes Nahrungsmittel, das viel Yang-Energie schenkt. Es wird niemals im Sommer gegessen. Schafe gedeihen in einem kalten Klima und besitzen ein wolliges Fell, das sie schützt. In Peking wird am ersten Tag des Herbstes Lamm serviert, um Fettreserven aufzubauen, bevor der Winter kommt und mit ihm die kalten Stürme aus den mongolischen Steppen. Während Wild, das heißeste Nahrungsmittel, im Winter reichlich gegessen wird. Wildschwein, Wildbret, Fasan und Wildkaninchen stehen im Winter regelmäßig auf dem Speiseplan gesundheitsbewußter Familien. Huhn gilt als neutrale Nahrung wie viele der Körnerarten, die sie picken. Schweinefleisch ist seinem Wesen nach kalt: sein Fleisch ist weißer, und das Schwein genießt es, sich im Schlamm zu suhlen.

Ernährung und die Gesundheit der Frauen

Die Ernährung wird als ein wesentlicher Faktor für das Wohlbefinden der Frau betrachtet (Wechseljahre und nervöse Anspannungen werden als die anderen Hauptursachen bei gynäkologischen Problemen betrachtet). Durch die monatlichen Blutungen geht Energie verloren. Das Essen vor und während der Periode soll diesen Verlust ausgleichen. Falls eine Frau sich nicht richtig ernährt, wird ihr Zhong Chi – jene Energieansammlung, die sich im Zentrum des Körpers zwischen Magen und Milz befindet – Mangel leiden, und sie wird ihre Reserven nicht mehr ergänzen können.

Fibrome werden beispielsweise als Kälte in der Gebärmutter diagnostiziert, die sich durch falsche Ernährung verstärkt. Ein TCM-Arzt wird jeder Vegetarierin raten, Salate und rohe Nahrung zu meiden, und darauf bestehen, daß sie gekochte Lebensmittel ißt, vorzugsweise Gemüse und Hülsenfrüchte, die der warmen oder neutralen Kategorie angehören. Kohl gilt als besonders kaltes Nahrungsmittel und sollte in diesen Fällen gemieden werden.

Ernährung während der Schwangerschaft

Wie bekannt, ist während der Schwangerschaft die richtige Ernährung besonders wichtig. Für die Chinesen mit ihrer Verehrung von Erbe und Ahnen spielt sie eine sehr große Rolle. Es heißt, daß die Nahrung, die eine werdende Mutter zu sich nimmt, unmittelbar die „Vor-Himmel-Energie" beeinflußt, die sie dem Fötus vermacht: ein heiliges und erschöpfbares Geschenk. Die Menge, die sie ihrem Kind vermacht, muß für ein ganzes Leben reichen. Deshalb wird eine werdende Mutter darauf achten, daß ihr Speiseplan viel nahrhaften Fisch und neutrale Zutaten enthält. Sie wird sehr heiße oder sehr kalte Nahrung meiden und würzige Speisen, die Hitze verursachen und laut TCM nach der Geburt beim Kind zu Hautproblemen führen können. Die Ernährung wird den Veränderungen im Körper der werdenden Mutter angepaßt.

In den ersten drei Schwangerschaftsmonaten sollte eine Frau wärmende Nahrungsmittel und kräftigende Speisen wie Schwein, gedämpften Reis und Tan-Kuei (ein Stärkungsmittel aus Brustwurz) essen. Doch vom vierten bis zum sechsten Monat sollte sie kühle Nahrung essen, um der Hitze zu begegnen, die in den letzten Monaten vor der Geburt in der Gebärmutter herrscht. Werdende Mütter setzen die stärkenden Speisen ab, um nicht Gefahr zu laufen, daß das Kind zu groß und dadurch die Geburt schwierig wird. Paprika und Alkohol werden gemieden, da sie Fehlgeburten verursachen können.

Zu den größten Hilfen während und nach der Schwangerschaft gehört Ingwer. Ein Becher warmen Tees, aus einem geschnittenen oder zerriebenen frischen fünf Zentimeter langem Stück Ingwer bereitet, das mit kochendem Wasser übergossen und so lange ziehen muß, bis der Saft des Ingwers völlig vom Wasser aufgenommen wurde, hilft sicher und verläßlich gegen morgendliche Übelkeit.

Auch in China kursieren, wie überall, Ammenmärchen. In einigen Landesteilen essen werdende Mütter weder Lamm- noch Hammelfleisch – nicht weil die beiden Fleischarten als heiß betrachtet werden, sondern weil im Chinesischen die Namen für Lamm und Hammel mit dem für Epilepsie ähnlich sind.

Nach der Geburt des Kindes sind die Ernährungs- und Lebensgewohnheiten der frischgebackenen Mutter von äußerster Wichtigkeit. Sie wäscht sich im ersten Monat nach der Geburt nicht die Haare. Es herrscht eine allgemeine Übereinstimmung darüber, daß die meiste Hitze durch den Kopf verschwindet. Doch es gibt für die Chinesen noch einen Grund, ihren Kopf zu schützen: der dortige Akupunkturpunkt ist der wichtigste von allen. Bei Schwangerschaft und Geburt ist die Leber das herrschende Organ. Der Lebermeridian und der Hauptgefäßkanal treffen sich auf dem Kopf. Es heißt, Wehen bewirkten ein Kälte-Ungleichgewicht. Eine frischgebackene Mutter wird also nichts tun, wodurch weitere Kälte in ihren Körper eindringt. Sie wird nicht einmal ein Bad nehmen, sondern sich nur mit einem warmen Tuch reinigen.

In China ist es Brauch, daß die Mutter im ersten Monat nach der Geburt ihres Kindes so viele Eier wie möglich ißt. Ein westlicher Schriftsteller, der Anfang der zwanziger Jahre in der Gegend um Peking lebte, berichtete, daß Frauen, die es vertragen konnten, täglich vier bis sechs Eier aßen. Eier enthalten Eiweiß, und die frischgebackene Mutter wird darauf achten, noch andere Nahrungsmittel zu sich zu nehmen, um zu verhindern, daß es wegen der vielen Eier zu einer Verstopfung kommt.

Wegen des durch die Wehen verursachten Kälteüberschusses wird eine Wiederherstellung der Kräfte bei der jungen Mutter als äußerst wichtig betrachtet. Man nennt es „den Monat machen", ein Brauch in vielen Teilen Chinas. In den Wochen nach der Geburt bleibt die junge Mutter zu Hause und so lange wie möglich im Bett, um sich auszuruhen. Sie kräftigt ihren Körper mit Ingwereintöpfen. Für diese Eintöpfe wird pfundweise Ingwer gekauft, geschält und zerstoßen. Darüber gießt man einen speziellen, süßen Essig. Das Ganze wird stundenlang auf kleiner Flamme gekocht, bis die Flüssigkeit verdunstet ist und die Zutaten zu einem süßschmeckenden und köstlichen Stew geworden sind. Es gilt als tägliche Beilage zu Huhn, Ente oder einem kleinen Stück Schweinebraten oder Schweinefüßen. In eine spezielle Hühnersuppe gehören Ingwer, Erdnüsse, getrocknete Jujube und Reiswein.

Produzieren ihre Milchdrüsen nicht genügend Milch, wird die frischgebackene Mutter sich eine Karpfensuppe kochen oder St. Peter-Fisch nehmen, falls Karpfen nicht erhältlich sein sollte. Dazu kommt ein Stück milder Tofu. Das Ganze wird mit Ingwer und Salz abgeschmeckt. Nachdem die Suppe nach dem Aufkochen eine Stunde lang auf kleiner Flamme geköchelt hat, sieht sie wie Milch aus. Sie soll die Milchproduktion wirksam anregen.

Ingwer wärmt Milz und Magen. Es gilt als ausgezeichnetes Gegenmittel bei Lebensmittelvergiftungen und wird deshalb stets bei Fischgerichten gereicht. Ingwer und Mandarinenschalen gleichen einander aus. Sie sind nicht nur Zutaten bei verschiedenen Alltagsgerichten, sondern auch Bestandteile vieler wirksamer Arzneien. Mandarinenschalen vertreiben die Feuchtigkeit aus der Milz und werden bei Katarrh und Durchfall genommen.

Die Chinesen glauben, daß alle Kinder eine schwache Milz und eine „exzessive" Leber besitzen, da ihr Körper noch in der Entwicklung ist. Das ist ihrer Meinung nach auch der Grund für Koliken und andere Verdauungsprobleme. Als Gegenmittel gilt der Rückstand, der nach dem Kochen von Reis am Pfannenboden kleben bleibt. Eine chinesische Mutter wird Wasser in die Pfanne geben, um aus dem Reisrückstand Tee für ihr Kind zu bereiten. Er soll den Magen beruhigen und bei Verdauungsbeschwerden helfen. Sesamsaat nährt das Blut; ein Löffel Sesam übers Essen gestreut stärkt Jung und Alt.

Blasenentzündung (Zystitis)

Chinesische Ärzte, die im Westen praktizieren, sind sich der hiesigen Überempfindlichkeit bewußt und geben nur widerstrebend Ratschläge, die sie ihren Landsleuten ohne zu zögern mitteilen würden. Ein chinesischer Arzt, der nicht nur eine gutgehende Praxis in London besitzt, sondern darüber hinaus im Royal Free Hospital Pflanzenarzneien testet, bemühte sich stets, seinen Patienten den wissenschaftlich erwiesenen Nutzen chinesischer Medizin zu verdeutlichen. Eines Tages kam eine verzweifelte Patientin zu ihm. Sie litt an periodisch auftretender Blasenentzündung, der ihr Liebesleben zu zerstören drohte. Er überwand seine eingefleischte Vorsicht, die TCM nicht zu geheimnisvoll klingen zu lassen, und gab ihr einen Rat, den auch ein chinesischer Landarzt seinem Patienten geben würde: Suchen Sie sich einen Metzger, der Schafsblasen verkauft, füllen Sie die Blase mit einer Handvoll Pfefferkörnern, kochen Sie das Ganze eine Stunde lang und trinken Sie die Brühe.

Sie folgte seinem Rat und wurde gesund. Doch diese Arznei ist nur für Frauen, die an periodisch wiederkehrender Blasenentzündung leiden, auch „Flitterwochen-Blasenentzündung" genannt. Falls Sie an einer akuten, durch Infektion verursachten Blasenentzündung leiden, sollten Sie umgehend einen Allgemeinmediziner aufsuchen.

Eine akute Blasenentzündung kann durch einen Tee aus dem Gemeinen Wegerich gelindert werden, der so üppig auf Weiden und Rasenflächen wuchert. In China wird ein halbes Pfund Wegerich, entweder die Pflanze oder der Samen, gewaschen, gesäubert und fünfzehn Minuten lang gekocht. Dieser Tee sollte so lange regelmäßig getrunken werden, bis die Beschwerden verschwunden sind.

Rezepte der Volksmedizin

Äußerlich

Abszeß: Rhabarber und Pfingstrosenblüten zerstoßen, mit Sesamöl vermischen und auftragen.

Brustdrüsenentzündung (Mastitis): Die Applikation pulverisierter trockener, mit Olivenöl vermischter Rharbarberwurzel lindert das Mißbehagen und beschleunigt die Heilung.

Kleinere Verbrennungen: Schütten Sie ein paar Tropfen Soyasoße auf die Wunde.

Mückenstiche: Mit Palmöl einschmieren.

Pickel: Reinigen Sie die Haut mit einem Stück frischer Wassermelone.

Rheumatische Arthritis: Pulverisierte, mit Sesamöl vermischte Rhabarberwurzel wird als Salbe benutzt.

Innerlich

Bettnässen: In Südchina gilt der Muskelmagen des Huhns als Arznei für kindliche Bettnässer. Er wird zuerst zerkleinert, dann gekocht und danach über das Essen verteilt, so daß die Kinder kaum merken, was sie zu sich nehmen. Dieses Rezept soll in vielen Fällen erfolgreich gewesen sein und ist gewiß weniger traumatisch für die Kinder als ein Bettlaken, das Alarm gibt, wenn es feucht wird. Die Nordchinesen behandeln mit Hühnermägen auch Kinder die unter Wurmbefall leiden. Die Arznei ist in einigen chinesischen Kräuterläden erhältlich.

Verstopfung bei älteren Menschen: In Honig gedünstete Birnen.

Tees

Spannungskopfschmerzen: Kochen Sie die weißen Teile von drei oder vier Frühlingszwiebeln in einem Becher voll Wasser, und trinken Sie die Flüssigkeit.

Mandelentzündung: Kochen Sie eine gute Handvoll Geißblattblüten in einem Becher voll Wasser, und trinken Sie den Tee regelmäßig.

Kochen Sie das Fruchtfleisch zweier frischer Granatäpfel dreißig Minuten lang, wickeln Sie das Fleisch in ein Stück keimfreier Gaze, drücken Sie den Saft aus und gurgeln Sie mehrmals täglich damit. Auch Salzwasser eignet sich als Mundwasser. Meiden Sie stark gewürzte Speisen.

Kapitel 9: Chi Kung

In einem Kellerstudio in South Kensington beginnt eine Klasse mit neun Schülern mit den Atemübungen, die dem Chi Kung stets vorausgehen. Acht Männer und eine Frau stehen unbewegt da und lauschen der sanften Stimme, mit der ihr Lehrer ihnen Anweisungen gibt, während fast unhörbare, sanfte Musik den Hintergrund für ihre Konzentrationsübung bildet. Es sieht friedlich aus – aber nicht lange.

Allmählich erklingt aus unbestimmter Richtung ein Ton. Anfangs ein tiefes Summen, wird er nach und nach zu einem stetigen tierischen Laut, irgendwo zwischen Stöhnen und Winseln angesiedelt. Es fällt schwer, zu entscheiden, wer von den Anwesenden den unirdischen Laut ohne erkennbare Quelle ausstößt – wenn er überhaupt von einem Menschen stammt. Kein Schüler läßt sich anmerken, daß er ihn hört, niemand scheint dafür verantwortlich zu sein.

Doch dann wird das Geräusch um einige Dezibel lauter; wird erst zu einem Grollen, dann zu einem Knurren. Plötzlich läßt sich ein junger Mann in den Zwanzigern auf alle Viere nieder und fängt an, sich wie ein Tiger zu bewegen. Sein Chi (jene unsichtbare Energie in seinem Inneren) hat die Führung übernommen. Er ist wie in Trance, hat keine Kontrolle mehr über seine Bewegungen; sie sind nicht länger die seinen.

Nach und nach bewegen sich alle Anwesenden, als wären sie besessen. Einer ahmt die zierlichen Schritte eines Hirsches nach, legt die Hände mit ausgestreckten Fingern an die Schläfen, als wären sie ein Geweih. Die Frau bewegt ihre Arme wie Vogelschwingen. Ein Mann geht zu Boden und trommelt wie wild, bevor er sich selbst mit solcher Kraft auf den Kopf schlägt, daß es ihn bestimmt schmerzt.

Diese Form des Chi Kung wirkt, wenn man sie das erste Mal sieht, erschreckend und amüsant. Es ist, als spielten Kinder im

Kindergarten oder als wäre man Zeuge einer Studie über eine extreme Therapieform. Aber für die Anwesenden bedeutet es ernsthafte Arbeit. Nach Meinung ihres Lehrers haben die Schüler jene Stufe erreicht, in der das Chi ihre Körper übernehmen und ihre Bewegungen diktieren kann.

Diese spezielle Form des Chi Kung ist der Ableger eines Übungssystems, das der berühmte Arzt Hua Tuo erfand, der in der Wildnis viele Stunden damit verbrachte, die Bewegung der Tiere zu beobachten, und der Meinung war, Menschen könnten davon profitieren, sie nachzuahmen. Er lehrte seine Schüler: „Ist jemand körperlich aktiv, wird die mit der Nahrung aufgenommene Energie benutzbar, die Körpersäfte können ungehindert kreisen, und die Krankheit findet keinen Halt – so wie bei dem Türscharnier, das stets bewegt wird, aber niemals rostet. Die alten Weisen ersannen gewisse Übungen, Bücken und Strecken, das Nachahmen der Haltung eines kletternden Bären oder einer Eule, die ihren Kopf dreht, sowie das Hüftekreisen und die Entspannung aller anderen Gelenke."

Hua soll fast hundert Jahre alt geworden sein. Einer seiner beiden Schüler (die beide berühmte Ärzte wurden) führte gewissenhaft jene Übungen aus, die sein Meister ihn gelehrt hatte, und soll über neunzig Jahre alt geworden sein – mit ausgezeichnetem Gebiß, Augenlicht und Gehör.

Bei dieser speziellen Form des Chi Kung werden die Tiere mit fünf Gefühlen in Verbindung gebracht. Am Anfang bewegen sich die Schüler unter der Kraft des Chi entweder wie der Tiger, der Hirsch, der Affe, Bär oder Vogel. Aber sie imitieren die Tiere nicht nur, sondern leben auch ihre Emotionen aus. Ihr Lehrer erklärt: „Einer meiner Schüler mag hierher kommen, in der Meinung, er sei über irgend etwas traurig, obwohl er in Wirklichkeit wütend ist. Wenn sein Chi die Kontrolle übernimmt, kann er niemanden mehr belügen, nicht einmal sich selbst. Das Tier, das seine wahren Gefühle widerspiegelt, wird durchbrechen."

Uns erscheint ein solcher Anblick kaum glaublich. Aber in China gehört Chi Kung zu den Hauptstützen des Alltags. Selbst bei beißender Winterkälte stehen frühmorgens in Stadtparks und auf Plätzen Männer und Frauen jeglichen Alters, um ihre eigenen Form des Chi Kung zu praktizieren. Häufig sind es die anmutigen, langsamen Bewegungen des Tai Chi, einem der Ableger des Chi Kung.

Im Grunde handelt es sich bei Chi Kung um eine Meditationsübung, mit der die körperliche und spirituelle Vollkommenheit gefördert werden soll. Es gibt Dutzende, manche sagen sogar Hunderte verschiedener Formen, von denen einige von den heutigen Chi-Kung-Meistern weiterentwickelt werden. Doch alle Formen entspringen der gleichen Wurzel. Sie basieren auf den Meridianen, die die inneren Organe und Eingeweide mit dem äußeren Körper verbinden, durch die das Chi fließt.

Die meditativen Formen, die Stille verlangen, gehören einer Chi-Kung-Kategorie namens Nei-tan an, bei der man bewegungslos stehen, liegen oder sitzen muß. Bei den aktiven Formen, Wai-tan, sollen die Übungen vor allem die körperliche Fitness und Stärke fördern, doch ist auch ihnen stets ein spirituelles Element zu eigen. Ideal ist es, alle Formen im Freien zu praktizieren, vorzugsweise in einer ruhigen und schönen Umgebung, um sich von der Natur inspirieren zu lassen, die sich stets im Übergangsstadium befindet und dennoch beständig ist.

Eine der Hauptregeln besagt, daß man die Mitte des Körpers finden soll, um ein vollkommenes Gleichgewicht zu erreichen, eine Voraussetzung für einen gesunden Körper. Den Schülern wird beigebracht, sich vorzustellen, ihre Fußsohlen würden Hunderte von Metern in den Erdboden hinabreichen oder ein Stock würde sich durch das Zentrum ihres Schädels das Rückgrat hinab bewegen und tief in den Boden stoßen. Sobald der Schüler das geschafft hat, kann ihn niemand mehr aus dem Gleichgewicht bringen, denn es ist ein Zeichen für die vollkommene Zentrierung des Chi, das in keinem Körperteil mehr zu schwach oder zu stark ist.

Einige der Menschen, die bei Tagesanbruch trainieren, bewegen sich wie Wolken, verändern sich ständig, ohne daß die Veränderung sichtbar wird. Andere stehen neben einem Baum, dessen Wipfel in den Himmel ragt und dessen Wurzeln tief ins Innere der Erde reichen.

Es ist faszinierend, dieses tägliche Ritual in den Parks und auf den Plätzen zu beobachten. Alle Übenden sind in sich selbst versunken, konzentriert, und bewegen sich mit an ein Ballett erinnernder Anmut. Im *Nei Jing* steht geschrieben, die spirituellen Lebewesen, die den Planeten einst bevölkerten und ein langes und friedliches Leben führten, seien wie Bäume gewesen: „Sie standen zwischen Himmel und Erde, verbanden das Universum. Sie atmeten die Lebensessenz ein. Sie verharrten unbewegt in ihrem Geiste. Muskeln und Fleisch waren eins. Das ist das Tao, der Weg, nach dem ihr sucht."

Das Tao, der Weg der Natur, ist das Kernstück der chinesischen Philosophie (weitere Einzelheiten über das Tao finden Sie im Anhang). Menschen, die nach seinen Regeln leben, erlangen Langlebigkeit, Gesundheit und Gemütsruhe. Es heißt, ein Mensch, der nach dem Tao lebt und mit 120 Jahren stirbt, sei jung gestorben. Seelenfrieden und Gesundheit gelten als natürliche Folge des einfachen Lebens, in dem man sich mit körperlichen und geistigen Übungen fit hält. Jemand, der ein beschauliches und gesundes Leben führt, wird wahrscheinlich steinalt. Das Alter wird in China geachtet und geehrt, weil es als Zeichen für ein Leben gilt, das nach den Regeln des Tao geführt wurde.

Kein Volk ist gesundheitsbewußter als die Chinesen, deren Kultur ausdrücklich die persönliche Verantwortung am eigenen Wohlergehen betont. Dazu gehört, daß man für die drei Tan T'ien sorgt, jene drei Körperhöhlen, in denen die drei Schätze gelagert und gefördert werden. Die Essenz wird in der Nabelgegend gelagert, Gefühle und Energie in der Herzgegend, und die mentalen und spirituellen Dimensionen werden im Kopf gepflegt.

Bei den drei Schätzen handelt es sich um Ching (die Essenz), Chi (die Lebensenergie) und Shen (den Geist). Die Chinesen lernen schon als Kinder, daß die von den Eltern ererbte Ching-Energie geschützt und gehegt werden muß. Wenn sie zuviel arbeiten, zuviel trinken oder zuviel Geschlechtsverkehr haben, werden sie nicht nur die vererbte Gesundheits- und Kraftreserve erschöpfen, sondern den daraus resultierenden Mangel darüber hinaus an die nächste Generation weitergeben.

Den zweiten Energiepool bilden die tägliche Freude und die Widerstandskraft, die von Zeit zu Zeit, wenn das Leben anstrengend wird, erlahmen kann. Ein erschöpfter Energiepool kann aufgefüllt werden; doch wenn man ihn stets hegt und pflegt, wird er sich wahrscheinlich nicht erschöpfen.

In China besitzt der Geist einen körperlicheren Aspekt als bei uns. Er wird vom Chi genährt, obgleich er sich auf einer höheren Ebene befindet. Während der Wachstunden wohnt er im Kopf. Doch seine wahre Heimat ist das Herz, in das er nachts zurückkehrt.

Alle Chi-Kung-Übungen basieren auf dem chinesischen Physiologiebegriff. Wer etwas über dieses System lernen möchte, muß zuerst verstehen, wie es wirkt. Das Chi kreist um die Meridiane, jene unsichtbaren Linien, welche die Körperoberfläche mit den inneren Organen verbinden. Bei der Akupunktur werden diese Linien an bestimmten Stellen mit Nadeln bearbeitet, um die Energie der inneren Organe auszubalancieren. Menschen, die es beim Chi Kung zur Meisterschaft gebracht haben, schaffen das gleiche durch die Macht des Geistes.

Einige dieser Punkte sind Mittelpunkt der Chi-Kung-Praxis. Es sind der Nabel, der Scheitel, die Stirn, die Zunge, das Herz, die Handinnenfläche, die Niere, die Schamleiste und die Fußsohle.

Es gibt noch drei weitere, die als Drei Chou bekannten Einteilungen des Körpers: erstens alles, was unterhalb des Nabels liegt, zweitens das Gebiet vom Nabel aufwärts bis ans untere Ende des Brustkorbs und drittens der Teil des Körpers, der sich vom Zwerchfell bis zum Hals erstreckt. Jedes Gebiet regiert die inneren Organe in seinem Abschnitt; die Temperatur ist in jedem Abschnitt verschieden. Das Gleichgewicht zwischen den Bereichen muß stets bewahrt werden.

Chinesische Kinder nehmen dieses Wissen mit der Muttermilch auf. Ihnen wird beigebracht, daß Krankheiten oft durch

Vernachlässigung entstehen und Gesundheit von einem vernünftigen Leben und der Fürsorge herrührt, die man Körper und Geist angedeihen läßt. Aus diesem Grund beginnen mindestens 60 Millionen Menschen jeden Tag mit einer Übung, bei der es nicht darum geht, Energie zu verbrennen, sondern sie zu vermehren, zu deponieren und zu stärken.

Chi Kung ist der Vorläufer der TCM, denn Chi, der flüchtige Hauch oder die Lebensenergie, ist der Ursprung von allem. Der menschliche Körper beherbergt zwei Chi-Formen: Yin-Chi, das auf Vitalität verweist, und Yang-Chi, das für Widerstandskraft steht. Kung heißt, frei übersetzt, Vollendung. Chi Kung bedeutet, daß durch lange Übung das Chi gefördert und harmonisiert und so Gesundheit, Gemütsruhe und Vitalität bewahrt werden können. In einigen Fällen schenkt es dem wahren Meister übermenschliche Eigenschaften.

Chi Kung soll bereits in den Tagen der Alchemisten eine hervorragende Stellung eingenommen haben, jenen frühen Pseudowissenschaftlern, die nach dem Elixier des ewigen Lebens suchten und zu dem Schluß kamen, daß es am ehesten zu finden war, wenn sie diese Energie, der alle Existenz entspringt, zügelten und kontrollierten. Unter ihrem Einfluß wurde die Reinheit der taoistischen Philosophie mit allen möglichen abergläubischen Praktiken befleckt und von religiösen Bräuchen verdunkelt.

Die spirituelle Vollkommenheit und die mentale Ruhe, die sich durch Meditieren einstellen, sollen den Körper von irdischen Wünschen befreien und ihm, ähnlich wie bei der buddhistischen Vorstellung vom Nirwana, helfen, aus dem Gefängnis des Fleisches auf eine Ebene zu entfliehen, wo er es den spirituellen Wesen gleichtun und allein durch den Willen das Universum bereisen kann. Das war der Weg, ein Leben in Reinheit, das ein langes und glückseliges Leben zur Folge hatte. Doch die taoistischen Alchemisten sahen es anders. Sie suchten nach einem Trank, der ihnen ewiges Leben schenken würde.

Zu ihnen gehörte Chang Tao Ling, der ein Buch über Zauberformeln schrieb und als Taoisten-Papst bekannt war. Er erklärte: „Die Seele so zu nähren, daß sie nicht stirbt, ist die Bereicherung des himmlischen Atems mit dem weiblichen, irdischen Atem. Benutzt man diese, ist man aller Mühe ledig." Er soll das Lebenselixier auf wundersame Weise von Lao Tse erhalten haben und 123 Jahre alt geworden sein; dann schluckte er das Elixier und fuhr gen Himmel, wo er nun bei den Unsterblichen weilt.

Ein anderer taoistischer Alchemist namens Chuang Tse („Tse" bedeutet Meister) erklärte: „Blasen und Luft holen, seufzen und atmen, verbrauchte Luft ausstoßen und neue aufnehmen. Die Zeit vergehen lassen wie ein schlafender Bär, den Hals strecken und beugen wie ein Vogel, all das zeugt vom Verlangen nach einem langen Leben. Das wird von den Ärzten getan, die einatmen, und den Menschen, die ihren Körper hegen und pflegen."

Und Pao Po Tse riet: „Atme durch die Nase, halte den Atem an und zähle im Geiste die Schläge deines Herzens. Zähle bis hundertzwanzig, dann atme durch den Mund aus. Der Laut soll nicht zu hören sein. Atme großzügig ein und sparsam aus. Befestige die Feder einer wilden Gans vor Nase und Mund. Sie sollte sich nicht bewegen. Nach langer Praxis kann man den Atem vielleicht tausend Herzschläge lang anhalten. In diesem Stadium verwandelt sich ein alter Mann in einen jungen Mann; jeder Tag trägt zur Verwandlung bei." Die Kraft und Potenz eines jungen Mannes zu besitzen scheint sehr wünschenswert gewesen zu sein.

In den seither vergangenen Jahrhunderten verwandelte sich das Chi Kung in ein System, das die Kunst des Kampfsports und Meditationsübungen lehrte und körperliche Kraft und Wohlbefinden förderte. Zum ersten Mal taucht der Name im *Nei Jing* auf, in dem der Rote Kaiser seinen Lehrer fragt: „Wie ich hörte, sollen die Menschen früher über hundert Jahre alt geworden sein, ohne hinfällig zu werden. Heutzutage werden die Menschen nur halb so alt und sind dann schon altersschwach. Liegt es daran, daß die Welt sich von Generation zu Generation ändert? Oder vernachlässigt die Menschheit die Gesetze der Natur?"

Der Lehrer erwiderte, die früheren Menschen hätten auf natürliche Weise gelebt und seien genügsam gewesen. „Sie übten sich in der Beherrschung ihres Willens und minderten die Zahl ihrer Wünsche; ihre Herzen waren voller Frieden und ohne Furcht. Sie arbeiteten schwer und wurden dennoch nicht müde."

Der Rote Kaiser rät in seinem Buch: „Atme die Essenz Chi aus und ein; konzentriere den Geist, damit dein Gemüt gesund bleibt, und vereine dann Muskeln und Fleisch."

Im Jahre 1973 legten Archäologen in der Nähe des Dorfes Mawangdui in der Provinz Huan ein 2 100 Jahre altes Grab aus der westlichen Han-Dynastie frei und entdeckten dabei eine Reihe auf Seide geschriebener medizinischer Lehrbücher, in denen es heißt, daß man sich auch von der Luft statt von Lebensmitteln ernähren kann.

Viele Ärzte und Mönche entwickelten und praktizierten in früherer Zeit ihre eigene Form des Chi Kung. Ein hochgeachteter Lehrer namens Da Mo, ein indischer Prinz, der nach China ging, um die Lehre Buddhas zu verkünden, soll neun Jahre lang zurückgezogen als Eremit in einem Kloster gelebt und an einem System gearbeitet haben, wie man die Gesundheit der dort lebenden schwachen und kränkelnden Mönche verbessern konnte. Als er wieder auftauchte, lehrte er die Mönche, wie sie das Chi benutzen konnten, um ihr Knochenmark zu waschen, die Blutkörperchen zu beleben, das Gehirn zu nähren, und so ihre Körper unbesiegbar zu machen und Erleuchtung zu erlangen. Sein System wurde in die Kampfkünste integriert. Der Shaolin-Tempel in der Provinz Huan verdankt seine Berühmtheit Da Mos Entdeckungen.

Eine andere bekannte Form des Chi Kung wurde von Marshall Yeuh Fei ersonnen, um die Kraft und Vitalität seiner Soldaten zu bewahren. Die von ihm entwickelten Übungen sind unter dem Namen „Acht Ballen Brokat" bekannt.

Während der Kulturrevolution war Chi Kung zehn Jahre lang verboten, vermutlich wegen seiner engen Beziehung zur Kriegsführung. Kämpfer praktizierten es, um kräftiger zu werden. Es kursieren Geschichten und Legenden über Experten, die auf dem Schlachtfeld bewegungslos stehen blieben, während sie ihr Chi auf den Feind richteten.

Wie die meisten alten Traditionen in China wollte auch das Chi Kung nicht sterben. Es besaß von jeher eine geheimnisvolle spirituelle Seite, die vom Vater zum Sohn weitergereicht wurde oder vom Meister an seinen Lieblingsschüler. Diese Geheimnisse wurden nie zu Papier gebracht, damit sie nicht in falsche Hände gerieten. Ende der siebziger Jahre kam Chi Kung wieder zu Ehren; es fand Anerkennung als Teil des kulturellen Erbes und als einer der Nationalschätze des Landes. Seitdem haben verschiedene, allein zu diesem Zweck eingerichtete wissenschaftliche Organisationen das Chi Kung-System untersucht. In einem Pekinger Krankenhaus durchgeführte Untersuchungen zeigten, daß durch Chi-Kung-Übungen der Herzschlag verlangsamt und das Herz gekräftigt wird. Die Kapillargefäße weiteten sich, der Blutkreislauf wurde beschleunigt, der Hämoglobinspiegel stieg, und das Eiweiß in den roten Blutkörperchen vermehrte sich oft merklich, dadurch wurde mehr Sauerstoff aufgenommen, und der Blutdruck gesenkt.

Im heutigen China besitzt Chi Kung Kultstatus. Über Chi Kung wurden mehr Bücher geschrieben und verkauft als über jedes andere Thema. Interessenten warten oft monatelang, um von den besten Meistern unterrichtet zu werden. Sie kommen mit vielfältigen Hoffnungen, die von innerer Ruhe bis zur Heilung von Rückenschmerzen reichen. Heutige Großmeister, die in die höheren Bereiche jener Kunst vorgedrungen sind, sollen mit ihrem Chi Wasser zum Kochen bringen können, indem sie einfach nur eine Hand vor das Glas halten, oder einen Becher in die Luft werfen und ihn dank der Kraft des Chi, das ihren ausgestreckten Handflächen entströmt, dort einige Minuten lang schweben lassen können. Das mag sich wie das chinesische Äquivalent des indischen Seiltricks anhören, doch viele vernünftige, skeptische und verläßliche Menschen bezeugen, es gesehen zu haben. Wenn auch einige von ihnen rasch hinzufügen, daß Chi-Kung-Vertreter wie Uri Geller im Westen der gleichen Diskussion ausgesetzt sind. „Experten", die vor der Fernsehkamera Steine zertrümmern, indem sie durch die Handflächen Chi aussenden, werden noch weniger akzeptiert. Wer solche Demonstrationen sieht, sagt sich höchstens: „Wer weiß?"

Es überrascht nicht, daß es Betrüger gibt, deren scheinbar wundersame Kunststücke bloße Tricks sind, mit denen sie die Leichtgläubigen ausnehmen. Die Regierung behandelt alle Betrüger mit großer Strenge.

Die Kraft der echten Chi-Kung-Meister ist unumstritten; aber sie sind selten. Einige von ihnen sollen bereits bei einem Blick auf den Patienten dessen innere Organe und die Störungen „sehen" können. Anderen sagt man Hellsichtigkeit nach; sie sollen die Zukunft sehen können. Heiler können ihr Chi übertragen und Wunderheilungen bewirken. Ein Meister, der ins College für Traditionelle Medizin in Kanton geholt wurde, damit er den Studenten sein Können demonstrierte, hielt seine Hände unter die Tragbahre, auf der ein nach einem Nackenbruch gelähmtes Unfallopfer lag, worauf die verletzten Glieder des Mannes sich krampfartig bewegten.

Die meisten TCM-Krankenhäuser beschäftigen Chi-Kung-Ärzte, die ihr Chi auf die Patienten übertragen. Für einen Menschen aus dem Westen ist es seltsam, zu sehen, wie jemand in einem weißen Kittel über einem reglosen Körper eine Folge von Handbewegungen macht. Doch den Behandelten scheint es gut zu tun. Diese Ärzte qualifizierten sich auch in anderen Bereichen der Medizin, um sich schließlich für die Arbeit mit Chi Kung zu entscheiden. Sie behandeln alles: von Schulterbeschwerden bis zu inoperablen Tumoren. Es wird von mehreren Heilungen durch Chi Kung berichtet. Und obgleich es nicht an skeptischen Chinesen fehlt, die alles auf den Placeboeffekt schieben, steht außer Frage, daß die Heilungen echt sind. Im *Nei Jing* steht: „Wer sich einer dauerhaften Gesundheit erfreut, mag jenen Menschen bei der Ausbildung und Anpassung helfen, die krank sind. Deshalb lehren sie den Kranken, seine Atmung anzupassen; und indem sie den Kranken lehren, geben sie ein Beispiel."

Jede Praxis mit einer langen und altehrwürdigen Geschichte setzt magische Patina an. Doch Experten versichern, daß an Chi

Kung nichts Geheimnisvolles ist. Ein Meister mag es sein Leben lang ausgeübt und doch nicht alle Möglichkeiten, die es birgt, entdeckt haben. Doch es heißt, ein Schüler, der diese Technik aus gesundheitlichen Gründen lernt, würde rasch eine Besserung verspüren. Bluthochdruck-Patienten, die drei Monate lang unter ärztlicher Aufsicht trainieren, können ihren Blutdruck wieder normalisieren. Aber das System birgt auch Gefahren. Ein geistig gestörter Mensch sollte auf Chi Kung verzichten; und es kann in bestimmten Fällen ein (körperliches) Gesundheitsrisiko sein. Die meisten Lehrer wollen Genaueres über die Krankengeschichte ihres Schülers wissen, bevor sie ihn annehmen.

Die Chi-Kung-Schüler in South Kensington, die ich zu Beginn dieses Kapitels erwähnte, besuchten den Kurs seit einem Jahr. Einer versuchte, mit Chi Kung langwierige Rückenbeschwerden zu heilen, ein anderer wollte etwas gegen seine Migräne tun. Die einzige Frau in der Gruppe hatte Probleme mit dem Kniegelenk. Sie war davon überzeugt, daß die Übungen ihr halfen. Ein amerikanischer Geschäftsmann, der sich anmeldete, weil er glaubte, sanfte Atemübungen und Meditation würden den Streß lindern, den seine Blitzkarriere mit sich brachte, erklärte, Chi Kung habe sein ganzes Leben verändert. Die Veränderungen in Aussehen und Gesundheit beeindruckten seine Frau derart, daß sie sich für den nächsten Kurs anmeldete.

Es gibt gut dokumentierte Fälle von Heilungen durch Chi-Kung-Training, unter anderem bei Tuberkulose, Migräne, Magengeschwüren und Diabetes. Selbst Krebspatienten sollen die Übungen zuträglich sein, die darauf abzielen, das Chi durch Willenskraft zu kontrollieren, so daß man sich seiner selbst bewußt wird, Blockaden aus dem Weg räumen und das Chi auf die gestörten Körperstellen richten kann.

Menschen, die dieses Stadium erreichten, beschrieben die gemachte Erfahrung unterschiedlich. Die meisten von ihnen erklärten, es fühle sich wie Hitze an. Andere erfuhren es als einen Strom, der die Kanäle entlang floß, oder als eine Art Leichtigkeit, als Kribbeln, Schwere oder Farbe. Andere praktizierten ein

Jahr lang oder länger Chi Kung, ohne diese Stufe zu erreichen, obgleich sie aus der Disziplin einigen Nutzen zogen. Wie die Lehrer sagen, wird jeder zu einem Durchbruch gelangen, der drei Jahre lang beharrlich übt.

Chi-Kung-Kurse werden bei uns zunehmend beliebter; doch fehlt es noch immer an einer Schutzorganisation, die professionelle Richtlinien aufstellt, um dem Schüler Hinweise auf die zu erwartende Qualität des Unterrichts zu geben. In einigen Fällen haben Schulen ihre eigenen Verbände gegründet und Richtlinien festgesetzt, die Garantien geben und etwas über die Qualität des Unterrichts aussagen.

Das Problem dabei ist, wie bei allen Formen komplementärer Therapie, daß es keine staatliche Behörde gibt, in der die Ausübenden registriert und kontrolliert werden. Jeder kann eine Klinik eröffnen oder einen Kurs anbieten und jede nur mögliche Therapie praktizieren, vorausgesetzt, er gibt sich nicht als qualifizierter Arzt aus oder macht falsche Angaben.

Nach dem heutigen Stand der Dinge ist es für einen interessierten Westler schwer, einen Lehrer zu finden oder mehr über dessen Qualifikation zu erfahren oder sich darüber zu informieren, welche Form des Chi Kung er praktiziert. Es gibt sehr fortgeschrittene Chi-Kung-Meister, die jahrelang in ihrer Heimat studierten, häufig jenen Chi-Kung-Stil, der in ihrer Familie von Generation zu Generation weitergegeben wurde. Aber es ist ratsam, dem Lehrer vor der Anmeldung einige Fragen zu stellen.

Sofort den richtigen Lehrer zu finden ist vielleicht vor allem eine Frage des Glücks. Doch je mehr Sie über das System erfahren, desto leichter werden Sie sich eine eigene Meinung bilden können. Ein chinesischer Großmeister, der in Peking lebt, erwiderte auf die Frage, wie und weshalb sein System funktionierte, daß man manche Fragen erst dann beantworten kann, wenn der Fragende über ein Grundwissen verfügt. „Erst hereinkommen, dann Fragen stellen.“ Es ist in China nicht üblich, einem Lehrer Fragen zu stellen. Der Schüler hört zu und lernt. Der Meister gibt sein Wissen erst dann weiter, wenn er seinen Schüler für bereit hält, es zu empfangen. Fragt man, bevor man die Stufe erreicht hat, die eine Antwort wert ist, wird man einfach ignoriert, oder der Lehrer wechselt abrupt das Thema. Aber ein guter Lehrer ist gern dazu bereit, die Form des Chi Kung zu beschreiben, die er lehrt, und ein wenig über die Geschichte des Chi Kung zu erzählen und darüber, was es bewirken kann. Ein erstes Gespräch mit dem Lehrer wird Ihnen einen gewissen Einblick in seine Trainingsmethoden geben. Aber wenn Sie mit den Kursteilnehmern sprechen, werden Sie wahrscheinlich besser verstehen, wie es abläuft und welchen Nutzen die Schüler daraus ziehen. Es gehört zu den Eigenarten des Chi Kung, daß viele Lehrer ihren eigenen Stil entwickeln, und oft kommt es zu Rivalitäten zwischen den Vertretern bestimmter Formen.

Man muß sich in Erinnerung rufen, daß dieses System ein tief verwurzelter Teil der chinesischen Kultur ist und daher für Menschen aus dem Westen ein weitgehend unbekanntes Gebiet. Zum sportlichen Training, für körperliche Fitness, Meditation und Gesundheitspflege eignen sich unterschiedliche Systeme. Es gibt auch eine spezielle Form des Chi Kung für sexuelle Gesundheit und Fitness.

Jung Chang erzählt in ihrer klassischen Geschichte *Wild Swans* die Abenteuer dreier Frauengenerationen in ihrer Familie. Sie schreibt über den zweiten Ehemann ihrer Großmutter, einen TCM-Arzt, der Geburtenkontrolle durch Chi Kung praktizierte. Er konnte einen Orgasmus erlangen, ohne zu ejakulieren. Die im Leben so wichtige Ching-Energie ist dem männlichen Sperma, dem weiblichen Ei und dem Menstruationszyklus zu eigen. Ein Mann, der sich in den richtigen Praktiken übt, kann seinen Samen kontrollieren und bei sich behalten. Eine Frau kann lernen, ihre Geschlechtsorgane zu stärken. Beide können ihre sexuellen Energien austauschen, um eine körperliche und spirituelle Ekstase zu erreichen.

Klassische Chi-Kung-Systeme

Die Possen der fünf Tiere

Dieses System basiert auf den Bewegungen von fünf Tieren – Bär, Vogel, Tiger, Hirsch und Affe. Hua Tuo sagte, die Übungen „vertreiben Krankheiten, kräftigen die Beine, lassen einen schwitzen, fördern den Appetit und schenken ein Gefühl der Leichtigkeit“.

Der Muskel- und Sehnenwandel-Klassiker und der Knochenmark-Wasch-Klassiker

Da Mo war ein indischer Prinz, der während der Liang-Dynastie (502–57) auf Einladung des Kaisers nach China kam. Er verlor die Gunst des kaiserlichen Hofes und zog sich weise in ein Kloster zurück, wo er sich daranmachte, die Gesundheit der Mönche zu verbessern, während er neun Jahre lang zurückgezogen als Eremit lebte. Als er wieder auftauchte, konnte er der kränkelnden Mönchsgemeinschaft zwei klassische Systeme überreichen. Der Muskel- und Sehnenwandel-Klassiker war in mehrere Kampfkünste integriert worden, für die der Shaolin-Tempel immer noch berühmt ist. Der Knochenmark-Wasch-Klassiker benutzt die Chi-Energie, um das Knochenmark zu reinigen. Auf diese Weise wird das Immunsystem gestärkt, das Gehirn genährt, und der Mensch kann leichter Erleuchtung erlangen.

Die acht Ballen Brokat

Marshall Yeuh Fei, ein gefeierter Soldat der Südlichen Song-Dynastie (1127–1279), trainierte seine Männer in Chi Kung. Man glaubt, daß er den Hsing-Yi-Kampfstil entwickelt hat. Die acht Ballen Brokat sollten den Körper aufbauen und die Gesundheit erhalten. Bei Kriegen mit längeren Feldzügen war das Wohlbefinden der Kämpfer unerläßlich. Schlachten wurden nicht nur je nach militärischem Können verloren oder gewonnen, sondern auch, indem man den Ausbruch von Epidemien vermied.

Die sechs heilenden Klänge

Sun Si Miao schrieb während der Tang-Dynastie (618–907), ein Buch, das „Das Lied der Hygiene“ enthielt. Dazu gehörten sechs heilende Klänge, die Geräusche und Posen benutzten, um die Energiekanäle zu säubern.

Tai Chi Chuan

Tai Chi Chuan verbindet die Nei-Tan-Form des Chi Kung (internes System) mit dem Wei-Tan (externes System). Es ist in China außerordentlich populär.

Lulu Daoyin

Lulu Daoyin gilt als eine der frühesten Techniken. Sie stammt aus einem Buch mit dem Titel *Die Annalen von Frühling und Herbst*, das Lu Tzu im Jahr 230 vor Christus geschrieben hat. Darin stellt er fest: „Vor langer Zeit diente der Tanz dazu, den Fluß des Chi und des Blutes zu fördern.“ Zum Lulu Daoyin gehören spontane Bewegungen zur Musik, in denen das Chi den Körper willkürlich bewegt.

Kapitel 10: Akupunktur

Die Weltgesundheitsbehörde (WHO) bestätigt den Nutzen der Akupunktur bei:

Infektionen: Erkältungen, Grippe, Bronchitis, Leberentzündung.

Innerlich: Hypoglykämie, Asthma, Bluthochdruck, Geschwüre, Dickdarmentzündung, Verdauungsschwäche, Hämorrhoiden, Durchfall, Verstopfung, Diabetes.

Ohren, Nase, Hals: Taubheit, Ohrenklingen (Tinnitus), Benommenheit, Infektionen der Nebenhöhlen, Halsentzündung und Heuschnupfen.

Dermatologisch: Ekzem, Akne, Herpes.

Nerven, Skelett, Muskulatur: Arthritis, Neuralgie, Ischias, Rückenschmerzen, Schleimbeutelentzündung, Sehnenentzündung, Genickstarre, Bell-Lähmung, Kopfschmerzen, Schlaganfall, Zerebrallähmung, Kinderlähmung, Verstauchungen.

Mental-emotional: Angstzustände, Depression, Stress, Schlafstörungen.

Geschlechtsteile, Harnwege und Fortpflanzungsorgane: Impotenz, Unfruchtbarkeit, Postmenstruelles Syndrom, Beckenentzündung, Vaginitis, unregelmäßige Periode, Krämpfe.

Achtung: Akupunktur kann bei empfindlichen Patienten einen Asthmaanfall auslösen und bei Schwangeren zu vorzeitigen Wehen führen.

Selbst die Chinesen wissen bis heute nicht, wie Akupunktur und Moxibustion wirklich funktionieren. Niemand kann genau sagen, wie beides entdeckt wurde und wann zum ersten Mal Nadeln zur medizinischen Behandlung eingesetzt wurden. Doch die Anfänge gehen weit über den Beginn der aufgezeichneten Geschichte hinaus. Daß diese Behandlung, die fast so alt wie die Menschheit ist, noch immer Geheimnisse birgt, macht sie in zweifacher Hinsicht bemerkenswert. Leider wird sie aber gerade deswegen von vielen Ärzte im Westen als Placebo betrachtet.

Patienten, die durch Akupunktur Schmerzlinderung oder Heilung erfuhren, wissen nur, daß sie geheilt wurden – ob Placebo oder nicht. Wer jemals von einem in der TCM geübten Arzt behandelt wurde, weiß, daß er sich die Heilung nicht nur eingebildet hat. Patienten sprechen von bestimmten Empfindungen, die direkt mit der Bewegung der Nadel an einem bestimmten Punkt verbunden waren, ohne die Akupunktur-Theorie zu kennen. Forscher haben folgende Empfindungen, die durch Nadeln ausgelöst wurden, aufgezeichnet: Taubheit, Aufblähung, Wärme, Schwere, Spannung, Kälte, Brennen. Manche Testpersonen sprachen von einer Empfindung, die über die ganze Länge des Kanals ausstrahlte.

Wir denken, wenn wir von Akupunktur hören, immer noch vor allem an Schmerzlinderung, bei der sie tatsächlich recht wirksam ist. Aber in China wird sie auch in vielen anderen Fällen angewendet. Nicht nur bei körperlichen und psychischen Krankheiten, sondern auch zur Kontrolle von Epidemien. Sir Winston Churchill berichtete nach einem Chinabesuch, er habe in einem Krankenhaus in Schanghai einen Patienten gesehen, der nach einer Akupunkturbehandlung wieder laufen konnte, obwohl 94 Prozent seines Körpers mit Verbrennungen dritten Grades bedeckt waren. Als Churchill nach seiner Rückkehr britischen Ärzten davon erzählte, versicherten ihm diese, kein Patient könne Verbrennungen von über 74 Prozent überleben.

Moxibustion, also die Behandlung durch Hitze, bei der man einen Faden Moxawolle (die getrockneten Blätter des Beifuß), an der Spitze der Akupunkturnadel verbrennt, wird als zusätzliches Stimulans benutzt. Es soll den Körper zur Energieerzeugung anregen, um so den Heilungsprozeß zu unterstützten. In der TCM-Terminologie wirken Akupunktur und Moxa, indem sie:

Übermäßiges mindern (Kopfschmerzen lindern)
Mängel beheben (Asthmabehandlung)
Heißes kühlen (Ekzeme lindern)
Stillstehendes bewegen (gutartige Tumore schrumpfen)
Unruhiges beruhigen (Nasenbluten stoppen)
Fallendes aufrichten (Prolapse korrigieren)
Steigendes senken (Bluthochdruck regulieren)
Widerstandskraft stärken (Entzündung)
Krankheitserreger vernichten (Erkältung/Grippe kurieren)

In China, wo die Akupunktur häufiger als in jedem anderen Land wissenschaftlich untersucht wurde, gilt als erwiesen, daß sie schmerzlindernd wirkt. Professor Jia Hing Han, ein angesehener Pekinger Neurophysiologe, ermittelte die neurochemische Grundlage der Schmerzlinderung. Forscherteams fanden Beweise dafür, daß Akupunktur die Endorphinproduktion im Gehirn angeregt und so klinische Schmerzunempfindlichkeit erzeugt. Akupunktur regt die Adrenalindrüse an, ihr eigenes Kortison herzustellen. Versuche ergaben, daß Akupunktur zu Veränderungen der funktionalen Aktivitäten des Hypothalamus-Hypophyse-Nebenniere-Systems und in der Zusammensetzung des Blutes führen kann.

Die Tatsache, daß Akupunktur Schmerzen lindert und Krankheiten heilt, bestätigt die Theorie der frühen Heilkundler, daß das Äußere des Körpers das Innere unmittelbar beeinflußt. Außen und innen sind durch unsichtbare, unter der Haut liegende Kanäle miteinander verbunden; eine Endlosschleife aus Hauptk ınälen und Nebenlinien, die die Organe und die Eingeweide miteinander verbinden und von den Chinesen Jinglao genannt werden.

Insgesamt gibt es fünfunddreißig Kanäle. Die zwölf Hauptkanäle sind mit Lunge, Dickdarm, Magen, Milz, Herz, Dünndarm, Harnblase, Nieren, Herzbeutel, dem Sanjiao (oft mit „Dreifacherwärmer“ übersetzt; ein abstraktes Organ, mit dem wahrscheinlich die endokrinen Drüsen gemeint sind), Gallenblase und Leber verbunden.

Diese zwölf Kanäle ziehen sich über Arme und Beine, Rumpf und Kopf; sie treten paarweise auf. Man findet sie auf der linken und der rechten Körperseite. Zwei weitere verlaufen senkrecht, die Körpermitte entlang: einer auf der Rückseite der Körpermitte, der andere auf der Vorderseite. Der vordere wird Konzeptions-, der rückwärtige Gouverneurskanal genannt. Sie sind mit keinem bestimmten Organ verbunden, aber die einzigen verbleibenden Kanäle, an denen Akupunkturpunkte entlanglaufen.

Die zwölf Hauptkanäle besitzen oberflächliche Bahnen, die direkt unter der Haut liegen, und tiefe Bahnen im Inneren des Körpers. Die kleineren Kanäle, die eine Bahn mit der anderen verbinden, werden Nebenlinien genannt; sie bilden einen ununterbrochenen Ring um den Körper. Dann gibt es noch die „Acht Wunderbaren Kanäle“, die als eine Art Hilfssystem fungieren. Sie verfügen über Energiereserven, mit denen sie einen Mangel beheben oder ein Übermaß mindern können. Sie treten paarweise auf. Zu ihnen gehören der Konzeptions- und Gouverneurskanal und der Vorstoß- (thrusting)- und der Gürtelkanal.

Der Vorstoßkanal verläuft im Körperinneren vom Damm bis zum Scheitel. Seine „Kessel“ stimmen mehr oder weniger mit der Lage der Akupunkturpunkte des unter der Haut liegenden Gouverneurs- und Konzeptionskanals überein. Die „Kessel“ sind Speichergefäße, in denen die Chi-Energie sichtbarer ist.

Der Gürtelkanal ist der einzige waagerecht verlaufende Kanal. Wie der Name bereits sagt, umschließt er die Taille wie ein Gürtel. Die anderen vier Kanäle, Yin Wei Mo und Yang Wei Mo, Yin Qiao Mo und Yang Qiao Mo genannt, verbinden die Glieder mit den inneren Organen.

Es folgen die Anschlußkanäle, von denen es insgesamt fünfzehn gibt. Vierzehn von ihnen verbinden nicht nur die Hauptkanäle und die acht zusätzlichen Meridiane, sondern auch Yin und Yang. Der fünfzehnte Anschlußkanal ist als die „große Hülle der Milz“ bekannt. Er befindet sich an der Brustseite, unter der Achselhöhle. Er verbindet alles miteinander.

Durch diese Bahnen fließt die Chi-Energie. Sie unterstützt das Blut und die Körpersäfte, hält das Gleichgewicht zwischen Yin und Yang aufrecht und schützt den Körper gegen Krankheiten. Von altersher sind 365 Punkte auf der Haut bekannt, die unmittelbar mit den lebenswichtigen Organen verbunden sind. An diesen Punkten kann das Chi mittels eines Nadelstichs stimuliert werden. Bei jüngsten Untersuchungen wurden weitere Punkte gefunden. Heute weisen die Karten mehr als 2000 Akupunkturpunkte auf. Aber die Akupunkteure nutzen fast ausschließlich die traditionellen Punkte.

Die Akupunkturnadeln sind heute äußerst raffinierte Präzisionsinstrumente. Die Elektroakupunktur ist eine weitere moderne Entwicklung. Bei der Elektroakupunktur summt ein kleiner, mit einer Sonde verbundener Apparat jedesmal, wenn die Sonde einen Akupunkturpunkt trifft. Der Apparat macht objektive Aufzeichnungen, so daß eine Untersuchung des Patienten vor und nach der Sitzung möglich ist.

Trotz all dieser Entwicklungen üben TCM-Ärzte Akupunktur auch heute noch aus, wie es ihre Vorväter taten. Die Finger eines erfahrenen Lehrers sind seine empfindlichsten Instrumente; und da er sein eigenes Chi in die Behandlung mit einbringt, ist er jeder Maschine überlegen. Einige Ärzte wenden Akupressur an, bei der genau die gleichen Punkte wie bei der Akupunktur benutzt werden, nur daß der Arzt bei der Akupressur mit den Fingern Druck darauf ausübt, statt sie mit Nadeln zu behandeln. Diese – oft mit einer Massage verbundene – Behandlung ist bei Skelett-, Muskel- und Bänderproblemen sehr wirksam und eine Alternative für Patienten, die der Anblick von Nadeln nervös macht.

Für einen TCM-Arzt sind die Organe eines Menschen nicht so wichtig wie ihre Funktionen, die wiederum von jenem Element beeinflußt werden, mit dem sie verbunden sind. Jede Krankheit rührt von einer Disharmonie her. (Weitere Informationen über die Organe des Körpers in der TCM finden Sie in Kapitel 3).

Das Herz regiert das Blut und ist zur Zunge offen. Sein Element ist das Feuer. Es ist Sitz des Geistes. Deshalb wird eine

Disharmonie des Herzens in der TCM nicht isoliert als Herzleiden betrachtet wie in der westlichen Medizin. Die Disharmonie kann zu Sprachstörungen, zu psychischen Leiden wie einer manisch-depressiven Psychose oder zu so einfachen Beschwerden wie durch schlechte Durchblutung verursachte Frostbeulen, führen. Jedes dieser Leiden und eine Reihe anderer Beschwerden werden an den Akupunkturpunkten entlang dem Herzkanal behandelt.

Die Lunge regiert den Atem und ist zur Nase offen. Ihr Element ist das Metall; sie herrscht über die Haut. Sie empfängt das „himmlische Chi", mit dem nicht nur die Luft, die wir einatmen, sondern auch jene spirituelle Natur gemeint ist, die unserem Leben erst Sinn verleiht. Eine Disharmonie der Lunge kann sich auf Nebenhöhlen, Hals und Brustkorb auswirken oder zu psychischen Problemen führen, durch die der Mensch apathisch und lethargisch wird und das Interesse an seiner Umgebung verliert.

Die Leber regiert die Bewegung des Chi und ist zu den Augen offen. Ihr Element ist das Holz, und sie herrscht über die Augen. Die meisten Menstruationsbeschwerden werden über den Leberkanal behandelt; aber auch Augenleiden wie Bindehautentzündung und alle Streßbeschwerden, die von Angst, dem mit der Leber verbundenen Gefühl, verursacht werden.

Die Milz bildet den Körpermittelpunkt. Sie ist mit den Funktionen der anderen Organe verbunden wie eine Achse mit dem übrigen Rad. Die Milz verwandelt Essen und Trinken in Chi und Blut und verteilt beides im Körper. Sie herrscht über die Muskeln. Eine Disharmonie der Milz führt zu Verdauungsproblemen und Prolaps.

Den Nieren wird von der TCM eine ganz besondere Funktion zugeschrieben. Sie speichern die Essenz des Lebens und sind zu den Ohren offen. Ihr Element ist das Wasser. Damit ist nicht nur Urin gemeint, sondern auch die Samenflüssigkeit und die hormonellen Sekrete. Die TCM betrachtet die oberhalb der Nieren liegenden Adrenalindrüsen (die in der westlichen Medizin anatomisch von den Nieren getrennt werden) als wesentliche

Bestandteile der Nierenfunktion. Die Nieren herrschen auch über die Knochen und das Knochenmark, das seinerseits das Gehirn nährt. Wassersucht, Fälle von Unfruchtbarkeit, Taubheit und Ohrenklingen werden als Störungen betrachtet, die durch den Nierenkanal behandelt werden können.

Die Namen der Akupunkturpunkte entlang den Kanälen deuten auf ihre Funktionen hin. Die Bedeutung des am Herzkanal gelegenen „Pfades des Geistes" erklärt sich selbst. Die „Pforte der Hoffnung" am Leberkanal weist auf die Funktion der Leber als die eines Organs hin, das ein Gefühl für ein Ziel im Leben und Optimismus vermittelt, wenn es harmonisch arbeitet. Die Milz besitzt einen „Erdanreger" genannten Akupunkturpunkt, mit dem grüblerisch veranlagten Menschen geholfen werden kann. Der Nierenkanal besitzt einen Akupunkturpunkt namens „Sprudelnder Frühling". Die Nieren, Sitz der ererbten und der sexuellen Energie, sind das Bewässerungsorgan des Körpers.

Die Kanäle der Zang-Organe Herz, Milz, Lunge, Nieren und Leber haben eine Speicherfunktion und sind deshalb Yin. Die Fu-Organe Dünndarm, Magen, Dickdarm, Blase und Gallenblase sowie die Eingeweide sind Yang, weil sie hohl und für Aufnahme, Umsetzung, Verdauung und Ausscheidung zuständig sind. Sie alle haben bestimmte Aufgaben. Jedes Organ ist mit einem Hauptorgan verbunden und trägt besondere Verantwortung.

Der Kanal des Herzbeutels wird „Beschützer" des Herzens genannt. Das Herz, als Kaiser des Körpers, ist für den reibungslosen Ablauf im Staat verantwortlich. Es ist daher anfällig für Verkrampfungen und Druck und braucht einen Wächter, der es schützt. Dieser Wächter ist der Herzbeutel. Herzleiden lassen sich oft wirksamer über den Herzbeutelkanal behandeln als über den eigentlichen Herzkanal. Dem Herzbeutel ist auch eine emotionelle Funktion zu eigen. Wie die Menschen im Westen sind auch die Chinesen der Meinung, daß die Gefühle im Herzen beheimatet sind.

Aufgabe des Herzbeutels ist es, das Herz vor emotionellen Schäden zu schützen. Und da Liebe untrennbar mit Sexualität verbunden ist, findet das Junge-trifft-Mädchen-Spiel im Herzbeutel statt. Mehrere Formen sexueller Störungen und Beziehungsschwierigkeiten, die zu Gemütsleiden führen, werden durch diesen Kanal behandelt.

Der Dickdarm ist mit der Lunge verbunden. Eine seiner Aufgaben ist es, Abfallprodukte durch die Därme und Giftstoffe durch die Haut auszuscheiden. Dieser Kanal wird bei der Behandlung von Verstopfung, Durchfall, Hautproblemen und Nebenhöhlenerkrankungen benutzt.

Der Dünndarm ist mit dem Herzen gekoppelt. Er ist für das „Empfangen und Gedeihen" verantwortlich. Davon profitieren wegen seiner engen funktionalen Nähe zum Herzen Verstand und Geist genauso wie das Verdauungssystem. Der Dünndarmkanal endet in einem Punkt vor dem Ohr und wird auch bei Hörbeschwerden benutzt.

Der Gallenblasenkanal ist mit der Leber gekoppelt, die laut der TCM für das Bild, das der Mensch von sich selbst hat, und für das Selbstvertrauen verantwortlich ist. Ein scheuer, verschlossener Mensch besitzt für einen Chinesen eine „kleine Gallenblase". Durch den Gallenblasenkanal werden Menstruationsbeschwerden, Augenprobleme, Kopfschmerzen, arthritische Hüften und Knie, mangelndes Selbstvertrauen oder Unentschlossenheit behandelt.

Der Dreifacherwärmer ist eigentlich kein Organ, sondern ein Körperthermostat. Er besitzt jedoch einen eigenen Kanal und ist eng mit den restlichen elf Organen verbunden. Die TCM unterteilt den Rumpf in drei Abschnitte, von denen jeder die ihm innewohnende Hitze kontrolliert und verantwortlich dafür ist, daß im ganzen Körper die gleiche Temperatur herrscht.

Der obere Erwärmer liegt im Brustkorb, der mittlere zwischen Zwerchfell und Nabel und der untere im Unterleib. Die drei Erwärmer arbeiten zusammen. Ihre Aufgabe ist es, das innere Yin und Yang, Feuer und Wasser, auszugleichen. Wird es draußen kalt, paßt der Dreifacherwärmer die Körpertemperatur der veränderten Außentemperatur an. Eine Dysfunktion des Dreifacherwärmers kann zu Erkältungen und Fieber führen. Bei zuviel Yang wird der Körper überhitzt, oder Körperflüssigkeiten verdunsten. Zuviel Yin hat den entgegengesetzten Effekt. An diesem Kanal wird bei fiebrigen Erkrankungen oder schweren Erkältungen gearbeitet.

Der Magen sendet die Nahrung an die Milz und wird als Verwalter des Lagerhauses und der Kornspeicher betrachtet. Er ist für die Nahrungsaufbereitung zuständig. Der Magenkanal wird bei gastrische Beschwerden und Darmproblemen bearbeitet. Da die Nahrung einen so großen psychischen Einfluß besitzt, wird der Magenkanal auch bei Eßstörungen hinzugezogen.

Der Blasenkanal ist eng mit den Nieren verbunden. Seine Hauptaufgabe besteht darin, die Körperflüssigkeiten zu verteilen und „schlechtes“ Wasser auszuscheiden. Der Kanal zieht sich über den ganzen Körper. Er beginnt am Augenwinkel, zieht sich übers Gesicht, zweimal über den Rücken, um dann über das Bein in die kleine Zehe zu münden. Mit ihm wird bei Knochenproblemen, bei Ischias, einigen Arten von Rückenschmerzen, aber auch bei Blasenentzündung und Inkontinenz gearbeitet.

Der Chi-Kreislauf

Der Biorhythmus des Körpers, ein für Westler verhältnismäßig neues Konzept, ist den Chinesen bereits seit Jahrhunderten bekannt. Die Chinesen zählen Tag und Nacht zusammen, kommen aber statt auf vierundzwanzig auf zwölf Stunden. Jede ihrer Stunden entspricht zwei von unseren. Der Tag hat zwölf Stunden, der Körper zwölf Hauptorgane, durch die ständig Chi-Energie fließt, die für die Dauer einer Stunde in jedem Organ ihren Höchststand erreicht.

Das stimmt mit der Vorstellung vom Körper als kleinen Kosmos überein und bestätigt die biologische Realität, daß sich innerhalb des Körpers Energie bewegt. Zwischen 11 und 13 Uhr erreicht sie im Herzen ihren Höhepunkt; von 13 bis 15 Uhr im Dünndarm, von 15 bis 17 Uhr in der Blase, von 17 bis 19 Uhr in den Nieren, von 19 bis 21 Uhr im Herzbeutel, von 21 bis 23

Uhr im Dreifacherwärmer, von 23 bis 1 Uhr in der Gallenblase, von 1 bis 3 Uhr in der Leber, von 3 bis 5 Uhr in der Lunge, von 5 bis 7 Uhr im Dickdarm, von 7 bis 9 Uhr im Magen und von 9 bis 11 Uhr in der Milz. Die Chi-Energie kreist durch den Körper wie die Erde um die Sonne. Natürlich gibt es am entgegengesetzten Ende des Zyklus einen Punkt, an dem das Chi am schwächsten ist.

Die Chi-Energie beschreibt einen Kreis an der Vorderseite der Körpermitte, dem Konzeptionskanal, und auf der Rückseite der Körpermitte, dem Gouverneurskanal. Die Chi-Energie ist bei Vollmond am Scheitel am stärksten, und bei Neumond (den die Chinesen als „leeren" Mond bezeichnen) im Damm.

Der Chi-Fluß ist den Jahreszeiten unterworfen. Er erreicht im Frühling in Leber und Gallenblase seinen Höhepunkt, im Sommer im Herzen, Dünndarm (und im Dreifacherwärmer und im Herzbeutel), im Spätsommer in Magen und Milz, im Herbst in Lunge und Dickdarm und im Winter in Nieren und Blase.

Die zwölf Hauptkanäle

Lunge: Beginnt fünf Zentimeter neben der Brustwarze und verläuft in Richtung Arm. Endet im Daumen. Meridian für Asthma, Husten, Brust- und Schulterschmerzen.

Dickdarm: Beginnt an der Spitze des Zeigefingers. Verläuft über den Arm, die Schulter bis zum gegenüberliegenden Nasenflügel. Meridian für Kopf-, Gesicht-, Mund-, Nacken und Halsschmerzen und für Unterkiefer- und Zahnbeschwerden.

Magen: Beginnt unter dem Auge. Verläuft über die Körperseite und das Bein bis zur zweiten Zehe. Meridian für Verdauungsbeschwerden, Geschwüre, Mundprobleme, hohes Fieber und Durchfall.

Milz: Beginnt an der großen Zehe, zieht sich über die Vorderseite des Beines zum Unterleib bis zur Seite des Brustkorbs.

Meridian gegen Menstruations- und Magenbeschwerden und Blutmangel.

Herzbeutel: Verläuft von der Brustwarze über die Schulter, den Arm bis zum Mittelfinger. Meridian für Brustschmerzen, Herzbeschwerden, Herzklopfen und jede Form vom Übelkeit.

Dreifacherwärmer: Verläuft vom Ringfinger über die Außenseite des Armes am Hals entlang bis zur Schläfe. Meridian für nervöse Beschwerden, Lähmung, Tinnitus, Migräne, Nervenschmerzen.

Gallenblase: Beginnt am äußeren Augenwinkel. Verläuft im Zickzack über den Rumpf, die Innenseite des Beines entlang bis zur vierten Zehe. Meridian für Schmerzen an den Schläfen, im Rücken, in Gelenken, Oberschenkeln, Knien und Unterschenkeln, aber auch für Malaria.

Leber: Beginnt an der großen Zehe, verläuft über die Außenseite der Brust und endet unter der Brustwarze. Meridian für Eingeweidebrüche, Brustbeklommenheit, Hexenschuß und Menstruationsbeschwerden.

Herz: Verläuft von der Achselhöhle über den Arm bis zum kleinen Finger. Meridian für Schlafstörungen, Gedächtnisschwäche, Konzentrationsmangel und psychische Störungen wie Epilepsie und Schizophrenie.

Dünndarm: Beginnt am kleinen Finger, zieht sich über Arm und Schulter bis zum Ohr. Meridian für Kiefer-, Nacken-, Schulter- und Armschmerzen und häufigen Harndrang.

Blase: Beginnt am inneren Augenwinkel. Verläuft über Kopf, Rücken, Bein bis zur kleinen Zehe. Alle Shu-Punkte, die „Quellen der Energie“, liegen an diesem Kanal.

Niere: Beginnt an der Fußsohle und endet genau unter dem Schlüsselbein. Meridian für Geschlechtskrankheiten, Blasen- und Nierenbeschwerden, Atemnot, Grauen Star und trübe Sicht.

Die beiden unpaarigen Meridiane

Konzeptionskanal: Verläuft vom Damm über die Körpermittellinie zur Zungenwurzel.

Gouverneurskanal: Verläuft vom Damm über die Wirbelsäulenmitte, den Kopf bis zur Oberlippe.

Kapitel 11: Frauenheilkunde

Frauen, die in einer Reihe mit kleinen rauchenden Kästen auf dem Unterleib auf Betten liegen, sind im ambulanten Teil der gynäkologischen Station eines TCM-Krankenhauses ein vertrauter Anblick. Sie werden wegen schmerzhafter Perioden mit Moxibustion behandelt – und es wirkt.

Im Westen greift man bei Frauenproblemen auf zwei bekannte und universale Methoden zurück: Hormontherapie oder Operation. Beide sind strittig.

Viele Frauen, die sich einer Hormontherapie unterzogen haben, zählen zu deren Befürwortern. Doch die Medizin ist über die langfristigen Auswirkungen von Progesteron und Östrogen geteilter Meinung ähnlich wie über die Antibaby-Pille und Radikaloperationen bei Brustkrebs und Unterleibserkrankungen.

In China bleibt den Frauen eine dritte Möglichkeit: eine Behandlung mit Naturmedizin und Akupunktur, die oft sehr gute Ergebnisse zeitigt. Prämenstruelle Spannungen, Symptome der Wechseljahre, Beckenentzündungen und drohende Fehlgeburten werden hauptsächlich mit Naturmedizin behandelt.

Fußmassage ist eine weitere angesehene Behandlung bei schmerzhafter Periode. Im Fuß findet sich jeder Akupunkturpunkt. Für die TCM gleicht die Beziehung zwischen Füßen und Körper der zwischen Wurzel und Baum. Behandle die Wurzel und der Baum wird gedeihen.

In den chinesischen Großstädten gehört zur Gesundheitsfürsorge bei Frauen auch die jährliche Vorsorgeuntersuchung, um mittels Abstrich frühe Anzeichen von Gebärmutterhalskrebs festzustellen. Bei Krebs im Frühstadium wird die betroffene Frau mit einer Mischung aus westlicher und traditioneller Medizin behandelt. Die Naturmedizin unterstützt das Wachstum von gesundem, neuem Gewebe und wird direkt in den Gebärmutterhals appliziert.

Bei Krebs im Frühstadium wird das befallene Gewebe durch pflanzliche Mittel normalerweise innerhalb einer Woche wiederhergestellt. In mittelschweren Fällen dauert die Behandlung zwischen zwei und vier Wochen, bei schweren Fällen ist eine intensivere Behandlung erforderlich, und der Körper der Patientin reagiert langsamer. Die Ärzte behaupten, daß ihre Methode, bei der eine Milzschwäche korrigiert sowie Feuchtigkeit und Hitze vertrieben wird, in den meisten Fällen das Immunsystem stärkt und zu einer vollkommenen Genesung führt.

Die Frauenärzte in den TCM-Krankenhäusern behandeln ihre Patientinnen häufig über das Ohr, das, wie der Fuß, jeden Akupunkturpunkt des Körpers enthält. Eine Reihe von Menstruationsbeschwerden werden behandelt, indem man einen winzigen Samen namens Wang Bu Liu Xing Zi ins Ohrläppchen einführt, das die Patientin vier oder fünf Mal täglich drücken muß. In der westlichen Terminologie heißt das: die endokrinen Funktionen regulieren; die TCM spricht von einer Stärkung von Nieren und Lunge. Die TCM-Ärzte bei uns bieten häufig die gleiche Behandlung an, benutzen aber meistens eine Plastiknachbildung des Samens. Er paßt bequem in den entsprechenden Akupunkturpunkt des Ohres und kann mehrere Tage lang dort verbleiben. Der Samen findet auch bei anderen Behandlungen Verwendung, zum Beispiel, wenn jemand mit dem Rauchen aufhören möchte.

Akupunktur hilft auch in bestimmten Fällen von blockierten Eileitern. Sie kann bei polyzystischen Eierstöcken helfen, aber es ist eine intensive Akupunkturbehandlung nötig, und die Genesung nimmt einige Zeit in Anspruch.

Frauen, bei denen kleine Fibrome im Frühstadium entdeckt werden, behandelt man in einem chinesischen Krankenhaus mit kräftiger Pflanzenmedizin, die die Geschwulste auflösen und so eine Operation entbehrlich machen. Größere Fibrome müssen chirurgisch entfernt werden, aber man verkleinert sie vor der Operation, damit der Eingriff weniger drastisch ist. Einige Ärzte haben den gleichen Erfolg mit Akupunktur. Hat sich ein Fibrom noch nicht tief in die Gebärmutterwand eingenistet, zeigt eine Akupunkturbehandlung oft Erfolg.

Fibrome werden als Folge von Kälte in der Gebärmutter betrachtet; verursacht durch falsche Ernährung und äußere Kälte. Ein TCM-Arzt wird Vegetarierinnen raten, nicht zuviel rohe Lebensmittel zu essen. Von Natur aus kalte Nahrung wie Obst und die meisten Blattgemüse, besonders Kohl, können zur inneren Kälte beitragen.

Im Ersten Lehrkrankenhaus in Tientsin haben Frauenärzte 800 Fälle von Gebärmuttermyomen (Gebärmuttertumor) mit einer Mischung aus westlichen und traditionell chinesischen Methoden behandelt. Die Behandlung dauerte drei Monate. Wie der Leiter der Station berichtete, war sie in 98 Prozent der Fälle erfolgreich.

Die chinesischen Ärzte sind der Meinung, daß viele der gynäkologischen Beschwerden vom Blut herrühren. Oft ist eine Stauung des Leber-Chi dafür verantwortlich; aber auch emotionelle Faktoren und die Ernährung können eine große Rolle spielen. Die Gereiztheit, ein häufiger Gefährte der Wechseljahre, die für das Prämenstruelle Syndrom typischen Stimmungsschwankungen und die unerklärliche Traurigkeit vor der Periode rühren von der Leber her, dem Organ, das die Stimmung beeinflußt. Aber es gibt noch einen weiteren Faktor: Der Lebermeridian ist der Hauptkanal, und größere Nebenlinien ziehen sich durch Gebärmutter und Eierstöcke.

Prämenstruelle Spannungen entstehen, wenn das Blut in den Uterus befördert wird. Dadurch kommt es in der Leber zu einem Blutmangel, wodurch wiederum das Herz beeinträchtigt wird. Die Folge ist ein „leeres Herz-Feuer". Schlafstörungen rühren von einem leeren Herz-Feuer her, da der Geist tagsüber im Verstand wohnt und nachts im Herzen. Wird das Herz durch Feuer beunruhigt, ist auch der Geist gestört und kann nicht ruhen. Äußert sich das Prämenstruelle Syndrom in schwerem Durchfall und Erbrechen, ist die Ursache in Milz und Nieren zu suchen, da beide Organe mit der Bluthérstellung zu tun haben.

In der TCM wird die Nebennierendrüse, die Hormone absondert und mit dem zentralen Nervensystem verbunden ist, als eins mit den Nieren gesehen. Den beiden Nieren fallen laut

TCM verschiedene Arbeiten zu. Die rechte Niere ist für Wasser zuständig, die linke für Feuer. Zum Wasserelement gehören hormonelle Absonderungen, zum Feuerelement die Quelle der Lebenskraft, der Wärmeenergie im Körper.

Dysmenorrhö rührt von einer Nieren- und Milzschwäche her; und Schmerzen vor und nach der Periode zeigen an, daß ein Energiemangel zu Blutstauung führte. Die Patientin kann auch an einer Leber-Blutschwäche leiden, die schwere Migräne zur Folge haben kann. In China gibt es ein wohlbekanntes patentiertes Mittel namens „Kostbare Pille der Frauen", das bei Periodenbeschwerden sehr wirksam ist.

Der Fall einer Kinderkrankenschwester, die jahrelang unter gynäkologischen Beschwerden litt, bevor die TCM sie heilte, illustriert den holistischen Ansatz der traditionellen Medizin. Stephanie, in Malaysia gebürtig, kam 1966 nach England, wo sie ihr Examen als Hebamme ablegte. Nach ihrer Heirat ließ sie sich im ländlichen Surrey nieder. In dieser Zeit begannen die Zwischenblutungen. Zwei Operationen brachten keine Besserung.

Man diagnostizierte eine Bartholin-Zyste und Polypen in der Gebärmutter, die vor und nach der Periode starke Schmerzen verursachten. Bei einer Untersuchung im Krankenhaus wurden kleine Fibrome entdeckt. Zur selben Zeit zog sie sich eine Bindehautentzündung zu. Man überwies sie an einen Augenspezialisten, der ihr Hydrokortison verschrieb. Die Augenbehandlung half für kurze Zeit, doch im Monat darauf flammte die Bindehautentzündung wieder auf.

Stephanie hatte zur Nachtschicht gewechselt, um tagsüber bei ihrem kleinen Sohn sein zu können, und sie fühlte sich zusätzlich zu ihren körperlichen Beschwerden erschöpft und angespannt. Die Periodenschmerzen waren jetzt so stark, daß ihr ein starkes Schmerzmittel verschrieben wurde.

Als Krankenschwester war sich Stephanie der Nebenwirkungen, die bei längerer Anwendung dieses Medikamentes auftreten konnten, bewußt. Die Wirkstoffe können sich in der Leber ansammeln, und es könnte, übermäßig genommen, zu aplastischer Anämie führen. Stephanie wollte es nicht darauf ankommen lassen und versuchte, ohne das Schmerzmittel auszukommen. Untersuchungen ergaben, daß ihre Eierstöcke auf das Zehnfache angeschwollen waren und ihre Gebärmutter der einer Frau im dritten Schwangerschaftsmonat glich. Tests ergaben, daß es sich nicht um bösartige Tumore, sondern um eine gutartige Gewebewucherung handelte. Man entfernte Stephanies Gebärmutter und pflanzte ihr ein Hormon-Implantat ein. Aber nach zwei beschwerdefreien Jahren wurde Stephanie von Wechseljahrbeschwerden geplagt. Die Bindehautentzündung kehrte zurück, und in der Brust erschien ein Knoten. Er wurde entfernt, aber drei weitere folgten. Der Arzt konnte die Ursache des Problems nicht finden und wußte nicht, wie man es behandeln sollte. „Sie müssen lernen, damit zu leben", sagte er Stephanie.

Stephanie, die einer chinesischen Familie entstammte, war mit der traditionellen Medizin vertraut. Sie beschloß, es mit der TCM zu versuchen, da ihr die Schulmedizin nicht helfen konnte. Aber sie wollte nicht nur eine TCM-Behandlung suchen, sondern das TCM-System studieren, um herauszufinden, ob es ihr helfen konnte zu verstehen, weshalb die körperlichen Beschwerden zunahmen. Sie meldete sich an einer weiterführenden Schule an, die von einem Arzt geleitet wurde, der sich nicht nur in der westlichen Medizin, sondern auch in der TCM auskannte und jetzt westliche Ärzte und andere in der Krankenpflege Tätige unterrichtete.

Stephanies Krankengeschichte versorgte die Schüler mit ihrem ersten Fall. Ihr Gesicht war geschwollen, die Zunge wies eine Blautönung auf, sie schwitzte übermäßig und litt unter Schlaflosigkeit. Die einzelnen Symptome, die Bindehautentzündung und die gynäkologischen Beschwerden, wurden nicht als voneinander getrennte Leiden betrachtet, sondern als Manifestationen ein und derselben Störung.

Hauptursache war eine Leberstauung durch geronnenes Blut und eine völlige Erschöpfung der Yang-Energie. In der TCM ist die Leber mit den Augen verbunden. Das erklärte die Bindehautentzündung. Vorher hatte Stephanie sich gefragt, ob diese Entzündung und das geschwollene Gesicht nicht von dem großen Wald herrührten, in dessen Nähe sie wohnte und der im Sommer voller Pollen war. Jetzt lehrte man sie zu erkennen, daß alle Symptome von einer einzigen Quelle herrührten. Sie erhielt Akupunkturbehandlungen, mit der der Leberkanal gereinigt werden sollte, und wurde zur Anregung der Yang-Energie mit Moxibustion und Pflanzentabletten behandelt, um das Leber-Yin und das Nieren-Yang anzuregen.

Wochen später war die Feuchtigkeit aus ihrem Körper gewichen, die Schlaflosigkeit nahm ab und das Schwitzen hörte ganz auf. Nach einigen Monaten waren auch die Knoten in ihrer Brust verschwunden. Ein Jahr später arbeitete die Schülerin/Patientin immer noch als Hebamme und setzte ihr Studium der traditionellen chinesischen Medizin fort. Wie ihr Schulleiter weiß sie die Vorteile beider Medizinsysteme zu schätzen und freut sich auf den Tag, an dem das Beste aus beiden Systemen kombiniert werden kann.

Kapitel 12: Das medizinische Schatzkästlein

Standardmedikamente gehören in China ebenso zum Alltag wie bei uns. Tabletten mit poetischen Namen wie das im vorigen Kapitel erwähnte Ba Zhen Wan („Kostbare Pillen der Frauen"), Xiao Yan Wan („Freier und unbeschwerter Wanderer") und Liu Jun Zi Wan („Sechs vornehme Herren") sind auf dem ganzen chinesischen Festland bekannt.

Einige dieser Medikamente wurden nach uralten Rezepturen bereitet, die streng gehütete, von Generation zu Generation überlieferte Geheimnisse darstellen und ursprünglich nur in Ein-Familien-Unternehmen hergestellt wurden. Als der Vorsitzende Mao entschied, daß die Wohltaten der TCM der Allgemeinheit zugänglicher gemacht werden sollten, wurden die Unternehmer dazu überredet, die Rezepte für die Massenproduktion herauszurücken.

Wie jedermann wußte, waren die Ingredienzen aber nur das halbe Geheimnis. Die richtige und verfeinerte Zubereitung des Medikaments konnte einen Unterschied in seiner Wirkung ausmachen. Obwohl also einige berühmte Rezepturen heute von Pharmazieunternehmen in ganz China hergestellt werden und obwohl die Medikamente, die von chinesischen Kräuterhändlern bei uns verkauft werden, die Qualitätskontrollen der Volksrepublik durchliefen, wirken einige Zubereitungen ein wenig besser als andere, weil sie immer noch von der Familie oder Firma hergestellt werden, die im Besitz des Originalrezepts ist. Die Uneingeweihten müssen ihrem Glück vertrauen. Aber ein Hinweis auf der Verpackung, daß das Unternehmen für sein Produkt einen Orden von der Regierung erhalten hat, mag als ein gutes Zeichen gewertet werden. Einige der weiter unten aufgeführten Heilmittel enthalten tierische Produkte. Wo dies der Fall ist, wurde die betreffende Substanz – z. B. Antilopenhorn oder Gecko – ausdrücklich erwähnt. Keines der Medikamente enthält von geschützten oder gefährdeten Arten entnommene Inhaltsstoffe. Wer nichts Tierisches zu sich nehmen möchte, kann sich für Alternativen entscheiden, die nur pflanzliche Stoffe enthalten.

Diese Tabletten sind zwar auf dem gesamten chinesischen Festland und in Hongkong erhältlich, gehören aber bei uns noch nicht zum Standardangebot. Man kann sie über TCM-Ärzte und traditionelle chinesische Pharmazeuten erhalten, die Ihnen zu einem Präparat raten können, das Ihnen am ehesten hilft. Wer ernsthaft krank ist, sollte stets seinen Hausarzt konsultieren, bevor er zu alternativen Medikamenten greift, aber bei leichteren Gesundheitsstörungen oder in Fällen, in denen sich allopathische Medikamente als unwirksam erwiesen haben, könnten diese bewährten Heilmittel hilfreich sein. Sie werden in ihren Heimatländern seit Jahrzehnten oder sogar seit Jahrhunderten erprobt und sind in China – wo ihre Heilwirkung bekannt ist – überall erhältlich.

Anorexie

Xiang Sha Liu Zi Wan (Sechs erlesene Zutaten). Zur Behandlung von Magenverstimmungen, Anorexie, Blähungen, Magengeschwüren und chronischer Gastritis. Enthält großköpfige Atractylodes-Wurzel (Familie der Compositae), Kokospilz (Familie der Polyporaceae), Süßholz, Mandarinenschalen, Pinellia-Knollen (Familie der Araceae); außerdem Kostas-Wurzeln und Ingwerfrüchte.

Allgemeine Schwächezustände

Liu Jun Zi Wan (Sechs vornehme Herren). Manchmal auch als „edle Zutaten“ übersetzt (siehe *Anorexie*). Dieses Rezept enthält ein halbes Dutzend Kräuter, deren Heilwirkung bei einer Vielzahl von Beschwerden geschätzt wird. Die Pillen, ein in ganz China beliebtes Mittel, sind als zuverlässiges Stärkungsmittel bei allgemeiner Erschöpfung, Appetitmangel, Übelkeit oder Verschleimung bekannt.

Altersbeschwerden

Qingchunbao Pian. Bei allgemeiner Schwäche im fortgeschrittenen Alter und nach überstandenen Krankheiten. Enthält Ginseng und Schlangenbartwurzeln (Familie der Liliaceae).

Arthritis

Du Hou Ji Sheng Wan. Gilt als sehr wirkungsvoll darin, den Körper von Wind, Feuchtigkeit und Kälte zu befreien. Man nimmt es bei Rückenschmerzen, Knieschmerzen und Arthritis, die bei kaltem Wetter schlimmer wird.

Asthma

Ge Jie Dingchuan Wan. Soll Yin unterstützen, Hitze aus der Lunge vertreiben und Husten lindern. Es enthält tierische Produkte, darunter Gecko – das bei der Bekämpfung von Asthma sehr wirksam ist und in TCM-Krankenhäusern oft angewendet wird – und den Panzer der Süßwasser-Schildkröte.

Zhisou Dingchuan Gao. Enthält Rettichextrakt, Birnenextrakt, frischen Ingwer und Ephedra-Kraut (Familie der Ephedraceae).

Runfei Gao. Dickflüssiger Extrakt gegen Asthma, der die Lunge kräftigt und Brustbeklemmungen erleichtert (besonders für Alte und Anfällige geeignet). Enthält Birnenextrakt, asiatische Glockenwindenwurzel (Familie der Campanulaceae), Wurzeln der Aster (tartaricus) (Familie der Compositae).

Bluthochdruck

Qi Ju Huang Wan (Sechs-Rehmannia-Pillen Plus Zwei). Sechs Rehmannia-Pillen stellt ein altes und geachtetes Mittel dar, dem Kräuterheilkundige bei speziellen Leiden eine oder zwei Ingredienzen hinzufügen. Dieses Medikament hilft bei Leber-, Nieren- und Yin-Schwäche. Es wird außer bei zu hohem Blutdruck auch bei Schwindel, Schwachsichtigkeit, Grauem Star und Tinnitus verabreicht. Besonders Personen, die unter Bluthochdruck leiden, sollten sich von ihrem Arzt behandeln lassen.

Diabetes

Yuquan Wan. Die Behandlung zielt darauf ab, den Durst zu lindern, die Hitze zu vertreiben, die nervöse Reizbarkeit herabzusetzen und Yin und die Nieren zu unterstützen. Sie heilt nicht die Diabetes, aber sie erleichtert einige ihrer Symptome. Enthält Kopoubohnenwurzel (Familie der Leguminosae), Schlangenkürbiswurzel (Familie der Cucurbitaceae), getrocknete Rehmannia-Wurzeln. Da Diabetes ein ernst zu nehmendes Leiden darstellt, sollte man unbedingt einen Arzt konsultieren, bevor man andere Medikamente einnimmt.

Dickdarmentzündung

Shen Ling Bai Zhu Wan. Die Pillen unterstützen die Milz und vertreiben „Feuchtigkeit" aus dem Körper. Eine Behandlung bei Dickdarmentzündung, weichem Stuhl, Durchfall, Übelkeit und schwacher Verdauung.

Gynäkologische Beschwerden

Ba Zhen Wan (Kostbare Pillen der Frauen). Ein wichtiges Erste-Hilfe-Mittel in allen Medizinschränkchen auf dem chinesischen Festland. Wie der Name bereits sagt, wird es am häufigsten bei Menstruationsproblemen wie Dysmenorrhoe, beim Prämenstruellen Syndrom und bei Symptomen der Menopause genommen. Die Pillen wirken der allgemeinen Schwäche des Chi und des Blutes entgegen, deshalb können auch Männer sie nehmen. Sie sind bei Anämie und allgemeinen Schwächezuständen hilfreich.

Wu Ji Bai Feng Wan (Schwarzes-Huhn-und-weißer-Phönix-Pillen). Gegen Periodenschmerzen, Weißfluß und unregelmäßige Perioden.

Zhe Bai Di Huang Wan. Empfiehlt sich bei der Behandlung von Hitzewallungen, Unruhe und nächtlichem Schwitzen.

Buxue Ningshen Pian. Bei Schlafstörungen, häufigem Harndrang, unregelmäßiger Periode, Schmerzen und Schwäche in Lenden und Knie. Enthält Schäfchenblumenstengel, Hühnerblutstengel (Familie der Leguminosae) und zubereitete Rehmannia-Wurzeln.

Dang Gui Jing Pian. Hilft, die Periode zu regulieren, und behandelt von Kopfschmerzen und Verstopfung begleitete unregelmäßige Perioden. Lindert auch Menstruationsschmerzen. Enthält Wurzeln der chinesischen Angelika (Familie der Umbelliferae).

Fu Ke Shi Wei Pian. Bei unregelmäßiger, schwieriger und schmerzhafter Periode (Dysmenorrhoe). Enthält Wurzeln der chinesischen Angelika (Familie der Umbelliferae), Wurzel der Roten Pfingstrose (Familie der Ranunculaceae), die Yanhuosuo-Lerchenspornwurzelstock (Familie der Papaveraceae) und Nußgraswurzelstock (Familie der Cyperaceae).

Jin Hi Chongji. Zur Behandlung von Endometriose und Beckenentzündung. Enthält Aufgüsse der Cherokee-Rose und Hühnerblutstengel (Familie der Leguminosae).

Nu Bao. Zur Regulierung der Periode. Stoppt unregelmäßige Blutungen, Weißfluß und Sterilität in Folge einer Gebärmutterentzündung und Unterleibsschmerzen nach der Entbindung.

Xiao Yan Wan (Freier und unbeschwerter Wanderer). Ein bei Chinesinnen beliebtes Mittel. Es wirkt, indem es die Leber besänftigt, den wichtigsten Kanal für die Behandlung von Menstruationsproblemen und anderer Frauenleiden. Die Pillen bewähren sich bei Beschwerden in der Menopause, beim Postmenstruellen Syndrom, bei Depression, migräneartigen Kopfschmerzen und unregelmäßiger Periode. Dieses bekannte Medikament fördert auch den Flußträger Chi-Energie. Es ist seit vielen Generationen im Gebrauch.

Grippe, Erkältungen und Halsentzündungen

Yin Qiao Jie Du Pian. Erkältungen mit Fieber, Kopfschmerzen, Husten, trockenem Mund und Halsschmerzen. Enthält Geißblattblüten, Klettenfrüchte (Familie der Compositae), die Frucht der Forsythie, Ballonblumenwurzel (Familie der Campanulaceae), chinesische Ackerminze (Familie der Laminaceae), grazile Bambusblätter (Familie der Gramineae), Schizonepeta-Spitzen (Familie der Lamiaceae), Süßholz und fermentierte Sojabohne (Familie der Leguminosae).

Zhong Gan Ling. Bei Erkältungen mit Laufnase und Niesen, aber ohne Fieber.

Fanggan Pian. Schützt vor gewöhnlichen Erkältungen und stärkt die Widerstandskraft gegen chronische Bronchitis. Enthält Astragalus-Wurzel (Familie der Leguminosae).

Tianjin Ganmao Pian. Bei Grippe. Enthält Klettenfrüchte (Familie der Compositae), Forsythien und Geißblatt, fermentierte Sojabohne (Familie der Leguminosae) und Ballonblumenwurzel (Familie der Campanulaceae).

Halsinfektionen

Niuhuang Yijin Pian. Bei akuter und chronischer Pharyngitis und Laryngitis. Enthält Korkbaumrinde (Familie der Rutaceae) und artificial cow-bezoar.

Yanlixiao Jiaonang. Zur Erleichterung bei geschwollenem, entzündetem Hals, Infektionen der oberen Atemwege, akuter und chronischer Mandelentzündung; auch bei Ruhr und Durchfall sowie bei gewöhnlichen Erkältungen.

Husten

Chuan Bei Bi Pa Lu. Sehr wirksam bei Kranken allen Alters.

Inkontinenz

Jin Suo Gu Jing Wan (Goldlockentee). Dieses Präparat mit dem hübschen Namen hilft bei schwacher Blase, bei grundlosen Schweißausbrüchen und chronischem Weißfluß.

Magenbeschwerden

Huo Xiang Zheng Qu Yuan. Bei mit Durchfall und Übelkeit verbundener Magenentzündung. Auch bei „Bauchgrimmen" und Nahrungsmittelvergiftung.

Nervöse Störungen

Giupi Wan (Milz-Rückkehr-Tabletten). Ein beliebtes und seit langem bewährtes Mittel, das in keinem chinesischen Haushalt fehlt. Es stärkt die Milz und nährt das Blut. Wird bei Blutarmut, starken Monatsblutungen, Schlafstörungen, Herzklopfen, Benommenheit und Verdauungsschwäche genommen.

Tian Wang Bu Xin Dan (Himmlischer Kaiser). Bringt Erleichterung bei Herzklopfen, Schlafstörungen, nervöser Unruhe, Gedächtnis- und Konzentrationsschwäche. Auch hilfreich bei der Behandlung von Stuhlverstopfung bei älteren Menschen.

Oligospermie (herabgesetzte Spermienzahl)

Lui Wei Di Huang Wan (Sechs-Rehmannia-Pillen). Ein in China sehr bekanntes Mittel, das bei einer Vielzahl von Leiden hilft. Es soll die Anzahl der Spermien pro Erguß erhöhen.

Prolaps

Bu Zhong Yi Qi Wan (Pillen, die das Chi-Zentrum stärken). Hilft bei Prolaps der Gebärmutter oder der Nieren. Wird auch bei chronischem Durchfall und zur Behandlung von Müdigkeit, Erschöpfung und Verdauungsschwäche eingesetzt.

Rückenschmerzen (Lumbago)

Lui Wei Di Huang Wang (Sechs-Rehmannia-Pillen). Ein sehr bekanntes Mittel, das die Nieren nähren und bei Leberinsuffienz hilfreich sein soll. Es lindert nicht nur Rückenschmerzen, sondern hilft auch bei Tinnitus, übermäßigem Schwitzen und Benommenheit. Außerdem wird es bei Oligospermie und Diabetes eingesetzt.

Sportverletzungen

Die Da Wan Hua You (Öl). Zur Behandlung von Blutergüssen, Verbrennungen, alten Verletzungen und Schnittverletzungen geeignet. Lindert auch Arthritis-Schmerzen.

Shang Shi Zhi Ton Gao (Pflaster für äußerliche Anwendung). Zur Schmerzlinderung bei Sportverletzungen. Auch bei Rückenschmerzen, Ischias und Arthritis.

Kapitel 13: A – Z

Abszesse

Abszesse werden durch bakterielle Infektionen unter der Haut verursacht. In der TCM werden sie gewöhnlich als Hitze- und Feuergift im Blut betrachtet. Die Behandlung soll die Hitze vertreiben, das Feuer mäßigen und das Gift aus dem Körper ausscheiden. Zu den am häufigsten verwendeten Pflanzen gehören Goldfaden, Löwenzahnpflanze (Familie der Compositae) oder wilde Chrysanthemen und Feldstiefmütterchen (Familie der Violaceae), als Kräutertee zubereitet. Äußerlich angewandte Zubereitungen aus Rhabarber oder Pfingstrosen, gemahlen und mit Sesamöl vermengt, beschleunigen den Heilungsprozeß.

Aids

Aids ist eine neue Krankheit in der chinesischen Medizin, aber Immunschwächen sind nichts Neues. Sie sind schon seit Jahrhunderten bekannt, und TCM-Ärzte und -Krankenhäuser in Großbritannien und den Vereinigten Staaten haben Aids-Patienten bereits mit gewissen, wenn auch bescheidenen Erfolgen behandelt. In der chinesischen Medizin wird Aids als Schwäche der Nieren und der Milz betrachtet, die vor allem durch eine hemmungslose Lebensweise verursacht wird; insbesondere durch übermäßigen Alkoholgenuß. Die TCM läßt nie Zweifel an der Notwendigkeit der Mäßigkeit aufkommen. Jedes Übermaß, sei es emotioneller oder körperlicher Art, schädigt den Körper. Die Ching-Energie, die Essenz des Lebens selbst, als deren Gefäß die Nieren gelten – wird durch Übermaß angegriffen. Das Wohlbefinden hängt daher von der Lebensweise ab, und sexuelle Promiskuität oder Drogenmißbrauch führen unvermeidlich zu gesundheitlichen Problemen.

Drogenmißbrauch schädigt den Organismus und führt zu einer Schwächung der Yin-Energie in den Nieren. Zu den Symptomen gehören nächtliches Fieber und Husten. Dann dringt feuchte Hitze in den Körper ein. Die TCM-Behandlung zielt vor allem darauf ab, die Nieren zu unterstützen und die Milz zu kräftigen. TCM-Ärzte im Westen behandeln AIDS mit einer Kombination von Kräutern, darunter die Tragantpflanze und chinesische Schlangengurke, sowie Sechs-Rehmannia-Pillen und Ginpi Wan-Tabletten. Es gelingt ihnen, das Immunsystem zu stützen und auf diese Weise Komplikationen zu vermeiden und das Leben des Patienten zu verlängern, weil sie verhindern, daß das HIV-Virus Aids ausbrechen läßt. Ein Auszug aus der chinesischen Schlangengurke ist möglicherweise die bisher vielversprechendste Waffe im Kampf gegen die Ausbreitung dieser furchtbaren Krankheit. Das Mittel wird noch von der American Food and Drug Administration erprobt, und wenn sich sein frühes Versprechen erfüllt, könnte es sein, daß wir uns dem Tag nähern, an dem eine Heilung von Aids möglich ist.

In früheren Zeiten wurde die chinesische Schlangengurke zur Herbeiführung von Abtreibungen eingesetzt; niemand wußte aber, wie dies funktionierte. Professor Yeung, ein sich mit der Wirkung der chinesischen Schlangengurke befassender Forscher aus Hongkong, entdeckte, daß sie selektiv die Trophoblast-Zellen, die die Aktivitäten der Plazenta regulieren, zerstört. Die Pflanze richtet sich auch gegen Makrophagen (Freßzellen, die die im Körper herumstreunenden Toxine aufräumen). In Amerika fand Dr. Michael McGrath, Direktor eines Labors zur Erforschung von Aids in San Francisco, heraus, daß einige Makrophagen durch das HIV-Virus infiziert werden können. Dieser Umstand stellte einen weiteren Schritt im Verständnis der Frage dar, weshalb keines der bisher produzierten Medikamente sich als Heilmittel erwiesen hat. Sie vernichteten zwar die infizierten T-Zellen, aber nicht die infizierten Makrophagen. Das extrahierte Trichosanthin, das Professor Yeungs Team an seiner chinesischen Universität aus der chinesischen Schlangengurke isoliert hat, scheint infizierte Zellen im Immunsystem des

Körpers zu töten und gesunde Zellen zu verschonen. Professor Yeung schickte eine kleine Probe dieser Substanz an Dr. McGrath, der Versuche mit Freiwilligen anstellte.

Noch sind mehrere andere Pflanzen auf dem Versuchsstand, aber chinesische Ärzte sind nach wie vor recht sicher, daß der günstigste Ansatz darin besteht, den Gesamtorganismus zu behandeln, und daß die Wechselwirkungen in einer Kombination verschiedener Pflanzen stets wirkungsvoller sein wird als Auszüge aus einzelnen Pflanzen.

Akne

Eines der häufigsten Probleme bei jungen Menschen, besonders in der Pubertät. Jungen leiden häufiger darunter als Mädchen, und gelegentlich bleibt die Akne über die Jahre der geschlechtlichen Reifung hinaus bestehen. Für die westliche Medizin stellt Akne die Folge eines hormonellen Ungleichgewichts dar. Die TCM betrachtet sie als ein Problem feuchter Hitze, die entweder durch übermäßigen Genuß heißer und feuchter Nahrung entsteht oder als Folge eines unausgeglichenen Verdauungssystems angesehen werden muß. Letzteres bedeutet, daß Milz und Magen nicht so gut arbeiten, wie sie sollten; in manchen Fällen lassen sich die Schwierigkeiten auf die Lungen zurückführen.

Akne bei Teenagern verschwindet gewöhnlich von selbst wieder, aber wer Probleme damit hat, sollte auf stark gebratene Nahrung wie Fisch mit Chips oder Fritten oder scharfes Essen wie Chili und Curry verzichten. Außerdem sollten unter Akne Leidende möglichst wenig Alkohol trinken und ihren Schokoladenverzehr reduzieren.

Schwere, chronische Akne kann ein westlicher Arzt mit Antibiotika behandeln, aber wenn sie nicht verschwindet, wird ein TCM-Arzt die Tätigkeit von Milz und Magen untersuchen und abführende Pflanzen wie Rhabarber einsetzen, um die Därme zu reinigen. Außerdem wird er blutreinigende Kräuter und eine spezielle Diät verschreiben. Es empfiehlt sich, nicht zu viele äußerlich anzuwendende Mittel auf die betroffenen Hautstellen aufzutragen. Öle und Lotionen können die Sache nur verschlimmern.

Alkoholismus

In großen Mengen verbraucht ist Alkohol ein Gift, das Gehirnzellen zerstört und jedes Körperorgan beschädigen kann. Das Trinken in Gesellschaft kann derart unmerklich in eine körperliche Abhängigkeit übergehen, daß die Familie und die Freunde die betroffene Person nur schwer davon überzeugen können, daß er oder sie ein Problem hat. Wenn sich eine Sucht entwickelt, kann der Körper so abhängig vom Alkohol werden, daß er ohne nicht funktioniert. Zu den Symptomen gehören Depression, Gedächtnisausfälle und Halluzinationen.

In der TCM lautet die Diagnose, daß übermäßiger Alkoholgenuß zuviel Hitze im Körper erzeugt und die Leber und den Magen schädigt. Als erstes kommen Kräuter zur Anwendung, die die Hitze aus der Leber und dem Blut vertreiben. In milden Fällen wird starker grüner Tee als kühlendes Mittel verschrieben. Bei chronischem Alkoholismus werden Kudzu-Reben oder Wassermelonen gereicht, um das Blut zu entgiften.

Eine Behandlung zur Linderung der körperlichen Schäden ist hilfreich, aber Alkoholismus hat gewöhnlich eine psychische Ursache, und der TCM-Arzt wird den betreffenden Patienten auffordern, Rat zu suchen und einer Selbsthilfegruppe beizutreten.

Angina

Angina pectoris wird durch eine unzureichende Blutversorgung des Herzens verursacht, wenn eine Arterienverengung den Blutfluß stoppt. Meistens treten in solchen Fällen plötzlich heftige Schmerzen in der Brust auf, die in beide Arme und in den Hals, in die Kieferknochen oder in den Rücken ausstrahlen können. Zu den weiteren Symptomen (die gewöhnlich nach Anstrengungen oder starker Erregung auftreten) gehören Übelkeit, Erstickungsgefühl, Erschöpfung.

Die Schmerzen sind sehr beängstigend, aber in den meisten Fällen hat Angina keine bleibenden Schäden zur Folge. Die Blutversorgung ist nie vollständig unterbrochen, und es kommt nicht zum Absterben von Herzgewebe, aber eine medizinische Untersuchung und Behandlung ist unerläßlich, und es muß sichergestellt werden, daß die Arterien sich nicht ständig verengen.

Ein traditioneller chinesischer Arzt würde einem Angina-Patienten empfehlen, ein EKG in einem regulären Krankenhaus machen zu lassen, um herauszufinden, in welchem Ausmaß das Herz geschädigt wurde. Mehrere westliche Medikamente sind sehr hilfreich. Um Angina-Anfällen vorzubeugen, könnte der Patient Kräutermedizin einnehmen, wie zum Beispiel Cassia-Zimtbaum-Zweige (Familie der Lauraceae), Färberdistel, Rotwurzsalbeiwurzel (Familie der Labiatae), Wurzeln der roten Pfingstrose oder Zwiebeln. Es stehen mehrere Pflanzen zur Verfügung, die helfen, das Blut zu verdünnen und den Cholesterin- und Triglyzeridenspiegel zu verringern – den beiden Faktoren, die zu arteriosklerotischen Herzerkrankungen beitragen – und die Blockade abzubauen.

Angstzustände

Krankhafte Angst – die sich von unseren normalen Reaktionen auf belastende Situationen im Alltagsleben unterscheidet – stellt eine emotionale Störung dar, die körperliche Symptome, von Panikanfällen, Übelkeit und Erbrechen bis hin zu Herzrhythmusstörungen, Hyperventilation und Durchfall, hervorrufen kann. Traditionelle chinesische Ärzte betrachten Angst als Folge einer Dämpfung der Energie in der Leber und einer Schwäche der Milz. Die Leberenergie muß angeregt und die Milz gestärkt werden. Dazu dienen Präparate mit chinesischer Angelikawurzel (Familie der Umbelliferae) und Ginseng. Thorowax-Wurzel in Verbindung mit der Wurzel der Weißen Pfingstrose (Familie der Ranunculaceae) trägt zur Entspannung bei.

Anorexie

Eine sehr komplexe Störung, die häufig auch als „Magersucht" bezeichnet wird. Meistens leiden Mädchen im Teenager-Alter darunter, die eine Phobie vor Essen und Gewichtszunahme entwickeln. Die Anorexie hängt mit psychischen Problemen zusammen, die ergründet werden müssen. Einige Ärzte glauben, daß diese Probleme in der Pubertät entstanden sind, durch eine unbewußte Aversion gegen die im Körper stattfindenden Veränderungen und durch die ebenfalls unbewußte Weigerung, reif zu werden.

An Anorexie Leidende erwerben eine Schwäche in ihrem Verdauungssystem, und es ist nötig, ihren Darm und die Milz zu kräftigen. Wenn der Körper über einen längeren Zeitraum hinweg ohne ausreichendes Nahrungsangebot auskommen mußte, leidet das Verdauungssystem – ähnlich wie ein nicht benutzter Muskel. Die chinesische Medizin ist oft sehr erfolgreich darin, diese Funktionen wiederherzustellen und den Verdauungsprozeß zu fördern.

Wenn die Behandlung anschlägt, sollte das Völlegefühl, über das Anorexie-Patienten sich nach dem Essen beklagen, zurückgehen. Zu den Pflanzen, die verschrieben werden, um den Appetit zu steigern, gehören Reistriebe, Weizenkeimlinge und Rettichsamen (Familie der Cruciferae) oder Loganbeeren. Pflanzliche Heilmittel können die Gesundheit wiederherstellen, aber es ist ein langwieriger Prozeß, der ständiger Unterstützung und der Psychotherapie bedarf.

Arteriosklerose

Arteriosklerose – oft auch „Arterienverkalkung" genannt – ist ein Begleitprozeß beim Älterwerden. Die Arterienwände verlieren an Elastizität, und der Blutkreislauf ist geschwächt. Zu den Symptomen gehören Benommenheit, allgemeine Schwäche oder undeutliche Sicht. In schweren Fällen besteht das Risiko einer Thrombose oder eines Schlaganfalls.

Die TCM nennt sehr komplexe Entstehungsursachen. Zwei der bedeutenderen Faktoren sind die Blutgefäße und das Blut selbst. Das Herz, die Nieren, die Milz und die Leber haben mit der Beschaffenheit des Blutes zu tun. Wenn das Blut zu dick ist und einen zu hohen Fettgehalt aufweist, verdicken sich die Gefäßwände manchmal so sehr, daß sie den Fluß des Blutes vermindern oder zum Stillstand bringen.

Die Chinesen setzen chinesische Angelika (Familie der Umbelliferae) und Sanchiwurzel (Familie Araliaceae) ein, um den Blutkreislauf zu verbessern. Dann muß die Blutqualität verbessert werden, indem man Milz und Nieren kräftigt und anregt und die Tätigkeit der Leber fördert. Weißdornbeeren, Petersstrauch, Rotwurzsalbei (Familie der Labiatae) und Pfirsichkerne (Familie der Rosaceae), Safran, Wurzeln der Pfingstrose, Zimt und Orangenschale helfen. Wenn die Störung bereits seit längerer Zeit besteht oder gravierend ist, sollte man immer einen westlichen Arzt konsultieren.

Arthritis

Zwei der am häufigsten vorkommenden Formen der Arthritis sind die Ostheoarthritis und die rheumatoide Arthritis. Ostheoarthritis befällt in der Regel die Hüftknochen, die Knie, die Wirbelsäule und die Hände, die in diesem Fall anschwellen und steif werden. Dieser Zustand tritt auf, wenn die Knorpel zwischen Knochen und Sehnen abgenutzt sind, so daß sich die Knochen aneinander reiben, wenn das betreffende Gelenk gebeugt wird; intensiver Schmerz ist die Folge.

Rheumatoide Arthritis führt ebenfalls zu Schwellungen, Versteifungen und Gelenkschmerzen. Für sie sind Fieberanfälle typisch, in deren Verlauf das Gewebe, die Sehnen und die Bänder der Gelenke sich entzünden und die Haut anschwillt und sehr empfindlich wird. Frauen sind für beide Arthritisformen anfälliger als Männer. Arthritis ist möglicherweise erblich, sie könnte aber auch auf eine Form der Allergie zurückzuführen sein oder durch eine Verletzung oder Überbelastung der betreffenden Gelenke ausgelöst werden.

In der chinesischen Medizin ist die Behandlung der Arthritis zweigleisig. Eine pflanzliche Medikation ist geeignet, die

Schwellungen bei einem akuten Krankheitsanfall zurückgehen zu lassen, und Akupunktur hilft in den meisten Fällen, den Schmerz zu erleichtern. Beide Arthritisformen werden durch „Windfeuchtigkeit“ verursacht, aber die eine entsteht durch Windkälte, die andere durch Windhitze. Bei der kalten Arthritis schmerzen die Gelenke besonders im Winter. Man benutzt wärmende Pflanzen, um den Wind und die Feuchtigkeit zu vertreiben und die Energie zu befreien, die erstarrt war. Zu diesen Pflanzen gehören Zimtbaumzweige, pflaumhaarige Brustwurz, oder die Wurzeln des Eisenhuts und wilder Ingwer. Wenn Hitze die Ursache der Arthritis ist, zeigt sich eine Schwellung und Erwärmung der Gelenke. In solchen Fällen werden die Korkbaumrinde (Familie der Rutaceae) sowie großblättriger Enzian verschrieben.

Im Frühstadium der Arthritis sind pflanzliche Arzneimittel außerordentlich wirksam. In länger bestehenden Fällen kann die TCM helfen, die Arthritis zum Stillstand zu bringen, aber wenn die Gelenke bereits stark angegriffen sind, läßt sich ihre Funktion nicht vollständig wiederherstellen. In schweren Fällen lassen sich die Schmerzen oft mittels Akupunktur lindern, die auch in vielen westlichen Krankenhäusern angewandt wird.

Asthma

Asthma kann viele Ursachen haben: Erbfaktoren, eine Allergie gegen Bestandteile der Umwelt, wie Hausstaub oder Tierhaare, psychischer Streß, Angst oder körperliche Anstrengung. Im Westen gehören Kortison und Inhalationen zur Behandlung, um die bronchialen Atemwege zu öffnen. Asthma in der Kindheit verschwindet oft nach ein paar Jahren, aber es kann sich in jedem Erwachsenenalter entwickeln. Die meisten Anfälle sind nur von kurzer Dauer, und man sollte stets medizinische Hilfe in Anspruch nehmen, wenn der Anfall schwer ist oder eine Stunde oder länger dauert, denn dies deutet auf eine ernsthafte Erkrankung hin.

Die TCM macht drei Organe für Asthma verantwortlich: die Lungen, die Milz und die Nieren. Die eigentliche Ursache ist

Schleim, der aufgrund einer Schwäche der Milz und der Nieren produziert wird, aber ein chinesischer Arzt findet die Ursache und die Besonderheiten der Erkrankung anhand der individuellen Krankheitsgeschichte des Patienten heraus.

Manche Fälle reagieren günstig auf Stärkungsmittel für die Nieren, aber wenn die Krankheit von der Milz ausgeht, muß eine andere Behandlungsart ausprobiert werden. Ist eine Schwäche der Lunge die Ursache, wird sich die Behandlung auf dieses Organ konzentrieren. Die Absicht besteht in solchen Fällen darin, die Lungenenergie zu befreien und die Luftwege zu reinigen. Pflanzen wie Ephedra-Kraut (Familie der Ephedraceae) und Bittermandeln helfen, das Giemen (Rasseln) beim Atmen zu unterbinden. Das Churchill Hospital in London hat Studien über die Wirkung von Akupunktur bei Asthma durchgeführt, und Krankenhäuser in Oxford erforschen pflanzliche Behandlungen. Asthma reagiert sowohl auf Pflanzenmedikamente als auch auf Akupunktur, aber es sind Fälle bekannt geworden, in denen Akupunktur sogar einen Anfall bei Asthmapatienten auslöste, deshalb sollte man sich nur geübten Ärzten anvertrauen (siehe auch die Fallgeschichte in Kapitel 5).

Bänderzerrung

Die chinesische Form des Schröpfens und Akupunktur, Massage und Pflanzenpflaster sind hilfreich. Die Verletzung selbst wird als ein Problem einer inneren Blut- und Chi-Stagnation angesehen. Die verschriebene Pflanzenmedizin aus Färberdistel, Hirsestengel und chinesischer Sanchiwurzel (Familie der Araliaceae)-Wurzel dient dazu, den Fluß des Blutes und der Chi-Energie anzuregen. Die oberen Extremitäten werden anders behandelt als die unteren Glieder, und die Auswahl der Pflanzen erfolgt je nach dem Organ, in dem man die Ursache für die Zerrung vermutet.

Bandscheibenvorfall

Die Rückenwirbel sind durch knorpelige Scheiben – die Bandscheiben – voneinander getrennt, um die Wirbelsäule vor Erschütterungen zu schützen. Die Bandscheiben weisen eine fasrige äußere Umhüllung auf, die ein weiches, breiiges Inneres schützt. Wenn die Umhüllung beschädigt ist, tritt entweder das breiige Innere hervor, oder die Bandscheibe rutscht ein Stückchen heraus.

Ein Bandscheibenvorfall kann andere Bänder der äußeren Membran der Wirbelsäule in Mitleidenschaft ziehen oder einen Rückenmarksnerv einengen. Heftiger, dumpfer oder ziehender Schmerz kann die Folge sein: Entweder am Ort der Schädigung oder an einem anderen Punkt entlang der Bahn des betroffenen Nervs. Es kann auch zu Muskelkrämpfen, Nervenirritationen und Taubheit im Bein oder in den Füßen kommen. Falls dieses Phänomen wiederholt auftritt, kann man die geschwächten Bänder unterstützen, indem man Nieren anregt und die Muskeln kräftigt. Als Heilpflanzen kommen unter anderem die Cassia-Zimtbaumrinde (Familie der Lauraeae), Petersstrauch und die chinesische Guttapercharinde (Familie der Eucommiaceae) in Frage (siehe auch die Fallgeschichte in Kapitel 5).

Bandwürmer

Bandwürmer können durch befallenes Fleisch oder Fisch übertragen werden, wenn es unzureichend gebraten oder gekocht wurde. Der embryonische Parasit entwickelt einen Kopf, der sich an der Dünndarmwand festsetzt, und dann wächst er zu einem langen, segmentierten Wurm aus, der sich vom vorverdauten Nahrungsbrei ernährt. Zuweilen lösen sich Segmente von ihm, die Tausende von Embryonen enthalten, und gehen mit dem Kot ab. Zu den Symptomen gehören Jucken im Bereich des Anus und gelegentliche Unterleibsschmerzen. Auch ein gewisser Gewichtsverlust ist wahrscheinlich, aber kein übermäßiger Hunger, es sei denn, die befallene Person leidet ohnehin unter Unterernährung.

Zuweilen kommt es zu einer vollständigen Blockierung des Darms. In diesem Fall würde eine Pflanzenmedizin darauf abzielen, den Bandwurm zu beruhigen, bevor er getötet und abgetrieben wird. Danach – oder manchmal sogar noch vorher -versucht der TCM-Arzt, die Energie in der Milz zu fördern, den Körper zu kräftigen, den Schaden zu beheben und eine Neuinfektion zu verhüten. Es stehen viele Heilmittel zur Verfügung. Zu den gebräuchlichsten gehören Kürbiskerne, Betelnüsse und abführende Pflanzen wie Rhabarber.

Benommenheit

Die TCM betrachtet chronische Benommenheit, wie sie bei zu hohem Blutdruck auftreten kann, als Folge entweder von Leberhitze oder von Nierenschwäche. Akute Benommenheit, die nach grippalen Infekten auftreten kann, betrachtet sie als eindringenden Wind. Der Wind wird durch pflanzliche Mittel wie Zimtbaumzweige, chinesische Ackerminze (Familie der Lamiaceae) und frischen Ingwer vertrieben. Benommenheit als Folge innerer Krankheiten wird zum Beispiel behandelt, indem man das Blut mit Früchten des Maulbeerbaums, Wurzeln der chinesischen Angelika und Petersstrauch und mit dem sehr wirksamen Gastrodienwurzelstock, einem Orchideengewächs, nährt.

Bettnässen (Enuresis)

Wenn über drei Jahre alte Kinder das Bett nässen, kann man dies als krankhaft betrachten. Die meisten Kinder in diesem Alter können ihre Blase kontrollieren, wenn sie wach sind, und die meisten von ihnen auch im Schlaf. Aber es besteht kein Grund zur Besorgnis, wenn es bei einem Kind länger dauert. Jedes Kind entwickelt sich mit seiner ihm gemäßen Geschwindigkeit. Viel Aufhebens machen wegen Bettnässen kann ein Kind belasten und ein Problem beschwören, wo keines war.

Oft liegen psychische Probleme zu Grunde, wenn ein älteres Kind beginnt, das Bett zu nässen. Häusliche Aufregungen oder

Schulprobleme können die Ursache sein, falls keine Infektion des Urogenitaltrakts oder der Blase vorliegt. Falls das Verhalten anhält, suchen Sie einen Arzt auf.

Die TCM-Behandlung konzentriert sich auf die körperlichen Probleme. Es gehört zu den Funktionen der Niere, den Urin zu halten, und wenn sie schwach ist, kann das betreffende Kind seine Blase nicht kontrollieren. Zu den Pflanzen, die die Nieren anregen und den Energiefluß stabilisieren, gehören Walnuß, Hühnerblut-Stengel (Familie der Leguminosae) und Samen des schwarzen Ingwers (Familie der Zingiberaceae). Man kann diese pflanzlichen Bestandteile dem Essen zufügen. Hühnerblut-Stengel (Familie der Leguminosae) können Sie im getrockneten Zustand im chinesischen Kräuterhandel kaufen. In China werden sie oft über das Essen der Kinder gestreut.

Bindehautentzündung

Ein anderes Wort für Konjunktivitis. Wird durch Wind-Hitze in den Leberkanälen verursacht, die bewirkt, daß sich die Giftstoffe im Körper ansammeln. Ein Pflanzenabsud hilft; in schweren Fällen können die Pflanzen auch verdampft werden. Man verwendet kultivierte oder wilde Chrysanthemen, Bambusblätter oder Feldstiefmütterchen (Familie der Violaceae). Man kocht sie in Wasser, und wenn das Wasser abgekühlt ist, kann man die Augen darin baden.

Blähungen

Blähungen sind eine Stauung der Magenenergie, die zu einem Stau der Nahrung und zu feuchter Hitze oder Magenverstimmung führt. TCM-Ärzte behandeln Blähungen normalerweise mit Magnolienrinde (Familie der Magnoliaceae) und Orangen- oder Zitronenschale. Auch die Früchte einer anderen Pflanze – Amomum-Sharen-Früchte (Familie der Zingiberaceae) – wird oft verwendet, ebenso wie die Stengel der Schwarznessel (Familie der Labiatae).

Blasenprobleme

Inkontinenz ist bei älteren Menschen weiter verbreitet, als man gewöhnlich annimmt, weil sich die darunter Leidenden oft genieren, darüber zu sprechen. Eine von zwölf Frauen und einer unter sieben Männern über fünfundsechzig leiden an Inkontinenz. In der TCM sind eine schwache Blase, die zu häufigem Harnlassen zwingt, und eine Schließmuskelschwäche der Harnblase auf eine Schwäche des Nieren-Chi oder des Nieren-Yang zurückzuführen. Wenn die Nieren geschwächt sind, ist der Urin von dürftiger Qualität und reizt die Harnblase. Die Behandlung wird danach trachten, die Nieren mit pflanzlichen Bestandteilen wie zum Beispiel chinesische Guttapercharinde (Familie der Eucommiaceae), Hartriegel oder Walnuß zu kräftigen. Auch Goldlockentee oder Sextone sind wirksam. In manchen Fällen ist Akupunktur angeraten. Pflanzen und Akupunktur werden oft bei der Behandlung kombiniert.

Blutarmut

Viele unterschiedliche Erkrankungen werden unter dieser Bezeichnung zusammengefaßt. Die häufigste Form der Blutarmut rührt vom Eisenmangel her. Perniziöse Anämie wird durch die Unfähigkeit des Körpers hervorgerufen, ausreichende Mengen von Vitamin B12 aufzunehmen. Auch Vegetarier können darunter leiden, wenn ihre Ernährung nicht proteinreich genug ist. Megaloblastenanämie wird durch einen Mangel an Folsäure verursacht, die in frischem Gemüse und in der Leber vorkommt.

Die chinesische Medizin sieht die Ursache der Anämie darin, daß die Milz die Chi-Energie nicht richtig umwandelt. Ein pflanzliches Heilmittel, das auf dem chinesischen Festland bei einer Eisenmangel-Anämie häufig angewandt wird, ist die Ginpi Wan-Tablette. Die chinesische Medizin erkennt ebenfalls, daß Anämie eine Folge von Eisenmangel ist, aber wo westliche Ärzte vielleicht Eisenpräparate verschreiben, sind die TCM-Ärzte der Ansicht, daß der Körper bei ausgewogener Ernährung genug Eisen erhält, deshalb besteht ihre erste Sorge darin, dessen Fähigkeit wiederherzustellen, das Eisen wirksam zu absorbieren, indem sie die Milzfunktion wiederherstellen.

Eine ähnliche Behandlungsmethode kann Frauen helfen, die unter Übelkeit oder Verstopfung leiden, wenn sie während der Schwangerschaft zusätzliche Eisenpräparate zu sich nehmen, weil die chinesische Methode sich nicht auf die Verdauung auswirkt. Die Pflanzen, die verwendet werden, um die Fähigkeit des Körpers zur Resorption und Verarbeitung des Eisens zu unterstützen, normalisieren den Hämoglobinspiegel. Schwangere Frauen sollten stets den Rat eines Arztes einholen, bevor sie Medikamente einnehmen.

Blutdruckanomalien

Die chinesische Medizin diagnostiziert zu hohen Blutdruck als Wind im Körper. Das Leber-Yin und das Blut werden behandelt. Zu diesem Zweck werden Pflanzen wie die Blüte der Chrysantheme, die Wurzeln der Pfingstrose und die Tragantpflanze eingesetzt, um den Wind zu beruhigen. Aber manche Menschen leiden unter Blutdruckstörungen, die nach einer ganz anderen Behandlung verlangen. Niedriger Blutdruck ist ein Mangel an Chi im Blut und im Herzen. Ginseng, chinesische Angelikawurzel (Familie der Umbelliferae) und Pflanzen zur Unterstützung der Chi-Energie werden verschrieben.

Die TCM kann sowohl zu hohen, als auch zu niedrigen Blutdruck wirksam behandeln. Die verwendeten Pflanzen sind sehr hilfreich bei der Kontrolle des Blutdrucks, so daß man die westlichen Blutdruckmittel, unter sorgfältiger Beobachtung eines Arztes, allmählich reduzieren kann. Zugleich sollte das chinesische Medikament das allgemeine Wohlbefinden verbessern und die Gun-Ho-Gefühle der Wut und Reizbarkeit, die oft mit der Störung verbunden sind, verringern.

Bronchitis

Trotz der Heftigkeit der Winter in China hat diese Krankheit dort keinen eigenen Namen. Man spricht nur von „Husten“. Der Grund dafür, daß Bronchitis in der ganzen Welt als die „Englische Krankheit“ bezeichnet wird, besteht darin, daß die Engländer mehr als alle übrigen Völker darunter zu leiden scheinen. Sie läßt sich gewiß behandeln, und meistens erfolgreich. Eine chronische Bronchitis bedarf einer anderen Behandlung als eine akute.

Eine akute Erkrankung ist gewöhnlich auf äußerliche Ursachen wie ein Eindringen von Wind, Kälte oder Hitze zurückzuführen. Chronische Bronchitis hängt mit inneren Störungen zusammen: mit einer Schwächung der Milz oder der Lungen oder mit übermäßiger innerer Schleimbildung. Wo die westliche Medizin einen Anfall abwartet, den sie dann behandeln kann, besteht die Absicht der TCM darin, das Auftreten einer Erkrankung zu vermeiden.

Wenn Sie sich vor dem Winter fürchten, weil die kalte Jahreszeit unvermeidlich den Ausbruch der Bronchitis bedeutet, sollten Sie im Spätsommer oder im Frühherbst mit der Behandlung beginnen. Auf diese Weise sind die Anfälle zahlenmäßig geringer oder weniger ernsthaft, oder sie bleiben ganz aus. Einem TCM-Arzt, der einen Patienten im Sommer untersuchte, würden die Zunge, der Puls und die Atmung des Patienten Hinweise auf die Schwere der Erkrankung verraten, auch ohne daß sich die Bronchitis direkt zeigt. Dann wird er sich darauf konzentrieren, die Lungenenergie zu verstärken. Dazu bieten sich Pflanzen wie Wegerichsamen, Szechuan-Schachblumenzwiebeln (Familie der Liliaceae) oder Ballonblumenwurzel (Familie der Campanulaceae), Geißblattblüten, Helmkrautwurzeln, Lilienwurzeln (Familie der Liliaceae), Maulbeerbaumblätter (Familie der Moraceae) oder die Früchte der Gardenie an.

Brustdrüsenentzündung (Mastitis)

Brustdrüsenentzündung mit Knötchenbildung (nodulare Mastitis) kommt verhältnismäßig häufig vor, ehe die Periode zu erwarten ist. Es ist eine harmlose Erscheinung, aber sie bereitet Unbehagen und oft auch Besorgnis. Das schwere, empfindliche Gefühl in den Brüsten ist eine Folge der Hormontätigkeit.

In besonders unangenehmen Fällen kann eine TCM-Behandlung helfen. Die TCM betrachtet eine Brustdrüsenentzündung als Folge einer Stagnation der Chi-Energie und des Blutes. Das Blut muß bewegt, und die Hitze und das Gift aus dem Körper ausgetrieben werden. In der Regel werden die chinesische Wildhimbeerwurzeln (Familie der Rosaceae), Igelkolben oder Kostas-Wurzeln, Pfingstrosen-Rinde, Löwenzahnpflanzen (Familie der Compositae) und Samen der Schlangengurke oder chinesischer Enzian verwendet. Ein selbst hergestelltes Gebräu, äußerlich angewandt, lindert die Mißempfindungen und beschleunigt die Heilung. Man stellt diesen Absud aus getrockneten und pulverisierten Rhabarberwurzeln her (die man im chinesischen Kräuterhandel kaufen kann), gemischt mit Olivenöl.

Bulimie

Diese Eßstörung hängt eng mit Anorexie zusammen. Die Betroffenen – meistens junge Mädchen am Ende ihrer Teenager-Jahre und Anfang Zwanzig – schwelgen in geheimen, anfallweisen Freßorgien. Sie verschlingen alle Arten von Nahrungsmitteln. Danach nehmen sie Abführmittel in Mengen ein oder reizen sich selbst zum Erbrechen, um nicht an Gewicht zuzunehmen.

Die TCM betrachtet eine Schwäche in der Milz und im Magen als Ursache der Bulimie. Fressen und Erbrechen verursachen weitere Schäden an der Leber. In körperlicher Hinsicht ist es sehr wichtig, die Verdauung zu kräftigen, damit sich die Patientin nicht so unbehaglich fühlt, wenn sie ißt, und das Essen mehr genießen kann. Ein Tee aus Weißdornbeere, Reis- und Weizenkeimlingen oder Hühnerblut-Stengel (Familie der Leguminosae) ist hilfreich. Chinesische Heilmittel wie Sechs Vornehme Herren (siehe Kapitel 12) können helfen, die Milz und den Magen zu kräftigen.

Candida

Candida wird durch Feuchtigkeit im Körper verursacht. Falls Sie unter Candida leiden, sollten Sie Zucker und Milchprodukte meiden. Zur Behandlung gehört ein Trocknen der Feuchtigkeit durch Pinellia-Knollen (Familie der Araceae), Kokospilz (Familie der Polyporaceae), Magnolienrinde (Familie der Magnoliaceae) und Kapokblüten.

Chronische Müdigkeit

Jedermann erlebt Zeiten in seinem Leben, in denen er sich erschöpft fühlt, unter Energiemangel leidet und allgemein „erledigt" ist. Das Gefühl kann durch Überarbeitung oder zu große Belastungen (Streß) verursacht sein. In diesem Fall verschwindet es, sobald die Ursache fortfällt. Wenn die Müdigkeit aber chronisch wird und der Befallene jeden Morgen mit einem Gefühl des Ausgelaugtseins und der Erschöpfung aufwacht, wenn er sich nicht konzentrieren und kein Interesse für Ereignisse aufbringen kann, spricht man manchmal vom chronischen Müdigkeitssyndrom. Es kommen mehr Patienten mit diesen Symptomen zum Arzt, als mit irgendeinem anderen Leiden. Die Faktoren, die zu diesem Syndrom beitragen, sind unterschiedlich – sie reichen von einer körperlichen Krankheit bis zu einer Depression.

Die Messung des Pulses und eine Untersuchung der Zunge helfen dem TCM-Arzt herauszufinden, ob das Leiden emotional oder körperlich begründet ist. Dann kann er die ganze Fallgeschichte aufnehmen, um festzustellen, ob psychische oder Umweltfaktoren auftauchen, die beachtet werden müssen. Chronische Müdigkeit kann ein Symptom einer prämenstruellen Phase oder der Menopause sein, oder sie wird durch ein anderes hormonelles Ungleichgewicht hervorgerufen; vielleicht aufgrund einer unteraktiven Schilddrüse oder als Folge der Addison-Krankheit, die auf einen Adrenalinmangel zurückzuführen ist.

Ist der Patient einfach nur müde, lautet die TCM-Diagnose auf einen Chi-Mangel; wenn er müde ist und friert, wird ein Yang-Mangel vermutet; ist er müde und fühlt sich erhitzt, wird ein Yin-Mangel schuld sein. Es ist sehr wichtig, die richtige Diagnose zu stellen, da die Art der Behandlung von ihr abhängt. Ginseng kann bei einigen Formen der Müdigkeit helfen, aber es muß sorgfältig dosiert werden. In der Regel müssen auch andere Pflanzen hinzugezogen werden.

Crohn-Krankheit (Morbus Crohn)

Die Crohn-Krankheit wird durch eine Entzündung des Ileums (Krummdarms) verursacht. Sie ist rezidivierend, aber es können Wochen, Monate oder sogar Jahre zwischen den Anfällen liegen. Zu den Symptomen gehören Durchfälle und krampfartige Schmerzen nach der Einnahme der Mahlzeiten. Die verminderte Fähigkeit der Nahrungsverwertung führt zu einem allgemeinen Schwächezustand.

In schweren Fällen sind gelegentlich chirurgische Eingriffe nötig, die aber nicht immer zum gewünschten Erfolg führen. Die TCM betrachtet eine Nierenschwäche und zuweilen eine Schwäche der Milz als Ursache der Crohn-Krankheit. Die Behandlung zielt darauf ab, den Nieren dabei zu helfen, die Qualität des Blutes zu verbessern, so daß die Zahl der Antikörper in den Därmen ansteigt und sich diese selbst schützen können. Die Nieren anzuregen ist wichtiger, als nur die Därme zu behandeln. Auch Magen und Milz müssen behandelt werden. Eine strenge Diät ist erforderlich. Die Erkrankung will ernstgenommen werden. Unter anderem werden chinesischer Eisenhut, Kokospilze (Familie der Polyporaceae), getrockneter Ingwer und die Tragantpflanze (Familie der Leguminosae) verwendet.

Darmkrämpfe

Siehe auch unter Reizdarm. Diese Störung reagiert oft positiv auf eine TCM-Behandlung. Milz und Leber müssen ausbalanciert, die Chi-Energie bewegt, die Kälte vertrieben und das Blut genährt werden. Cassia-Zimtbaumzweige die Wurzel der Weißen Pfingstrose (Familie der Ranunculaceae), die Tragantpflanze (Familie der Leguminosae), frischer Ingwer und chinese black bait können Verwendung finden.

Depression

Der Streß des Alltagslebens führt bei immer mehr Menschen zu Depressionen. Es gibt zwei Arten von Depressionen. Die erste rührt von bedrückenden materiellen oder emotionellen Problemen wie Arbeitslosigkeit, Schulden, einer Scheidung oder einem Trauerfall her. Man spricht in solchen Fällen von einer exogenen Depression. Die zweite Form wird durch ein chemisches Ungleichgewicht im Gehirn hervorgerufen. Man nennt sie eine endogene Depression. Eine Depression der ersten Art kann zur zweiten Form führen, wenn keine Hilfe eintritt oder wenn die exogene Depression sich lange Zeit hindurch nicht bessert. Die TCM sieht in einer Depression grundsätzlich ein Problem, das von einer Stagnation der Chi-Energie in der Leber herrührt. Zur üblichen Behandlung gehört eine Bewegung der Chi-Energie und eine Ausbalancierung der Leber mit Pflanzen wie Thorowax-Wurzel, chinesischer Angelikawurzel (Familie der Umbelliferae), Wurzel der Weißen Pfingstrose (Familie der Ranunculaceae) und Süßholz; manchmal auch die Wurzel des bärtigen Helmkrauts. Der „Freie und unbeschwerte Wanderer" gehört zu den besten Heilmitteln bei dieser Krankheit. Zum ganzheitlichen Ansatz der TCM gehört der Einsatz von Pflanzen, um das chemische Ungleichgewicht im Körper zu beheben. Danach hellt die Depression sich von selbst auf. Ein chinesischer Pflanzenheilkundiger trennt körperliche und psychische Erkrankungen nicht voneinander.

Dickdarmentzündung

Eine chronische Entzündung des Dickdarms ist eine extrem schmerzhafte Erkrankung, die durch häufiges Auftreten von blutigen Durchfällen gekennzeichnet ist. Wenn der Patient sich noch keinem Nahrungsmittel-Allergietest unterzogen hat, sollte er ihn vor Beginn der Behandlung nachholen. Für diese Erkrankung kommt eine Vielzahl von Ursachen in Frage, von Schwäche und Kälte im Magen und in der Milz bis hin zu Feuchtigkeit und Hitze, Chi-Stauung, Stagnation von Blut oder Nahrung oder auch ein Yin-Mangel. Es handelt sich um ein ebenso lästiges wie häufiges Leiden. Es spricht weitaus positiver auf TCM-Heilmittel an als auf die moderne Medizin, die den Patienten in der Regel mit Steroiden behandelt oder die am meisten betroffenen Teile des Dickdarms chirurgisch entfernt. Man kann die Löwenzahnpflanze (Familie der Compositae), Kokospilz (Familie der Polyporaceae), die Tragantpflanze (Familie der Leguminosae), Pfingstrose und Ginseng einsetzen (siehe auch die Fallgeschichte in Kapitel 5).

Dickdarmgeschwüre

Die TCM behandelt Dickdarmgeschwüre gewöhnlich zweigleisig. Die Geschwüre haben schleimige und blutige Durchfälle als Folge. Die TCM führt diesen Umstand auf Feuchtigkeit und Hitze im Körper zurück. Die Hitze brennt, beschädigt die Blutgefäße und kann in den Därmen giftig werden. Das Gift muß ausgetrieben werden; dazu findet die Löwenzahnpflanze (Familie der Compositae) Verwendung. Bestehen die Geschwüre bereits seit längerer Zeit, könnte außerdem eine Milzschwäche vorliegen, die mit kräftigenden Pflanzen wie der Tragantpflanze (Familie der Leguminosae) behandelt wird (siehe auch die Fallgeschichte in Kapitel 5).

Drüsenfieber

Wird durch eine Vireninfektion bei engem Kontakt mit einer bereits erkrankten Person hervorgerufen, beispielsweise beim Küssen. Die Inkubationszeit beträgt sieben Wochen. Danach schwellen beim Betroffenen die Lymphdrüsen am Hals, in den Achselhöhlen und in der Leiste an. Die Mandeln vergrößern sich und sondern einen weißlichen Ausfluß ab. Die Milz kann stark anschwellen. Ein Ausschlag ähnlich wie bei den Röteln kann sich zeigen, und manchmal entwickelt sich Gelbsucht. Die Diagnose wird durch einen Bluttest verifiziert, aber es sind keine konventionellen Behandlungsmethoden bekannt außer Schmerzmitteln, um die Mißempfindungen zu lindern und die Temperatur herabzusetzen. Vollkommene Ruhe und ausreichende Mengen Flüssigkeit sind wichtig. Die Symptome verschwinden gewöhnlich in der zweiten oder dritten Woche, aber die vollständige Erholung des Erkrankten dauert viel länger.

In der Sicht der TCM wird das Drüsenfieber durch Hitze und Schleim im Blut, in der Leber und im Magen hervorgerufen. Die sich ausweitende Hitze hat zur Folge, daß die Drüsen anschwellen, deshalb muß sie als erstes vertrieben werden. Zu diesem Zweck werden Rote Pfingstrose, Färberwaidblätter, Geißblatt, Früchte der Forsythie, Chrysanthemenblüten, Löwenzahnpflanzen (Familie der Compositae) sowie naturbelassener Indigo und Taubenerbsen verschrieben. Danach wird die Erschöpfung, die der Erkrankung oft folgt, mit verschiedenen pflanzlichen Mitteln behandelt.

Durchfall

Ich möchte betonen: Wer anhaltende Unregelmäßigkeiten im Verdauungstrakt erlebt, sollte stets einen Arzt aufsuchen. Wenn nichts Ernsthaftes vorliegt, können pflanzliche Mittel helfen. Löwenzahnpflanze (Familie der Compositae), Goldfaden, Wurzeln des bärtigen Helmkrauts und Kapokblüten helfen gegen akuten Durchfall. In chronischen und anhaltenden Fällen kann man die Tragantpflanze (Familie der Leguminosae), die Früchte des Drüsenklees und die Wurzeln der Glockenwindenpflanze (Familie der Campanulaceae) ausprobieren.

Ekzeme

Es gibt viele verschiedene Typen dieser Hauterscheinungen, die in der TCM mit den Lungen, dem Magen, dem Herzen und dem Blut in Verbindung gebracht werden. Eine Ekzem-Art gilt als durch feuchte Hitze verursacht. Die Haut sondert Feuchtigkeit ab, und es kommt zu Entladungen mit dem Gefühl von Hitze und Jucken. Eine weitere mögliche Ursache ist Hitze im Blut. In solchen Fällen sind Trockenheit, Rötung und Jucken die Symptome. Die dritte Art wird durch Wind verursacht. Es handelt sich um eine Allergie, bei der die Haut aufbricht. Die Behandlung richtet sich nach dem Ekzem-Typ.

Wermut (östlicher Herkunft) oder chinesischer Enzian, Wurzeln der Pfingstrose und Rehmannia finden bei Ekzemen Verwendung, die durch Wind verursacht wurden. Schizonepeta-Spitzen (Familie der Laminaceae) und Saposhinkovia-Wurzel (Familie der Umbelliferae) werden oft bei anderen Arten verschrieben. Es gibt weitere komplizierte Ekzem-Formen. Ein chinesischer Arzt wird den Typ diagnostizieren und sich mit seiner Behandlung danach richten. Ekzeme reagieren in der Regel positiv auf die TCM; aber – wie man betonen muß – nicht in jedem Fall.

Dermatologen, die an einem Forschungsprogramm am Great Ormond Street Hospital for Children arbeiten, haben in Zusammenarbeit mit TCM-Ärzten eine attraktivere Teebeutel-Behandlung entwickelt. Der Tee ist für Kinder trinkbarer, aber die Ergebnisse sind nicht so eindrucksvoll wie jene, die ein chinesischer Arzt bei einer unverfälschten TCM-Behandlung erzielen würde. Trotzdem stellen sie eine große Verbesserung gegenüber den Resultaten dar, die bisher mit der westlichen Medizin erreicht wurden, und lassen für die Zukunft hoffen. Eine Dermatologin vom Tianjin-Krankenhaus, die am Bath Medical Center arbeitet, hat ihr eigenes Teegranulat entwickelt, das leichter zuzubereiten und zu trinken ist als die ursprünglichen Pflanzen. All diese Tees basieren auf TCM-Rezepten.

Entbindung

Akupunktur lindert den Wehenschmerz und stellt eine große Hilfe für Frauen dar, die bereits schwierige Geburten hinter sich haben. Wenn Sie diese Methode der Schmerzlinderung für sich in Anspruch nehmen möchten, suchen Sie lange genug vor der Geburt einen Akupunkteur auf, damit sich eine gute Patient-Arzt-Beziehung aufbauen kann, aber Sie müssen sich außerdem um eine Hebamme kümmern, wenn die Geburt zu Hause stattfinden soll, oder um medizinische Fachleute, wenn Sie das Kind im Krankenhaus zu Welt bringen wollen.

Es sind Fälle bekannt geworden, in denen Krankenhäuser duldeten, daß ein Akupunkteur bei der Geburt zugegen war, aber nur, wenn der Betreffende bereit war, ein Formular zu unterschreiben, auf dem er das Hospital von der Haftpflicht befreite, falls sich Probleme zeigen sollten. Da in jedem Stadium der Entbindung Komplikationen auftreten können, die nichts mit Akupunktur zu tun haben müssen, zögern die betreffenden Therapeuten verständlicherweise, sich eine solche Verantwortung aufzubürden. Falls Sie bei der Entbindung akupunktiert werden wollen, werden Sie sich vielleicht für eine häusliche Geburt, unter der Aufsicht einer mitfühlenden Hebamme, entscheiden. Eine allgemeine Schwäche nach der Entbindung läßt sich wirksam mit pflanzlichen Mitteln bekämpfen.

Epilepsie

Diese Störung, die gewöhnlich in zwei Formen vorkommt, ist eine Folge heftiger elektrischer Entladungen in einigen Nervenzellen im Gehirn. Die Kindheits-Epilepsie wird *petit mal* genannt. Ihre Anfälle sind sehr kurz und verlaufen zuweilen unbemerkt. Das Kind sitzt vielleicht steif dort und starrt vor sich hin, während es rasch hintereinander die Augen öffnet und schließt, die Hände und Arme können zucken. Das Bewußtsein kann für einen kurzen Augenblick aussetzen. Die Anfälle werden seltener, wenn die Teenagerjahre enden.

Bei der Erwachsenen-Epilepsie treten Anfälle auf, die sehr beeindruckend sein und mehrere Minuten lang dauern können. Der Befallene kann Schaum vor dem Mund haben und um sich schlagen. Diese Form der Epilepsie, die oft ererbt ist, kommt sehr häufig vor; etwa fünf von 1000 Personen leiden darunter. Epileptiker dürfen laut Gesetz keinen Führerschein machen, wenn sie nicht wenigstens zwei Jahre lang anfallfrei waren. Die heftigen und wiederholten Anfälle können zu einem permanenten Gehirnschaden führen.

Die TCM betrachtet die Epilepsie als Folge von Schleim, der die Herzöffnung blockiert, und von Feuchtigkeit und Chi- oder Blutstagnation. Deshalb werden das Herz, die Milz und manchmal auch die Leber behandelt. Epilepsie ist sehr schwer zu heilen, und die Behandlung ist kompliziert. Unter anderem werden Pflanzenteile wie die Wurzel des gemeinen Kalmus und der Senegar-Kreuzblume, Bambusspäne oder der Saft von jungen Bambusschößlingen verwendet. Spricht der Patient auf die Behandlung an, können die pflanzlichen Heilmittel manchmal die Anfälle beenden, oder – bei anderen – ihre Häufigkeit verringern. Entsprechend kann die chemische Medikation heruntergesetzt werden. Aber es ist eine langwierige Behandlung und nicht immer erfolgreich (siehe auch die Fallgeschichte in Kapitel 5).

Erschöpfungszustände

Wenn es sich nicht um gewöhnliche Müdigkeit nach einer ungewohnt schweren oder konzentrierten körperlichen oder geistigen Arbeit handelt, betrachtet die TCM sie als eine Chi- und Blutschwäche. Koreanischer Ginseng empfiehlt sich bei Energiemangel. Auch Gelee Royal und die Tragantpflanze werden verschrieben.

Fadenwürmer (Nematoden)

Fadenwürmer stellen in China ein häufiges Problem dar. Die Behandlung in der TCM ist ähnlich wie bei Bandwürmern. Die winzigen, weißen Würmer, die wie kleine Fadenstückchen aussehen, können ein intensives Jucken im und rings um den Anus verursachen. Sie infizieren den Dickdarm und werden mit dem Kot ausgeschieden. In der Nacht treten die weiblichen Fadenwürmer aus und legen bis zu 10000 Eier in der Anusumgebung ab. Die Eier bleiben bis zu drei Wochen lang in diesem Stadium und sind hoch infektiös.

Kinder werden durch das Jucken zum Kratzen verführt; auf diese Weise übertragen sie die Würmer auf ihre Hände und unter die Fingernägel. Wenn sie später die Finger in den Mund stecken oder Nahrung berühren, können sie die Würmer verschlucken, und der ganze Zyklus beginnt noch einmal von vorn. Hygiene ist sehr wichtig. Die Hände sollten vor jeder Mahlzeit und jedesmal, wenn das Kind die Toilette benutzt hat, gewaschen und die Nägel gründlich gebürstet werden, und die Säume der Unterkleidung sollten sorgfältig gebügelt werden, weil die Würmer versteckt in den Stoffalten liegen können.

Mehrere Pflanzen sind wirksam, besonders Quisqualis-Früchte (Familie der Combretaceae), dessen Samen gebraten oder geröstet und dann gekaut werden sollten. (Die Samen sind giftig, wenn man sie nicht in kleinen, genau ermittelten Dosen nimmt. Der TCM-Arzt wird die richtige Menge verschreiben.)

Fettleibigkeit (Adipositas)

Wer das für seine Größe und seinen Körperbau normale Gewicht um zwanzig Prozent oder mehr überschreitet, gilt als fettleibig. Die Ursachen können sehr komplex sein. Die häufigsten Gründe sind möglicherweise zuviel Essen und körperliche Untätigkeit, aber viele Fettleibige leiden unter einer Stoffwechselstörung oder einem Hormon-Ungleichgewicht. Die TCM führt Fettleibigkeit auf die Milz und die Nieren zurück. Darunter leidende Personen haben zuviel Schleim oder Feuchtigkeit im Körper. Dem Versuch, durch Diäthalten Gewicht zu verlieren, ist nur ein vorübergehender Erfolg beschieden. Eine Diät aus „kalten" Nahrungsmitteln schwächt die Milz noch mehr. Fettleibige sollten gesunde Nahrung in bescheidenen Mengen zu sich nehmen (siehe Kapitel 8).

Ein TCM-Arzt wird sich bemühen, die geschwächten Organe zu kräftigen. Akupunktur kann hilfreich sein. Eine pflanzliche Behandlung ist in solchen Fällen kompliziert und individuell sehr unterschiedlich, aber ganz gewiß hilfreich. Sobald die Harmonie und das Gleichgewicht im Körper wiederhergestellt sind, kann der Organismus die Nahrung wieder ordnungsgemäß verarbeiten, und das Übergewicht sollte nicht länger ein Problem sein – vorausgesetzt, es werden die richtigen Nahrungsmittel in bescheidenen Quantitäten gegessen.

Flechte (Lichen planus)

Die Flechte ist ein sehr irritierendes Hautleiden. Häufig treten flache Hautbläschen an Armen und Beinen, und in extremen Fällen auch an den Mundschleimhäuten auf. Die TCM diagnostiziert die Flechte als giftige Hitze und stagnierendes Blut. Sie kann durch Streß hervorgerufen werden. Wie viele andere Hautstörungen spricht auch die Flechte gut auf eine pflanzliche Behandlung an, und in der Tat kommen je nach Eigenart und Schwere der Krankheit etwa 37 verschiedene Rezepte in Frage, die den Ärzten bekannt sind und oft verschrieben werden.

Frostbeulen

Frostbeulen entstehen durch schlechte Durchblutung. Sie treten häufiger bei Frauen als bei Männern auf. Typisch für sie ist eine Schwächung der Yang-Chi-Kraft. Cassia-Zimtbaumzweige (Familie der Lauraceae), Rotwurzsalbei (Familie der Labiatae) und die Wurzeln des chinesischen Eisenhuts kommen als pflanzliche Mittel in Frage. Die beste Art Frostbeulen zu vermeiden ist warme Kleidung und regelmäßige Gymnastik, um die Durchblutung der Haut zu fördern. Raucher sollten versuchen, den Tabakgenuß aufzugeben, da Nikotin die Durchblutung stört.

Gallensteine

Es ist leicht möglich, Gallensteine zu haben, ohne es zu wissen. Es handelt sich gewöhnlich um kleine Steine, die aus Gallenflüssigkeit gebildet sind. Die Schwierigkeiten fangen an, wenn sie im Gallengang steckenbleiben und die Galle in der Gallenblase zurückhalten oder den Fluß der Bauchspeicheldrüsensekrete behindern. Zu den Symptomen gehören Schmerzen im Oberbauch und Berührungsempfindlichkeit unter den Rippen der rechten Körperseite in Verbindung mit Übelkeit und Erbrechen.

TCM-Ärzte sagen, daß Gallensteine durch feuchte Hitze in Leber und Gallenblase verursacht werden. Es gibt unterschiedliche Typen von Gallensteinen. Wenn sie sehr groß sind, ist ein chirurgischer Eingriff die beste Lösung. Weniger als anderthalb Zentimeter große Steine kann man oft mittels einer pflanzlichen Medizin erfolgreich auflösen oder ausschwemmen. Nach Ansicht der TCM ist die brennende Hitze in den Steinen konzentriert; in ähnlicher Weise, wie Meerwasser Salz ausscheiden würde, wenn man es kocht. Zu den Pflanzen, die bei der Behandlung verwendet werden, gehören Gilbweiderich (Familie der Primulaceae), Pyrrosia-Blätter (Familie der Polypodiaceae) und Rhabarber.

In China werden große Gallensteine manchmal innerlich behandelt. Dazu ist der Aufenthalt in einem Krankenhaus erforderlich, wo eine intensive Behandlung mit extrem stark wirkenden Medizinpflanzen stattfindet, damit die Steine sich auflösen und eine Operation vermieden werden kann. Diese Behandlung wird häufig durchgeführt und ist in den meisten Fällen erfolgreich, aber sie verlangt ständige Beobachtung durch den Arzt über einen Zeitraum von mehreren Tagen hinweg. Da es bei uns noch keine TCM-Krankenhäuser gibt, ist eine solche Behandlung hier nicht möglich.

Gastrointestinales Geschwür

In der Theorie der TCM sind gastrointestinale Geschwüre (Ulcus pepticum) oft Folgen einer Schwäche der Milz sowie einer Stagnation des Magen-Chi und der Leber, von denen letztere den Magen belastet. Die Leber-Stagnation kann auch zu Depression und Ängstlichkeit führen, so daß eine emotionelle Komponente ins Spiel kommt. Die Behandlung hängt von der Schwere des Leidens ab. Wenn es mild verläuft und im Anfangsstadium ist, wird eine Medizin zur Vertreibung der Hitze, zur Aufhebung der Stagnation und zur Förderung der Verdauung verschrieben. Besteht das Leiden bereits seit langer Zeit, kommt eine Schwächung der Milz hinzu. Im fortgeschrittenen Stadium kann es zu inneren Blutungen kommen, die gestoppt werden müssen.

Patienten mit gastrointestinalen Geschwüren müssen lernen, sich zu entspannen und auf ihre Ernährung zu achten. Schwarzer Tee, Kaffee und Alkohol sollten vermieden werden, besonders dann, wenn der Magen leer ist. Nahrungsmittel, die von der TCM als „kalt" eingestuft werden (zum Beispiel Salate), sind nicht gut. Der brennende Schmerz läßt sich mit Löwenzahnpflanze (Familie der Compositae) oder Löwenzahnsaft lindern. In sehr schmerzhaften Fällen wird die Yanhuosuo-Lerchenspornwurzelstock (Familie der Papaveraceae) empfohlen. Bei zuviel Säure helfen Tintenfischknochen. Sanchiwurzel (Familie der Araliaceae) fördert das Abheilen des Geschwürs, weil es das Gewebewachstum unterstützt.

Gebärmutterleiden

Dazu gehören alle Beschwerden von einfachen Infektionen und Koliken bis hin zu Fibromen oder Krebs. Bei Fibromen (Bindegewebsgeschwulsten) ist die TCM besonders wirksam, vor allem wenn die Patientinnen jung sind und früh genug behandelt werden. Viele Pflanzen können helfen, den Uterus zu dehnen oder zu erweitern, und dieselben Pflanzen können kleine Fibrome zum Schrumpfen bringen und somit einen chirurgischen Eingriff überflüssig machen. Ein guter TCM-Arzt wird versuchen, die Entstehungsursachen zu ergründen, um ein Wiederauftreten der Fibrome zu verhindern. Zu den Pflanzen, die Verwendung finden, gehören Angelika, Rehmannia, Salbei und Heilmittel wie die „Kostbaren Pillen der Frauen".

Gedächtnisstörungen (Amnesie)

Ein vorübergehender Erinnerungsverlust kann auf Grund eines heftigen Schocks nach einem Unfall oder manchmal nach einer Erkrankung auftreten. Meningitis, Epilepsie oder auch ein Hirntumor können eine Amnesie auslösen. Ein TCM-Arzt sieht die Ursache in einer Nierenschwäche, deshalb regt er die „Essenz" der Nieren mit chinesischer Guttapercharinde (Familie der Eucommiaceae), dem Samen des Petersstrauchs, den Früchten des Maulbeerbaums oder den chinesische Teufelszwirnsamen (Familie der Convolvulaceae)s an. Sobald die Niere gekräftigt wurde, nährt sie das Gehirn und stärkt das Gedächtnis. Ein gebräuchliches chinesisches Sprichwort besagt: „Die Nieren ernähren das Knochenmark, und das Knochenmark ernährt das Gehirn."

Gedächtnisverlust

Ist der Gedächtnisverlust durch eine schwere Hirnverletzung verursacht, kann man nichts dagegen tun, ist er aber auf fortgeschrittenes Alter, Anspannungen oder Erschöpfung nach einer Krankheit zurückzuführen, läßt er sich mit Akupunktur und Pflanzen behandeln. Die TCM würde die Nieren anregen, die Chi-Energie und das Blut kräftigen und die Kanäle eröffnen, die für die Ernährung des Gehirns notwendig sind. Chinesischer Petersstrauch, die Wurzel der chinesischen Schäfchenblume und der Samen des Schwarzen Ingwers (Familie der Zingiberaceae) lassen sich verwenden. Akupunktur ist bei der Behandlung des Gedächtnisverlustes sehr wichtig, es stehen besonders dünne Nadeln zur Anregung der Nieren und zur Ernährung des Gehirns zur Verfügung. Sie werden im Kopf und in den Ohren plaziert, wo sie mit Heftpflaster fixiert und tagelang bleiben können, ohne daß der Patient sich ihrer bewußt wäre.

Gelbsucht

Für eine Gelbsucht ist ein krankhafter gelblicher Farbton der Haut und im Auge Sklerenikterus typisch. Das gelbe Pigment Bilirubin entsteht in der Milz, wenn alte oder beschädigte rote Blutkörperchen abgebaut werden. Normalerweise entfernt die Leber das Bilirubin aus dem Blut und schickt es durch die Gallenblase und den Gallengang in die Därme, wo es den Kot braun färbt. Bei Gelbsüchtigen ist das Gesicht grau und kalkig, und der Urin ist dunkler.

Gelbsucht kann ein Symptom einer ernsthafteren Erkrankung wie Krebs oder Leberzirrhose sein. Sie kann aber auch durch Gallensteine, durch Steroide oder andere chemische Arzneien verursacht sein. Es sollte ein Bluttest durchgeführt werden.

Die TCM sieht in der Gelbsucht hauptsächlich die Folge von Feuchtigkeit in Leber und Gallenblase. Man kann mit großem Erfolg Pflanzen einsetzen, um die feuchte Hitze zu vertreiben. Besonders empfehlen sich Wermut (östlicher Herkunft) und die Gardenienfrüchte (Familie der Rubiaceae). Auch die Korkbaumrinde (Familie der Rutaceae) kann verwendet werden. Gelbsucht bei Leberkrebs wird als Folge einer Blutstagnation betrachtet. In diesem Fall verschreibt man Pflanzen, um die Blockade zu beseitigen.

Gesichtslähmung (Bell-Lähmung)

Die Bell-Lähmung ist durch die Beschädigung der Muskeln auf einer Gesichtsseite aufgrund einer Schwellung des Fazialnervs verursacht. Sehr oft tritt die Lähmung plötzlich auf, manchmal über Nacht. Sie kann mit Schmerzen in der betroffenen Gesichtsseite oder im Ohr verbunden sein. In der TCM-Terminologie wird sie durch einen Kalten-Wind-Anfall in dem Kanal verursacht, der den Meridian blockiert, so daß die Gesichtsmuskeln nicht richtig funktionieren können. Manche Patienten erholen sich spontan, aber die Heilung kann sich auch über ein paar Wochen bis zu einem Jahr hinziehen.

In China wurden viele Untersuchungen durchgeführt, die zeigen, daß Akupunktur die Gesichtslähmung sehr wirksam bekämpft, wenn sie umgehend ausgeführt wird. Eine vollständige Heilung kann innerhalb von einer oder zwei Wochen stattfinden. Zu den Pflanzen, die den Wind und die Kälte aus dem Körper vertreiben und die Kopfschmerzen beheben, gehören die wilde Angelika, Salbei und Cassia-Zimtbaumzweige (Familie der Lauraceae).

Gewichtsprobleme

Gewöhnlich geht man davon aus, daß Menschen mit Übergewicht zuviel essen, aber das ist nicht unbedingt immer der Fall. Manche Leute essen weniger als andere und nehmen trotzdem zu. Hier spielen zwei Faktoren eine Rolle – was sie essen und wie sie sind. Manche Menschen haben einen wirksameren Metabolismus und verarbeiten die Nahrung rascher. Zu viele fettreiche Nahrungsmittel und Molkereiprodukte sind nicht gut für den Organismus, besonders nicht bei Personen, die eine Anlage zum Dickwerden haben. Reis und Gemüse stellen eine weitaus gesündere Ernährung dar. Sie müssen nicht weniger essen, nur ihre Eßgewohnheiten ändern.

Nach Ansicht der TCM produzieren Menschen mit träger Verdauung aufgrund einer Nieren- und Milzschwäche eine Menge Schleim und Feuchtigkeit. Sie sollten weniger „heiße" Nahrung zu sich nehmen. Der TCM-Arzt könnte Anregungsmittel für Milz und Nieren verschreiben. Auch körperliches Training ist hilfreich.

Menschen mit Untergewicht essen entweder nicht genügend, oder sie essen nicht gut genug. Wer gut ißt und trotzdem kein Gewicht zulegen kann, sollte Magen und Darm behandeln lassen, um so die Nahrung wirksamer aufzunehmen. Bei Diabetikern, die an Gewicht verlieren, müssen nach Ansicht der TCM die Nieren behandelt werden. Es ist unmöglich, alle Pflanzen anzuführen, die bei Gewichtsproblemen helfen können, da die Medikation von Patient zu Patient verschieden ist. Ein TCM-Arzt wird von Fall zu Fall entscheiden.

Gicht

Die Gicht, von der man früher glaubte, daß sie eine Folge des Wohllebens und des übermäßigen Alkoholgenusses sei, ist in Wirklichkeit auf ein Übermaß an Harnsäure und anderen chemischen Stoffen im Blut zurückzuführen. Sie kann sich auch als schmerzhafte Nebenwirkung gewisser moderner Medikamente und harntreibender Mittel einstellen. Der intensive Schmerz und die Gelenkschwellungen werden durch Harnkristalle ausgelöst, die sich auch in der Niere ansammeln und Nierensteine verursachen können. Die Gichtanfälle klingen nach wenigen Tagen ab und kommen vielleicht niemals wieder, aber wiederholte Anfälle können zu bleibenden Schädigungen führen.

TCM-Ärzte behandeln Gichtpatienten auf Hitze und Feuchtigkeit im Blut und im Lebergang. Manchmal wird Gicht auch als Nierenschwäche diagnostiziert. Die Behandlung ist ähnlich wie bei Nierensteinen oder Arthritis. Zu den Pflanzen, aus denen eine gegen Gicht wirkenden Arznei zubereitet wird, gehören Bambusblätter, japanische Distel, chinesische Osterluzei und Quittenfrüchte. Akupunktur und Moxibustion helfen in den meisten Fällen, den Schmerz zu lindern.

Glaukom (Grüner Star)

Ein Glaukom ist eine Flüssigkeitsansammlung zwischen der Hornhaut und den Linsen des Auges aufgrund einer Blockade der Abflußwege. Dadurch nimmt der Druck auf den Augapfel und auf die Kapillaren im Augenhintergrund, wo Nervenfasern von der Retina in den optischen Nerv einmünden, zu. Dies führt zu getrübter Sicht. Bei akuten Erkrankungen suchen Sie sofort einen westlichen Augenspezialisten auf, denn der zunehmende Druck im Auge kann zu ernsthaften Problemen führen – Blindheit ist nicht ausgeschlossen.

In der TCM-Diagnose hängen Glaukome mit Leber, Gallenblase und Magen zusammen, manchmal auch mit den Nieren. Sie werden als Leber- und Nierenschwäche identifiziert in Verbindung mit Hitze und Feuer in Gallenblase und Leber. Das emporsteigende Feuer verursacht die Augenprobleme, dazu auch Kopfschmerzen und Übelkeit. Die TCM geht die Probleme von innen her an, indem sie Nieren und Leber kräftigen hilft, das Feuer reduziert und den Schleim vertreibt. Pflanzen und Akupunktur beschleunigen die Heilung und verhindern ein Neuauftreten der Krankheit. Ein bekanntes Heilmittel in der chinesischen Medizin heißt Dragon Bladder Purge Liver Decoction (eine Teeabkochung zur Reinigung des Leber- und Gallenbereichs).

Glomerulonephritis (Nierenentzündung)

Dies ist eine Entzündung der winzigen Filtereinheiten der Nieren, der Glomeruli. Die bewirkt, daß rote Blutkörperchen und Eiweiß in den Harn gelangen. Zu den Symptomen gehören ein trüber oder geröteter Urin, Ödeme im Knöchelbereich aufgrund einer gestörten Harnausscheidung, Übelkeit und Erbrechen, abnorme Schläfrigkeit und ein allgemeines Krankheitsgefühl. Eine rasche Behandlung ist nötig, da hoher Blutdruck oder Nierenversagen auftreten können, wenn viele der Filtereinheiten betroffen sind.

Ein TCM-Arzt würde die Ursachen dieser Krankheit in einer Schwäche nicht nur der Nieren, sondern auch der Milz suchen, die mit einem Eindringen von Feuchtigkeit oder Hitze in den Körper verbunden ist. Antibiotika sind hilfreich, aber die TCM trachtet danach, Nieren und Milz zu kräftigen. Eine Diät muß eingehalten werden; feuchte und heiße Mahlzeiten sind zu vermeiden (siehe Kapitel 8). Pflanzliche Medikamente sind sehr wirksam. Sie können die Harnausscheidung verbessern und die betroffenen Organe kräftigen. Es werden Wasserwegerich, Bambusblätter, Süßholz, Hartriegel und Maulbeerbaumfrüchte verwendet.

Grauer Star (Katarakt)

Ein verhältnismäßig einfacher chirurgischer Eingriff kann das Sehvermögen wiederherstellen. Wer eine Operation scheut, stellt vielleicht fest, daß die TCM ihm ein Leben mit dem Star möglich macht, wenn zu der Zeit, wo er um Hilfe bemüht ist, die Sicht nicht zu sehr beeinträchtigt ist. Grauer Star wird als Schwäche der Leber und der Nieren aufgrund mangelhafter Ernährung des Blutes diagnostiziert.

Ist der Star noch nicht weit fortgeschritten, verschreibt der TCM-Arzt Pflanzen, die die Trübung der Linse verlangsamen und oft ganz zum Stillstand bringen, so daß die Sicht zwar nicht wieder wie früher wird, aber ein gewisses Sehvermögen erhalten bleibt. Die Essenzen der Leber, der Nieren und des Blutes werden durch eine Behandlung mit Rehmannia, Petersstrauch, Chrysantheme und Stielen vom Baumwucherer ernährt.

Grippe

Hohes Fieber mit Schüttelfrost, Gelenkschmerzen, Schweißausbrüchen, Kopfschmerzen und allgemeiner Schwäche, Husten und Schmerzen in der Brust: Die meisten Stämme des allzu bekannten Grippevirus rufen diese Symptome hervor. Für die westliche Medizin besteht die beste Behandlung in Bettruhe, reichlicher Flüssigkeitsaufnahme und regelmäßiger Einnahme von Acetylsalicylsäure oder Paracetamol. Die moderne Medizin verfügt über kein wirksames Mittel gegen das Virus, und dieser wechselt seine Struktur von Jahr zu Jahr.

Die TCM-Medizin hingegen bietet wesentlich günstigere Heilungsaussichten. Die Grippe wird in drei Kategorien behandelt: Windkälte, Windhitze oder Feuchtigkeit, und die Behandlung ist von Typ zu Typ ein wenig anders.

Einem TCM-Arzt stehen bei der Behandlung dieser häufigen Erkrankung eine Vielzahl von Pflanzen und aromatischen Kräutern zur Verfügung. Auch die Moxibustion ist eine wirksame Therapie, weil ein durchdringendes Aroma, das durch Verbrennen freigesetzt wird, die Giftstoffe aus dem Körper vertreiben kann.

In China gibt es mehrere wohlbekannte Patentrezepte, die Grippe und fiebrige Erkältungen wirksam behandeln können. Man kann diese Medikamente auch im Westen in chinesischen Kräuterhandlungen kaufen und sich mit dem Kräuterfachmann beraten, der einem je nach Symptomen die geeigneten Pflanzen nennen wird. Unter anderem werden Geißblatt, Forsythie, Chrysantheme, chinesische Ackerminze (Familie der Laminaceae) und Zimt verwendet.

Gürtelrose (Herpes zoster)

Der Erreger der Gürtelrose ist das Windpockenvirus (Varicella-Zoster-Virus), das viele Jahre lang an einer Nervenwurzel schlummern kann, lange nachdem der Patient vergessen hat, daß er überhaupt die Krankheit hatte. Das Virus kann durch Streß und manchmal auch durch Kontakt mit einem Kind, das an Windpocken erkrankt ist, reaktiviert werden. Die Erkrankung äußert sich in einem roten Bläschenausschlag, dem intensive, brennende Schmerzen vorausgehen, die alle Körperstellen befallen können, einschließlich die Augen. Daraus entspringt der alte Glaube, daß der, bei dem der Kreis sich schließt, verdammt ist. Aber so schmerzhaft und unangenehm die Gürtelrose auch sein mag, tödlich ist sie nicht. Der medizinische Name – herpes zoster – bedeutet im Griechischen „schleichender Gürtel“.

Die Bläschen heilen gewöhnlich rasch ab, aber die Nervenschmerzen können noch monatelang anhalten. Wenn der Gesichtsnerv betroffen wurde, ist das Gesicht vielleicht vorübergehend gelähmt; ist der optische Nerv befallen, kann die Hornhaut ernsthaft beschädigt werden und die Sicht gefährdet sein. Falls die Gürtelrose die Augenumgebung befällt, suchen Sie so rasch wie möglich einen Arzt auf.

In der TCM wird die Gürtelrose wahrscheinlich auf Hitze und Feuchtigkeit in der Gallenblase und in den Lebergängen zurückgeführt. Eine Medizin aus Pflanzen, darunter Wermut (östlicher Herkunft) und chinesischer Enzian sind in der Regel sehr wirkungsvoll.

Hämorrhoiden

Hämorrhoiden werden durch angeschwollene oder abgeklemmte Adern im Anus oder in der Anus-Umgebung verursacht. Wenn der betroffene Patient bei der Defäkation preßt, treten sie nicht selten aus dem Rektum hervor. Schmerzen und Blutungen sind die Folge. Manchmal bleiben die Hämorrhoiden ständig außerhalb des Rektums in Form einer weichen, purpurfarbenen Traube. Ausgetretene Hämorrhoiden ziehen sich gewöhnlich innerhalb einer oder zweier Wochen wieder zurück, aber manchmal lassen sie kleine Hautläppchen zurück, die jucken können. In manchen Fällen gerinnt das Blut im hämorrhoidalen Knoten, und die Hämorrhoide verändert sich zu einem harten und äußerst schmerzhaften Klumpen.

Alle Fälle von Blutungen aus dem Anus sollten medizinisch untersucht werden, da sie ernste Erkrankungen signalisieren können. Wenn gewöhnliche Hämorrhoiden festgestellt werden – die nach Ansicht der TCM eine Folge von Hitze, Feuchtigkeit und Blutstagnation im Anus sind –, beginnt die Behandlung mit einer Aufhebung der Stockung, einer Abkühlung der Hitze und dem In-Bewegung-Setzen des Blutes. Angelika, Rhabarber, Löwenzahnpflanze (Familie der Compositae), Magnolienrinde (Familie der Magnoliaceae) und Kapokblüten sind wirksam.

Herpes genitalis

Herpes genitalis wird durch das Herpes-simplex-Virus hervorgerufen, das große Ähnlichkeit mit dem Erreger der Lippenherpes (herpes labialis) aufweist. Der Ausschlag kann sichtbar auf den Genitalien und dem Gesäß auftreten, aber auch in der Vagina und im Anus. Juckende und schmerzhafte Bläschen erscheinen, die Geschwüre hinterlassen, nachdem sie sich geöffnet haben. Die Lymphknoten in den Beinbeugen schwellen an und werden empfindlich. Die Patienten fühlen sich häufig fiebrig und allgemein unwohl. Die Symptome verschwinden in der Regel innerhalb von zwei Wochen, aber die Anfälle wiederholen sich oft, da das Virus in den Nervenzellen am unteren Ende des Rückgrats schlummern kann. In China ist der Herpes genitalis selten, aber chinesische Ärzte in Europa betrachten ihn als durch feuchte Hitze im Gallengang verursacht. Chinesischer Enzian, Rhabarber, die Blätter des Wasserwegerichs und des Wegerichs werden benutzt.

Herzklopfen

Herzklopfen kann durch nervöse Anspannung oder zuviel Kaffee ausgelöst werden, es kann aber auch auf Herzleiden hindeuten. Falls sich das Herzklopfen häufig wiederholt, wird Ihr Arzt Sie auffordern, einen Test im Krankenhaus machen zu lassen. Ein schneller Herzschlag – *Tachykardie* genannt – kann durch eine hyperaktive Schilddrüse hervorgerufen werden. Ängstliche Personen leiden besonders stark darunter. Bei älteren Menschen oder Alkoholikern ist der Herzschlag oft unregelmäßig. Dies kann auf eine Schädigung der Herzklappen hindeuten.

Bei jedem Menschen beschleunigt sich der Herzschlag von Zeit zu Zeit, oder man hat die Empfindung, das Herz hätte für einen Schlag ausgesetzt. Diese Erscheinungen deuten oft auf Ängstlichkeit hin, wiederholen sie sich aber regelmäßig, kann es sich um Symptome eines Herzleidens handeln. Besteht Verdacht auf eine ernste Herzkrankheit, ist eine herkömmliche Behandlung in einem westlichen Krankenhaus mit EKG-Tests unerläßlich. Auch in einem chinesischen TCM-Hospital, in dem sämtliche modernen Diagnosegeräte zur Verfügung stehen, würden diese Untersuchungen automatisch durchgeführt werden.

Chinesische Ärzte betrachten Herzklopfen als Zeichen für eine Schwäche des Herzens und des Herzbluts. Zur Behandlung werden Süßholz-Wurzel, Spargelwurzeln, wilde Jujube-Samen (Familie der Rhamnaceae), Früchte des Hartriegels oder Schäfchenblumen-Stiel herangezogen – Pflanzen, die das Herz nähren und den Herzschlag beruhigen. Akupunktur bewährt sich bei einem beschleunigten Herzschlag, der nicht auf körperliche Gründe zurückzuführen ist.

Herzleiden

Die westliche Medizin hat viele wirksame Mittel entwickelt, um Herzleiden zu erleichtern. Mittels ausgefeilter chirurgischer Eingriffe, die heute bereits zur Routine gehören, wird ein Herzschrittmacher oder ein Bypass bei erkrankten Arterien eingesetzt. Zu den wirksamsten Behandlungen in China gehört eine Kombination aus TCM und moderner westlicher Medizin.

Ein TCM-Arzt betrachtet Herzkranzleiden als eine Schwäche des Yang-Chi. Dies bedeutet, daß die Kraft, die das Blut umlaufen läßt, geschwächt ist. Zu den Folgen gehört eine Stagnation des Blutes und der Chi-Energie mitsamt den damit verbundenen Schmerzen und Blockaden. Die Behandlung wärmt zunächst das Herz, regt die Energie an, räumt die Blokkaden beiseite und bewegt das Blut. Herzrhythmusstörungen werden durch eine Schwäche des Herz-Yin und des Blutes ausgelöst, die Folgen von Streß, Erschöpfung, Angst und innerer Unruhe sein können.

Die Behandlung zielt darauf ab, Herz, Lungen und Blut zu ernähren. Viele Pflanzen kräftigen wirksam die Herzenergie und bewegen das Chi. Die Cassia-Zimtbaumzweige (Familie der Lauraceae), chinesischer Eisenhut (Familie de Ranuculaceae), getrockneter Ingwer und Rotwurzsalbei (Familie der Labiatae) helfen zuverlässig, das Herzblut zu bewegen. Im TCM-Krankenhaus in Tientsin erhalten Patienten, die einen Herzanfall erlitten haben, Infusionen mit Rotwurzsalbei und schwarzem Eisenhut. Die Heilung vollzieht sich weitaus schneller als bei einer ausschließlich westlichen Behandlung. Zu den Pflanzen, die das Yin und das Blut ernähren, gehören Süßholz-Wurzel, Süßholz, die Frucht des Hartriegels, wilder Jujube-Samen und die chinesische Angelikawurzel (Familie der Umbelliferae). Moderne pharmakologische Untersuchungen haben ergeben, daß das Eisenhut-Alkaloid Aconitin ähnlich wirkt wie das in der westlichen Medizin verwendete Fingerhut-Glykosid Digoxin.

Herzmuskelentzündung (Myokarditis)

Myokarditis gehört zu den Leiden, bei denen sich TCM und westliche Medizin sinnvoll kombinieren lassen, um die Erholung des Patienten deutlich zu fördern. Die chinesische Medizin behandelt außer dem Herzen selbst auch die Nieren, da die Theorie lautet, daß das Herz das Organ des Feuers ist, und die

Nieren – das Wasserorgan – die Feuerwirkung ausgleichen müssen. Deshalb kann eine Anregung der Nieren, um weitere Schwächungen zu verhindern, die Hitze im Herzen ausgleichen. Pflanzen wie Lilienwurzeln, Ginseng und Rehmannia-Wurzeln werden in solchen Fällen oft verschrieben.

Heuschnupfen

Die balsamischen Tage des Sommers können für Menschen, die an Heuschnupfen leiden, eine einzige Leidenszeit sein. Ihre Allergie gegen Gras-, Blumen- und Baumpollen hat zur Folge, daß sie sich krank fühlen, sobald sie den Kopf zur Tür hinaus stecken. Die Pollen veranlassen Körperzellen dazu, Histamine und andere Stoffe freizusetzen. Die Folge sind verstopfte Nebenhöhlen, eine ständig laufende und juckende Nase, oft auch ein wunder, schmerzender Hals, tränende Augen und ständiges Niesen. In schweren Fällen kann sich Asthma daraus entwickeln.

Die TCM führt Heuschnupfen gewöhnlich auf ein Eindringen von Wind in die Lungen zurück. Heuschnupfen gehört zu einer Gruppe von Leiden, die von der chinesischen traditionellen Medizin sehr elegant und sehr wirkungsvoll behandelt werden können. Ekzeme, Heuschnupfen und Asthma gehören zum Kreis der Atopie oder Idiosynkrasie (eine angeborene hochgradige Überempfindlichkeit, unter der schätzungsweise zehn Prozent aller Menschen leiden), so daß eine Behandlung, die sich bei einem dieser Leiden bewährt hat, wahrscheinlich auch bei den beiden anderen wirkt.

Auch hier möchte ich betonen, daß die TCM jeden Fall individuell behandelt, da die Symptome bei allen Patienten unterschiedlich sind und auch von der Lebenserfahrung und der Umwelt des einzelnen beeinflußt werden. Aber allgemein kann man davon ausgehen, daß der TCM-Arzt das Lungen-Chi öffnet, damit es die Windhitze vertreibt. Zur Behandlung kommen Magnolienblüten (Familie der Magnoliaceae), Chrysanthemenblüten, die Blätter des Maulbeerbaums, Ephedra-Kraut (Familie der Ephedraceae) und die Cassia-Zimtbaumzweige (Familie der Lauraceae) in Frage (siehe auch die Fallgeschichte in Kapitel 5).

Hexenschuß (Lumbago)

Ein Hexenschuß äußert sich in Schmerzen im Bereich des Kreuzbeines, die manchmal auftreten, wenn man etwas Schweres gehoben hat oder wenn die Muskeln verspannt oder gerissen sind und sich verkrampfen. In schweren Fällen ist der Betroffene zu einer gekrümmten Körperhaltung gezwungen und kann sich nicht aufrichten. Auch ein Bandscheibenvorfall kann verantwortlich sein. Vielleicht ist eine Röntgenaufnahme oder ein Bluttest erforderlich, um die Ursache der Erkrankung zu ermitteln. In den meisten Fällen wirkt sich Akupunktur sehr günstig aus, besonders bei einem akuten Hexenschuß. Steckt die Ursache in der Wirbelsäule, muß sie vielleicht manuell eingerichtet werden. Chronische Lumbago – besonders bei älteren Menschen – spricht gut auf eine TCM-Behandlung an. Eine Tinktur oder Pflanzen, die man den Winter über in Weingeist oder Spiritus legen kann, verbessern die Blutzirkulation und nehmen den Schmerz.

Cibotiumwurzelknolle (Familie der Cyathaceae), Achyranthis-Wurzel (Familie der Amaranthaceae) oder Stachelpanaxwurzelrinde (Familie der Araliaceae) eigenen sich für alkoholische Auszüge. Bei Verletzungen der Nerven ist eine andere Behandlung angezeigt. Akupressur und Massage stellen ebenfalls wirksame Behandlungsmethoden bei Rückenproblemen dar.

Hiatushernie

Bei dieser Erkrankung, die auf einer Schwächung des Gewebes rings um die Öffnung des Zwerchfells beruht, ist es wichtig, Diät zu halten. Der Magen tritt durch das Zwerchfell nach oben und drückt auf die Klappe zur Speiseröhre. Der Druck hindert die Klappe daran, ordnungsgemäß zu funktionieren, deshalb kann Magensäure ein gutes Stück hinauf in die Speiseröhre gelangen. Zu den Folgen gehören Sodbrennen und zuweilen Schmerzen im Hals und in den Armen, die man fälschlich als Angina deuten kann. Eine schwach ausgeprägte Hiatushernie bedarf keiner Behandlung; wenn sie aber zu Mißempfindungen führt, können Akupunktur und pflanzliche Heilmittel den Magen beruhigen, die Verdauung fördern und die Muskeln entspannen. Magnolienrinde (Familie der Magnoliaceae), Orangenschalen und Ingwer können verwendet werden.

Hirnhautentzündung (Meningitis)

Eine Hirnhautentzündung erfolgt nach einer viralen oder bakteriellen Infektion der empfindlichen Schutzmembranen des Gehirns. Sie kann auch als Folge einer Kopfverletzung auftreten. Zu den Symptomen gehören Fieber, Übelkeit und Erbrechen, ein steifer Hals, starke Kopfschmerzen und Lichtempfindlichkeit. Manche Patienten phantasieren, werden abnorm schläfrig und können in ein Koma hineinrutschen.

Eine virale Meningitis verläuft weniger dramatisch und klingt in der Regel innerhalb von zwei oder drei Wochen ab. Die bakterielle Meningitis kann ernster sein und Taubheit oder eine Schädigung des Gehirns zur Folge haben. Manche Fälle verlaufen tödlich. Bei Säuglingen verläuft eine Meningitis oft gefährlicher als bei älteren Kindern, und es besteht die Gefahr einer Hirnschädigung, wenn die Krankheit nicht im Frühstadium diagnostiziert und behandelt wird. Sie beginnt mit hohem Fieber, der Hals ist steif oder der Rücken gekrümmt, und das Kind ist entweder auffallend empfindlich oder ungewohnt still und wendet sich vom Licht ab. Es wurden Erbrechen oder Schüttelkrämpfe, unnatürlich hohe Schreie und ein violett getönter Ausschlag am Rumpf beobachtet.

Bei Säuglingen kann sich die noch nicht geschlossene Fontanelle wulstförmig verdicken. Daran ist der Druck der Flüssigkeit schuld, von der das Gehirn umgeben ist. Falls Verdacht auf Meningitis besteht, suchen Sie sofort einen Arzt auf. Die Chancen, daß sich das Kind gut erholt, sind hoch.

In China hat sich eine Behandlung mit pflanzlichen Mitteln sehr bewährt. In der jüngeren Vergangenheit hat es in China mehrere Meningitis-Epidemien gegeben, besonders im Norden, und die Krankenhäuser setzten routinemäßig pflanzliche Mittel ein – mit großem Erfolg. Ein bekanntes Heilmittel – dessen wichtigste Ingredienzen Gips und Reis sind – trägt den Namen *Weißer-Tiger-Dekokt.* Diese einfachen Zutaten senken das hohe Fieber und vertreiben die Infektion aus dem Gehirn. Moderne Medizin und TCM tragen gemeinsam zu einer sehr erfolgreichen Behandlung bei.

Hodgkin-Krankheit (Lymphogranulomatose)

Bei diesem Krebs der Lymphknoten ist eine Kombination von TCM und westlicher Medizin oft erfolgreich. Die Hodgkin-Krankheit gehört zu den Krebsformen, die von der modernen Medizin in 90 Prozent aller Fälle heilbar ist. Falls Chemotherapie und Strahlentherapie eingesetzt werden, kann die TCM dazu beitragen, die Nebenwirkungen geringer zu halten und die körpereigene Widerstandskraft gegen den Krebs zu stärken. Ein TCM-Arzt würde die Ursache der Erkrankung darin sehen, daß die Zusammenarbeit von Nieren, Leber und Milz gestört ist. Nieren und Milz müssen gekräftigt, die feuchte Hitze aus dem Körper vertrieben und das Blut bewegt werden. Akupunktur und eine Ganzkörperbehandlung sind erforderlich. Die verwendeten Pflanzen stimmen weitgehend mit denjenigen überein, die auch bei anderen Krebsformen verschrieben werden.

Hornhautgeschwür

Ein Hornhautgeschwür (Ulcus corneae) ist häufig die Folge eines Kratzers auf der Hornhaut, jener transparenten Schutzschicht über den Augenlinsen. Das Weiße des Auges wird blutunterlaufen, das Auge tränt, es treten Schmerzen und Mißempfindungen auf. Eine Kombination aus Allopathie und TCM ist die beste Empfehlung in solchen Fällen.

Antibiotika sind sehr wirksam, aber die innerliche Anwendung chinesischer Pflanzenmittel kann sehr hilfreich bei der Vertreibung der Hitze und des Feuers in Leber und Gallenblase sein. Dazu werden bärtiges Helmkraut (Familie der Labiatae) und Rhabarber benutzt, die zur Heilung der Augenverletzung beitragen. Auch Pflanzentees zum Auswaschen der Augen können hilfreich sein, wenn sie zusätzlich zu Antibiotika verwendet werden.

Immunsystem

Das chinesische Wort für Immunsystem – „Verteidigungssystem" – hat eine sehr ähnliche Bedeutung. TCM-Ärzte betrachten es als Teil der Chi-Energie. Zu den unbestrittenen Stärken der TCM gehört ihre Fähigkeit, das Immunsystem zu beeinflussen. In ganz China und anderswo in der Welt finden klinische Versuche statt, um weiteres medizinisches Wissen über dieses System zu gewinnen. Infektionskrankheiten, sogar Epidemien wurden jahrhundertelang mit Akupunktur kontrolliert. Ihre Nutzanwendung umfaßt in China ein viel weiteres Gebiet als anderswo auf der Welt. Im Pekinger Kinderkrankenhaus durchgeführte Forschungen haben gezeigt, daß Akupunktur sehr wirksam bei der Behandlung von Ruhr bei Kindern ist. Man hat bestimmte Pflanzen identifiziert, die auf das Immunsystem einwirken, und zwar sowohl fördernd (die Tragantpflanze, der Petersstrauch, Ginseng), als auch hemmend (Thorowax-Wurzel, Schwarze Pflaume).

Impetigo (Grindflechte)

Impetigo ist eine oft bei Kindern vorkommende, hochgradig ansteckende Hautinfektion, die nicht selten in Schulen und Kindergärten gehäuft ausbricht. Die Hautstellen – rot mit gelber Kruste – befallen vor allem Gesicht, Arme und Beine, können sich aber auch über den ganzen Körper ausbreiten. Die Ausschlagstellen können wochenlang bestehen bleiben.

Impetigo zeigt sich äußerlich, aber in der TCM-Theorie sind die wahren Ursachen Toxine, die sich durch Hitze und Feuchtigkeit im Körper ansammeln – vor allem in einer geschwächten

Leber und Niere. Die Behandlung kann äußerlich oder innerlich sein. Verläuft die Erkrankung milde, werden Pflanzenaufgüsse verschrieben, mit denen die Haut abgerieben werden soll, oder es wird eine Creme mit pflanzlichen Wirkstoffen verschrieben. Bei schwererem Befall werden chinesischer Goldfaden, die Gardenienfrüchte (Familie der Rubiaceae), bärtiges Helmkraut (Familie der Labiatae) oder die Rinde des Maulbeerbaums verwendet.

Hygiene ist sehr wichtig, und man sollte sofort einen Arzt aufsuchen, weil Impetigo äußerst ansteckend ist. Haut und Hände sollten gewaschen und peinlich sauber gehalten werden. Andere Familienmitglieder oder andere Kinder, die mit der erkrankten Person in Berührung kommen, können die Hände in einem Aufguß mit der Korkbaumrinde (Familie der Rutaceae) waschen, da der Korkbaum die Haut sterilisiert und verhindert, daß die Infektion sich ausbreitet.

Impotenz

Der Aufbau der sexuellen Erregung ist beim Mann so komplex und störanfällig und zugleich so eng mit seinem Selbstwertgefühl verknüpft, daß es nicht überraschen kann, wenn etwas dabei mißlingt.

Eine Erektion erfolgt, wenn Blut in das schwammige Gewebe des Penis gepumpt wird, so daß er anschwillt und steif wird. Hormontätigkeit, eine Reizbeantwortung im zentralen Nervensystem, Emotionen und Gedanken – sie alle sind bei diesem Prozeß beteiligt. Bei so vielen körperlichen, psychischen, neuronalen und chemischen Faktoren, die Reaktionen auslösen, treten leicht Probleme auf. Oft handelt es sich um eine vorübergehende Phase nach einer Erkrankung, als Folge von psychischer Belastung oder zuviel Arbeit. Aber es können auch viele andere subtile psychische Faktoren eine Rolle spielen. Auch Impotenz als Nebenwirkung einer medikamentösen Behandlung kommt gelegentlich vor.

Die TCM verfügt über mehrere Mittel, um dieses Problem zu behandeln. Bei jungen Männern wird Impotenz auf eine

Schwäche der Nieren und der Leber zurückgeführt. Zu große Angst oder Streß können zu einer Stagnation des Leber-Chi führen, die ihrerseits die Nieren schwächt und in manchen Fällen zu Impotenz führt. Es gibt keine Standardbehandlung, die in allen Fällen erfolgreich wäre, da die Ursachen sehr unterschiedlich sind. Aber in den meisten Fällen hilft ein Präparat namens Sextone. Außerdem können Cibotiumwurzelknollen und Seepferdchen helfen.

Inkontinenz

Harn-Inkontinenz bei Erwachsenen betrifft häufig Frauen nach einer Geburt oder Männer mit Prostataleiden. Die Behandlung ist ähnlich derjenigen beim Bettnässen der Kinder. Oft handelt es sich um einen Mangel an Nieren-Yang in Verbindung mit innerer Kälte. Ist die Nierenenergie geschwächt, ist auch ihre Funktion betroffen, das Wasser zu halten; in ähnlicher Weise, wie ein körperlich schwacher Mensch Schwierigkeiten damit hätte, ein schweres Tor zu schließen. Ein bewährtes und außerordentlich wirksames Heilmittel ist Goldlockentee.

Ischias

Ischias tritt auf, wenn der Ischiasnerv an seiner Wurzel, am Ende des Rückgrats, irritiert oder gedrückt wird. Es ist mit starken Schmerzen den Rücken hinab und an der Außenseite des Beines, von der Hüfte bis zu den Füßen, verbunden. Ischias kann durch einen Bandscheibenvorfall, durch Wirbelsäulenversteifung oder durch Knochen- und Gelenkentzündungen hervorgerufen werden. Es kann auch plötzlich auftreten, zum Beispiel durch eine „falsche“ Bewegung des Körpers; wenn man sich bückt, wenn man niest oder hustet, wird der Schmerz schlimmer.

Die TCM sieht die Ursache des Ischias in einer Stagnation feuchter Hitze im Gallenblasen-Meridian oder im Harnblasen-Meridian. Akupunktur kann sehr wirksam sein.

Jucken

Jucken kann durch Wind, Hitze oder Kälte von außen, manchmal auch durch inneren Wind verursacht werden. Diptam-Rinde und die Früchte der gepunkteten Rebe und Besenkochie werden bei Jucken verschrieben. Die Ärzte auf dem chinesischen Festland verwenden auch Schlangenhaut, denn die Schlange ist ein kühles und kühlendes Tier und deshalb gut für Menschen, die unter akutem Juckreiz leiden.

Schlangenhaut ist – wie viele andere Ingredienzen in der traditionellen chinesischen Pharmakopoe – kein Heilmittel, das in diesem Land verwendet würde, obwohl es im Fernen Osten bei vielen Krankheiten verwendet wird, unter anderem bei Arthritis. (Da Schlangen im Wasser und auf feuchtem Boden leben und nicht unter ihrem lebenslangen Ausgesetztsein in dieser Umgebung leiden, lautet die Theorie, das etwas in ihrem Körper vorhanden sein muß, das sie schützt.)

Viele der bizarren Ingredienzen, die in der chinesischen Medizin verwendet werden, dürfen nicht in den Westen importiert werden, und erfreulicherweise dürfen auf internationalen Druck hin einige von ihnen auch auf dem chinesischen Festland nicht benutzt werden. Rhinozeroshörner und Tigerknochen sind auch dort verboten. Bei uns praktizierende TCM-Ärzte haben Hunderte von Pflanzen zu ihrer Verfügung, die in der Regel weit wirksamer sind.

Kahlköpfigkeit

Kahlköpfigkeit ist oft auf eine ererbte Disposition zurückzuführen und deshalb schwierig zu behandeln. Wo Haarverlust eine Folge von Krankheit oder Chemotherapie ist oder wo in der übrigen Familie Kahlheit nicht vorkommt, helfen manchmal pflanzliche Mittel oder Akupunktur. Die TCM-Theorie lautet, daß das Haar durch das Blut (das seinerseits von der Leber abhängig ist) und von der Essenz der Nieren ernährt wird. Leber- und Nierenschwäche gelten als wahrscheinliche Gründe für den

Haarverlust, deshalb gehört es zur Behandlung, daß beide Organe angeregt werden. Eine gute Behandlung ist mittels Schäfchenblumenwurzeln möglich. Auch die Früchte des Petersstrauchs oder des Maulbeerbaums können helfen.

Kälteempfindlichkeit

Patienten, denen die Winterkälte besonders stark zu schaffen macht, werden mit Pflanzen behandelt, um zu verhindern, daß die kalte Luft in den Organismus eindringt. Ingwer vertreibt die Kälte, den Wind und die Feuchtigkeit aus dem Körper, wenn er zusammen mit den weißen Teilen einer Frühlingszwiebel und ein wenig braunem Zucker (wegen der Süße) gekocht und als Tee getrunken wird. Das ist in China ein bekanntes Hausmittel.

Knochen- und Gelenkentzündung (Ostheoarthritis)

Ostheoarthritis ist eine Folge von Abnutzung und Verschleiß der Gelenke; es entstehen Schäden an der Knorpelschicht zwischen den Gelenkknochen. Die Gelenke können anschwellen und sich verformen, vor allem in den Hüften, an den Knien, den Knöcheln und im Rückgrat. Die TCM verfügt über erfolgreiche Behandlungsmethoden, wenn die Erkrankung noch nicht sehr fortgeschritten ist. Sie sieht die Ursachen in einer Schwäche der Nieren und der Leber, verbunden mit einem Mangel an Energie, der zu einer Stagnation im Blut führt. Wer davon betroffen ist, muß sich warm halten. Angelica-pubescens-Wurzeln (Familie der Umbelliferae), Saposhinkovia-Wurzeln (Familie der Umbelliferae), oder Santsigu-Stengel (Familie der Menospermidaceae), Cassia-Zimtbaumzweige (Familie der Lauraceae) und die Zweige des Maulbeerbaums wärmen die Kanäle des Körpers und das Blut, verbessern die Durchblutung und nähren die Gelenke. Auf diese Weise werden in fortgeschrittenen Fällen weitergehende Zerstörungen vermieden, und manchmal erfolgt eine Heilung, wenn die Behandlung bei den ersten Anzeichen der Krankheit beginnt. Sind die Gelenke bereits stark beschädigt, lassen sie sich nicht wiederherstellen.

Koliken

Das Verdauungssystem der Säuglinge ist noch nicht voll ausgereift; außerdem verschlucken sie eine Menge Luft mit ihrer Nahrung. Beides fördert Koliken. Sanfte Massage auf dem Rücken, im Wirbelsäulenbereich, am Nacken beginnend, unter sanftem Drücken des Rückgrats, kann sehr hilfreich sein. Führen Sie diese Massage täglich aus, und Sie lindern dieses Problem. Falls die Koliken hartnäckig sind, suchen Sie einen TCM-Arzt auf, der einige Pflanzen verschreiben wird.

Konjunktivitis (Bindehautentzündung)

Konjunktivitis ist eine Entzündung der Membran, die den vorderen Teil der Lederhaut und das Innenlid bedeckt. Oft wird sie durch ein Virus oder ein Bakterium hervorgerufen, aber auch eine Allergie oder andere Faktoren können schuld sein. Das Auge rötet sich und schmerzt, und manchmal sondert es eine zähe, gelbliche Substanz ab. Die TCM führt diese Erkrankung auf Windhitze zurück. Leichtere Fälle kann man behandeln, ohne einen Arzt zu Rate zu ziehen. Erkrankte sollten viel Flüssigkeit trinken, vorzugsweise Pflanzentees wie zum Beispiel von Chrysanthemen und Geißblatt, die beide sehr erfolgreich Wind aus dem Körper vertreiben. Self-heal-leaves oder Bambusblätter können verschrieben werden. Man kann mit den Tees auch die Augen auswaschen. Dieses Waschen sollte zweimal täglich mit lauwarmem Wasser stattfinden. Wenn die Symptome akut sind oder nach einem Aufenthalt in einem tropischen Land ausbrechen, sollte man sich frühzeitig um ärztlichen Rat bemühen, da sie auch auf eine ernstere Erkrankung hinweisen können.

Kopfschmerzen

Anfallweise auftretende und wiederkehrende Kopfschmerzen können auf eine Vielzahl von Krankheiten hinweisen, darunter einige möglicherweise ernste, deshalb sollten Sie in solchen

Fällen stets einen Arzt aufsuchen. Aber für Kopfschmerzen der alltäglichen Art, die durch Anspannung hervorgerufen werden, gibt es ein einfaches chinesisches Mittel, das Sie sich zu Hause selbst bereiten können: Frühlingszwiebeltee. Verwenden Sie nur die weißen Teile, und kochen Sie drei oder vier Zwiebeln in einem Becher Wasser.

Kopfschmerzen nach einem überstandenen Schlaganfall werden mit Liebstöckelknollen behandelt. Wilder Ingwer (Familie der Zingiberaceae) oder wilde Angelika (Familie der Umbelliferae) helfen bei Migräne-Kopfschmerzen. Ein chinesischer Arzt wird Ihnen raten, unverzüglich eine Untersuchung im Krankenhaus vornehmen zu lassen, wenn Verdacht auf eine ernste Erkrankung vorliegt.

Migräne hängt nach den Vorstellungen der TCM mit Leber, Gallenblase und Magen zusammen und wird durch hartnäckige Stagnation der Energie in der Leber und der Gallenblase hervorgerufen, die dann auf den Magen übergreift. Der Schmerz über den Augen, die Lichtblitze in Verbindung mit Schmerzen in der Stirn oder den Schläfen zeigen an, daß die von der Leber ausgehenden Kanäle beteiligt sind. Die oft mit dem Migräneanfall einhergehende Übelkeit bedeutet eine Leberinvasion des Magens.

Die Behandlung konzentriert sich darauf, den Magen zu stärken und anzuregen, die Spannung in der Leber zu mildern, und das Chi von Leber und Gallenblase zu bewegen. Ginseng, Kokospilz (Familie der Polyporaceae), Ingwer und chinesische Datteln werden für den Magen verschrieben; bärtiges Helmkraut (Familie der Labiatae), Thorowax-Wurzel und stark abführende Kräuter wie der Halm des chinesischen Enzians für die Leber. Akupunktur kann die Migräneanfälle lindern, und auch chinesische Meditationstechniken sind hilfreich.

Krampfadern

Schlechte Durchblutung gehört zu den wichtigsten Entstehungsursachen für dieses weitverbreitete Leiden. Die Venen verdicken sich knotig und weiten sich aus. Die Beine sind am häufigsten betroffen, aber auch die Venen im Inneren des Rektums können varikös werden (siehe Hämorrhoiden), und während der Schwangerschaft auch die Adern in der Umgebung der Vulva.

Im Fall der Beinadern wird der Blutfluß im Rektum behindert. Dies führt dazu, daß das Ein-Weg-Ventil der Adern seine Wirksamkeit verliert und ein rückwärts gerichteter Blutfluß möglich wird. Das Ergebnis ist verstärkter Druck und vermehrte Ausweitung. Wer viele Stunden auf den Beinen verbringt, ist besonders gefährdet, und für viele Frauen gehören Krampfadern zu den Problemen, die mit der Schwangerschaft verbunden sind.

Krampfadern können zu ernsthafteren Komplikationen führen. Zur TCM-Behandlung gehört, daß die Chi-Energie und das Blut im Körper bewegt werden. In der Regel werden chinesische Angelika (Familie der Umbelliferae), die Tragantpflanze und Cassia-Zimtbaumzweige verschrieben. Es gibt auch pflanzliche Medikamente zur äußerlichen Anwendung. Honig kann dazu beitragen, den Bereich zu sterilisieren, wo die Adern geschwürig sind, und das Wachstum der neuen Haut beschleunigen.

Krebs

Krebs wurde in China schon vor Jahrhunderten als außer Kontrolle geratenes Wachstum von Körpergewebe mit unter Umständen tödlichen Folgen erkannt. Die Behandlung mit traditioneller Pflanzenmedizin hat eine lange Geschichte, die in einigen der alten medizinischen Bücher aufgezeichnet ist. Heute untersuchen Forscher auf dem chinesischen Festland die Behandlung von Krebs mit Pflanzen. Jede größere Universität, jedes größere Lehrkrankenhaus erforscht alte Heilmittel, und die Studien führen zu vielversprechenden Resultaten – gewöhnlich in Verbindung mit westlichen Behandlungsmethoden.

Die chinesische Medizin verfügt über einige Möglichkeiten, Krebsfälle zu behandeln, wo die westliche Medizin versagt. Bei vielen pflanzlichen Rezepturen wurde erwiesen, daß sie dazu beitragen, das Immunsystem zu kräftigen, und einige Pflanzen können tatsächlich die abnormen Zellen und Viren angreifen, die für bestimmte Krebsformen verantwortlich sind. Die Behandlung zielt zunächst darauf ab, die körpereigenen Verteidigungsmechanismen zu unterstützen, in zweiter Linie geht es darum, die Krebszellen zu töten.

So wirksam Strahlen- und Chemotherapie auch sein mögen, sie haben mit großer Wahrscheinlichkeit drastische Auswirkungen auf den ganzen Körper. Die Patienten fühlen sich oft sehr erschöpft und geschwächt, klagen über nervöse Anspannung, Angstgefühle, Schlafstörungen und Appetitverlust. In den Augen chinesischer Ärzte gilt es vor allem, den Patienten psychisch und körperlich aufzubauen. Traditionelle pflanzliche Heilmittel können helfen, die Nebenwirkungen von Strahlen- und Chemotherapie zu mildern oder vollständig zu beseitigen. Astragalus* hilft, die Blutkörperchen zu vermehren; das Krankheitsgefühl nach der Chemotherapie läßt sich mit frischem Ingwer und Orangenschalen lindern, und auch Akupunktur ist hilfreich. Um den Krebs selbst anzugreifen, werden – je nach Art und Sitz der Erkrankung – unterschiedliche Pflanzen verschrieben. Der TCM-Arzt entscheidet, ob der Krebs die Folge einer Schwächung der Chi-Energie, von Blutmangel oder von Yin- oder Yang-Schwäche ist. Ginseng, die Tragantpflanze (Familie der Leguminosae), chinesische Angelika (Familie der Umbelliferae), gekochte Rehmannia-Wurzel, die Wurzeln des Petersstrauchs, chinesische Yam's Wurzel und viele andere tonisierende Pflanzen stehen zur Verfügung. Aber man muß sich immer wieder vor Augen führen, daß ein und dasselbe Mittel nicht für jeden Patienten in Frage kommt. Alle Behandlungen richten sich nach den individuellen Eigenheiten des Kranken. Einige der angewandten Anti-Krebs-Pflanzen sind sehr stark und können manche Menschen krank machen. Das liegt daran, daß ein Gift gegen ein anderes eingesetzt wird. Auf welche Weise diese Pflanzen wirken und welche klinische Nutzanwendung sie haben, wird noch erforscht. Zur Zeit lassen sich noch keine Aussagen auf der Basis einer modernen wissenschaftlichen Untersuchung machen.

Auch Akupunktur und Meditation sind sehr wichtige Bestandteile des traditionellen chinesischen Ansatzes der Krebsbehandlung. Beide Praktiken lindern die Schmerzen und fördern den Geist des Körpers, so daß der Patient weniger Schmerzmittel einnehmen muß. In China existieren viele Meditationsprogramme, die speziell zur Krebsbehandlung entworfen wurden.

Laryngitis (Kehlkopfentzündung)

Eine akute Laryngitis ist eine mit Wundsein und Schmerzen im Hals verbundene Infektion. Eine chronische Laryngitis dauert weitaus länger und neigt zur Wiederkehr. Sie kann eine Folge von emotionellen Belastungen oder von einer Reizung der Stimmbänder durch Singen oder angestrengtes Reden, durch Rauch, Dämpfe oder Staub sein. TCM-Ärzte betrachten eine Laryngitis durch Bakterieninfektion, die in der westlichen Medizin mit Antibiotika behandelt werden würde, als Hitze und Gifte in der Lunge. Akute Fälle werden mit Geißblattblüten, chinesische Ackerminze (Familie der Laminaceae), Süßholz, Maulbeerbaumblättern (Familie der Moraceae) und Leopardenblumen behandelt.

Leberentzündung (Hepatitis)

Hepatitis A ist akuter, aber leichter zu behandeln. Sie wird durch ein Virus erzeugt, das die Leber angreift und durch verseuchte Nahrung oder Wasser verbreitet wird. Die Symptome gleichen einer Grippe im Anfangsstadium, dazu kommen Übelkeit und Appetitverlust. Die folgende Gelbsucht bleibt zwei oder drei Wochen lang bestehen, aber der Patient fühlt sich noch monatelang schwach, deprimiert und allgemein abgespannt.

Hepatitis B ist ernster. Ihre Symptome sind ähnlich wie bei der Hepatitis A, aber sie kann zu akutem Leberversagen oder Leberzirrhose führen. Das Virus wird durch das Blut oder andere Körperflüssigkeiten befallener Personen übertragen und zeigt sich möglicherweise erst nach einem Bluttest.

Bis heute existiert noch keine wirksame medizinische Behandlungsmethode einer Hepatitis B. Aber ebenso wie beim Krebs finden vielversprechende Forschungen in China statt. Einige Pflanzen stärken das Immunsystem. Die Behandlung richtet sich stets nach dem individuell gelagerten Fall. Ein akuter Anfall, der zu Gelbsucht führt, wird in der TCM als übermäßige feuchte Hitze von der Leber und der Gallenblase betrachtet. Wermut (östlicher Herkunft) und die Gardenienfrüchte (Familie der Rubiaceae) bekämpfen diese Hitze wirksam. Energiemangel, Erschöpfung und Schmerzen bei Hepatitis B werden mit tonisierenden Pflanzen behandelt, unter anderem mit amerikanischem Ginseng, Pfingstrosenwurzeln, Maulbeerbaumfrüchten, Süßholz, den Früchten des Hartriegels und der Rainweide. Die Tragantpflanze (Familie der Leguminosae) und die chinesische Angelika (Familie der Umbelliferae) stärken die Leber.

Leukämie

Leukämie ist Krebs der Blutkörperchen. Heute können viele Leukämiekranke geheilt werden. Größere Fortschritte wurden in der Behandlung der Lymphknotenleukämie gemacht – der häufigsten Form der Leukämie bei Kindern. Bei Erwachsenen können Lymphknotenleukämie und myeloische Leukämie akut oder chronisch sein. Zu den Symptomen gehören Fieber, Blutarmut, Kopfschmerzen und starkes Nasenbluten, Energie- und Appetitverlust, Schwäche und Gewichtsverlust. Bei Frauen können darüber hinaus ungewöhnlich starke Blutungen bei der Menstruation auftreten.

Chinesische Ärzte halten Chemotherapie und andere Methoden der westlichen Medizin für hilfreich, aber es gibt auch Pflanzen, die recht wirksam sind und in China erforscht werden. Petersstrauch, Ginseng, die Tragantpflanze und chinesische Yam's Wurzel scheinen fähig zu sein, rote und weiße Blutkörperchen zu vermehren und Krebszellen zu unterdrücken.

Lungenemphysem

Das Lungenemphysem ist eine fortschreitende und nicht zu behandelnde Erkrankung, die häufig sehr starke Raucher oder Personen befällt, die mit Schadstoffen arbeiten. Manchmal sind auch Asthmatiker und chronische Bronchitiker betroffen. Das Emphysem mindert die Elastizität der Lungen und damit auch die Durchblutung. Dadurch wird das Herz stärker belastet, das schwerer arbeiten muß, um das Blut zu pumpen. Letztlich kann Herzversagen die Folge sein. Die TCM-Behandlung versucht, die Lunge zugleich mit dem Herzen und den Nieren zu stärken. Wenn die Herzleistung verbessert werden kann, kommt dies der Durchblutung insgesamt und auch der Blutversorgung der Lunge zugute. Wenn die Nieren gekräftigt werden, kann die Lunge besser funktionieren, und die Atmung verbessert sich. Die Theorie der chinesische Medizin lautet, daß die von der Lunge eingeatmete Luft von den Nieren „ergriffen" wird. Eine Unterstützung der Nieren verbessert die Qualität der Körperflüssigkeiten, so daß in der Lunge weniger Schleim die Luftzirkulation behindert. Heilmittel wie die „Sechs vornehmen Herren" werden helfen, aber jeder Fall ist anders, und der Arzt wird dies bei seiner Verschreibung berücksichtigen. Die Behandlung ist sehr langwierig.

Lungenentzündung (Pneumonie)

Gewöhnlich rührt eine Lungenentzündung von einer viralen oder bakteriellen Infektion her. Die virale Form kann besonders für ältere oder weniger widerstandsfähige junge Menschen gefährlich werden, aber die bakterielle Form ist für die Gesundheit bedenklicher. Sie kann bei Krebskranken oder sehr alten Menschen tödlich verlaufen.

Ist nur ein Lungenflügel betroffen, spricht man von einer akuten, lobären Pneumonie. Sie entwickelt sich rasch und ist mit Fieber, einer beschleunigten Atmung und einem trockenen, hartnäckigen Husten verbunden. Eine Bronchopneumonie bringt Entzündungen eines oder beider Lungenflügel mit sich. Der Ausdruck „doppelseitige Lungenentzündung" besagt nur, daß beide Lungenflügel betroffen sind. Die TCM diagnostiziert Hitze und Schleim in der Lunge, hauptsächlich aufgrund des Eindringens von Windhitze oder Windkälte.

Die Behandlung richtet sich nach dem Stadium der Krankheit. In den Anfängen, wenn sich Husten, Fieber und Schmerzen in der Brust bemerkbar machen, wird eine Lungenentzündung in derselben Weise behandelt wie eine Bronchitis oder eine Grippe. Findet sich Blut im Schleim, muß die Hitze vertrieben werden. Bärtiges Helmkraut (Familie der Labiatae), Szechuan-Schachblumenzwiebel (Familie der Liliaceae), Houttuynia (Familie der Saururaceae), Lepidium-Samen oder Pfirsichkerne (Familie der Rosaceae) können verwendet werden. Man sollte rasch einen Arzt konsultieren.

Lupus (fressende Flechte)

Lupus vulgaris (Hautwolf) befällt gewöhnlich die Haut im Gesicht und am Hals junger Menschen. *Lupus erythematosus* (Schmetterlingsflechte) tritt in zwei Formen auf, die beide häufiger bei Frauen als bei Männern vorkommen. Eine dieser Formen ist mit schwach erhabenen roten Stellen im Gesicht verbunden, die das charakteristische Schmetterlingsbild ergeben; die andere Art kann die inneren Organe befallen. Beide Formen sprechen gut auf die TCM an. Pflanzen können die Krankheit aufhalten und den Patienten in die Lage versetzen, die in der westlichen Medizin verschriebenen Steroide sparsamer einzunehmen.

Magengeschwüre

An der Magenwand, dort wo die schützende Schleimschicht verdünnt ist, treten entzündete Bereiche auf; möglicherweise durch wiederholt hochkommende Galle oder aufgrund einer Magensäureüberproduktion. Nahrungsmittelallergien, nervliche oder psychische Belastungen, gewisse Medikamente, schlechte Eßgewohnheiten oder im Übermaß genossener Alkohol und Tabak können zu Magengeschwüren führen. Männer leiden weitaus häufiger an Zwölffingerdarmgeschwüren als Frauen. Sie werden durch Magensäure verursacht, die zu wunden Stellen in der Schleimhaut des Zwölffingerdarms führt. Die Folge ist ein nagender Schmerz im Unterleib, der ein paar Stunden nach dem Essen auftritt.

In der TCM ist die Behandlung von Magen- und Zwölffingerdarmgeschwüren gleich, aber bei den letzteren liegt die Erfolgsrate ein wenig höher. Die TCM geht davon aus, daß die Geschwüre eine Folge der Stagnation der Chi-Energie im Magen und in der Leber sind. Beide Energien müssen bewegt werden. Nußgraswurzelstock (Familie der Cyperaceae), Süßholz, Löwenzahnpflanze (Familie der Compositae), Kostas- oder Sanchiwurzel (Familie der Araliaceae), Ingwer, Wurzeln des bärtigen Helmkrauts und Magnolienrinde (Familie der Magnoliaceae) helfen dabei. Bei beiden Geschwürformen ist die Behandlung langwierig und mit Diäthalten verbunden.

Malaria

Malaria kommt im südlichen China und in Südostasien häufig vor. Es wird durch Stiche der Malariamücke (Anopheles) übertragen. Sie injiziert winzige einzellige Parasiten in die Blutbahn. Auf diesem Weg gelangen die Parasiten in die Leber, wo sie beginnen, sich zu reproduzieren. Dann – neun bis dreißig Tage nach der Infektion – kehren sie in die Blutbahn zurück.

Zu den Symptomen gehören Kopfschmerzen, Übelkeit und Erschöpfung. Der Malariakranke fühlt sich kalt und fröstelt, um danach unter hohem Fieber, exzessivem Schwitzen und einem Abfall der Körpertemperatur zu leiden. Nach dem Anfall fühlt der Patient sich extrem schwach. Wird er nicht sofort behandelt, sind innerhalb weniger Tage weitere Anfälle zu erwarten. Jeder, der von einem Besuch in einem Malariagebiet zurückkehrt und unter diesen Symptomen leidet, sollte sich umgehend um medizinische Hilfe bemühen – auch dann, wenn er Anti-Malaria-Mittel genommen hat.

Neben den herkömmlichen Medikamenten zur Behandlung der Malaria ist Süßer Wermut als Pflanzenmedizin bekannt. Der Beifuß (Familie der Compositae) (chinesisch Qinghaosu) war

Gegenstand einer Studie, die von der Weltgesundheitsorganisation WHO gestiftet wurde. In China ist der Beifuß (Familie der Compositae) schon seit langer Zeit für seine heilkräftigen Eigenschaften bekannt, das findet man in alten Texten wie der *Materia Medica* der Da-guan-Periode aus dem Jahr 1092 dokumentiert.

Mandelentzündung (Tonsillitis)

Eine Mandelentzündung ist ein außerordentlich schmerzhaftes Leiden, das zu Halsweh führt, da die Mandeln, die tief im Hals sitzen, entzündet und geschwollen sind. Oft sind auch die Lymphknoten in der Halsgegend betroffen. Es kann ein trockener Husten auftreten. Kinder leiden häufiger unter einer Mandelentzündung als Erwachsene, weil sie oft durch ein Virus hervorgerufen wird, gegen das sie noch keine Immunität entwickelt haben. Es gibt auch Mandelentzündungen, deren Urheber Bakterien sind.

Die TCM führt Mandelentzündungen auf Wind und Hitze, oder – manchmal – auch auf Feuergift zurück. Hitze, Gift und Feuer können innerlich behandelt werden, zum Beispiel mit Geißblattblütentee. Gurgeln mit Salzwasser empfiehlt sich, weil es örtlich desinfiziert. Man kann auch diätetische Maßnahmen ergreifen; zu gut gewürztes Essen verschlimmert das Leiden. Dreiseitige Akupunkturnadeln, oben am Ohr eingesetzt, können helfen.

Masern

Masern sind eine häufig vorkommende Kinderkrankheit. Sie beginnt mit Fieber, trockenem Husten und schmerzenden Augen. Später bricht am ganzen Körper ein rosa bräunlicher Ausschlag aus. Einen oder zwei Tage vor Ausbruch des Hautausschlages können sich weiße Stellen an den Innenseiten der Wangen zeigen. Der Krankheitsverlauf ist in der Regel mild (obwohl die Masern bei Kindern in der Dritten Welt immer noch zu den wichtigsten Todesursachen gehören), aber bei Erwachsenen kann es zu Komplikationen kommen, und die Erholung nimmt oft bis zu vier Wochen in Anspruch.

In der Theorie der TCM werden Masern durch Hitze im Magen und im Blut verursacht. Man wird den Ausschlag fördern, um den Körper zu entgiften. Hauptsächlich werden Safran und Entenfleisch, chinesische Ackerminze (Familie der Lamiaceae) und Geißblattblüten eingesetzt, um den Ausschlag hervorzurufen. Andere Pflanzen dienen der Entgiftung.

Menière-Syndrom

Das Menière-Syndrom ist die Folge von zuviel Flüssigkeit im Ohrlabyrinth. Es kann Benommenheit, Gleichgewichtsstörungen, Übelkeit und Erbrechen zur Folge haben und das Hörvermögen beeinträchtigen. Die TCM führt das Menière-Syndrom auf eine Nierenschwäche zurück, da die Nieren den Ohren zugeordnet werden.

Zu den übrigen Funktionen der Nieren gehört es, das Knochenmark zu ernähren, das seinerseits das Gehirn mit Nahrung versorgt. Wenn die Nieren schwach sind, wird das Gehirn nicht ausreichend ernährt, und Benommenheit und Gleichgewichtsverlust sind die Folgen.

Eine weitere Folge der Nierenschwäche ist innere Kälte. Deshalb dickt das Wasser, das die Nieren normalerweise verarbeiten, zu Schleim ein, und die Milz wird geschwächt. Diese überschüssige Flüssigkeit wandert in die Ohren. Eine Behandlung ist nötig, um die Nieren zu wärmen und anzuregen und die Milz zu stärken, damit sie den Schleim beseitigen können. Zu den verwendeten Mitteln gehören das bekannte Ginpi Wan-Dekokt (eine Eschenrindenteeabkochung), Sextone oder Qi-Pillen (zur Stärkung des Vitalqi). Die Tragantpflanze (Familie der Leguminosae), Ginseng, Orangenschale, Ingwer oder die Cassia-Zimtrinde (Familie der Lauraceae) werden verschrieben. Wer unter dem Menière-Syndrom leidet, sollte „kalte“ Nahrungsmittel wie Salate, kalte Getränke oder Eiscreme meiden. Aber auch Zucker und Molkereiprodukte können die Feuchtigkeit und die

Flüssigkeit im Körper vergrößern und weitere Anfälle provozieren. *Gastrodia elata* ist eine Pflanze, die ein ausgezeichnetes Mittel zur Bekämpfung der Benommenheit darstellt. Trinkt man von Zeit zu Zeit von einem Aufguß – einer „Pflanzensuppe", die aus diesen Zutaten besteht –, so trägt dies dazu bei, weitere Anfälle zu verhindern (siehe Kapitel 8).

Menopause

Die Menopause ist eine natürliche Veränderung, aber sie geht nicht immer reibungslos vonstatten. Betroffene Frauen können unter Hitzewallungen, Depressionen, Migräne, Kopfschmerzen oder Kalziumverlust leiden, der zu Osteoporose führen kann. Die TCM diagnostiziert wahrscheinlich ein Ungleichgewicht zwischen Leber und Nieren, verbunden mit Schwäche in den Nieren und Blutmangel.

Akupunktur ist oft hilfreich, aber die ernster zu nehmende Pflanzenmedizin ist gewöhnlich erfolgreicher darin, die innere Ausgewogenheit des Körpers und das hormonelle Gleichgewicht wiederherzustellen. In der Regel werden die Wurzeln der chinesischen Brustwurz, rohes und gekochtes Rehmannia, die Wurzeln der Pfingstrose und des Thorowax verwendet. All diese Pflanzen sind sehr wirksam und haben keine Nebenwirkungen, wie es bei einer Hormonbehandlung manchmal der Fall ist.

Menstruationsstörungen

Die TCM diagnostiziert Menstruationsstörungen in der Regel als Ungleichgewicht zwischen Leber, Milz und Nieren. Übermäßiger Blutverlust wird auf Hitze im Blut zurückgeführt. Späte, dürftige und schmerzhafte Perioden werden durch Kälte im Blut verursacht. Akupunktur und Moxibustion sind oft sehr wirksam in der Linderung dieser häufigen Beschwerden. Eine diätetische Rücksichtnahme ist ebenfalls wichtig. Bei starken Perioden, die als krankhaft zu gelten haben, würde man empfehlen, „heiße" Nahrungsmittel zu meiden. Bei Unregelmäßigkeiten in der Menstruation, die auf Kälte zurückzuführen sind, würde die Empfehlung lauten, „kalte“ Nahrung zu meiden (siehe Kapitel 8).

Migräne

Migräne ist mit einer Vielzahl erschreckender Symptome verbunden. Den Kopfschmerzen können Lichtblitze, getrübte Sicht und andere Sehstörungen wie zum Beispiel eine „Aura“ vorausgehen. Die Anfälle sind auf eine vorübergehende Verengung der Blutgefäße im Gehirn zurückzuführen. Gleich darauf öffnen sich die Gefäße wieder, eine Blutwelle schießt ins Gehirn und erzeugt heftige, pochende Schmerzen auf einer Kopfseite.

Nicht alle Migräne-Arten folgen demselben Muster. Einige Patienten erleben Taubheit und Prickeln in den Armen, oder sie klagen über Erschöpfung und eine enorm gesteigerte Lichtempfindlichkeit. Laut TCM wird Migräne durch eine übermäßige Stagnation der Energie in Leber und Gallenblase verursacht, die sich auch auf den Magen erstreckt. Die Schmerzen über den Augen oder die mit Schmerzen in Stirn oder Schläfen verbundenen blitzenden Lichter deuten an, daß auch die von der Leber ausgehenden Kanäle einbezogen sind. Die Übelkeit wird durch eine Leberinvasion des Magens verursacht.

Die Behandlung konzentriert sich auf Stärkung und Anregung des Magens, Abbau der Spannung in der Leber und Bewegung der Chi-Energie fort von Leber und Gallenblase. Ginseng, Kokospilz (Familie der Polyporaceae), Ingwer und chinesische Datteln werden für den Magen verschrieben, bärtiges Helmkraut (Familie der Labiatae), Thorowax-Wurzel und stark abführende Pflanzen wie der chinesische Enzian für die Leber, Akupunktur gegen die Kopfschmerzen. Diese Behandlung weist eine ermutigende Erfolgsrate auf. Akupunktur ist oft sehr wirksam; bei Patienten, die vor Nadeln zurückschrecken, kann Akupressur die gleiche Wirkung haben, aber Pflanzen werden immer verschrieben. Eine Kombination dieser beiden Behandlungsarten ist oft sehr erfolgreich. Auch chinesische Meditationstechniken können helfen.

Morgendliche Übelkeit

In China würde man eine schwangere Frau, die unter einer leichten morgendlichen Übelkeit leidet, ermahnen, warme Nahrungsmittel zu sich zu nehmen, zum Beispiel frischen Ingwer, und kalte Nahrung zu meiden. Eine ernsthafte Übelkeit am Morgen würde als Schwäche des Magens und eine überlastete Leber betrachtet, die mit zuviel Hitze im Körper verbunden ist. Akupunktur kann helfen, aber ich möchte darauf hinweisen, daß sie nur von einem hochqualifizierten und erfahrenen Praktiker ausgeführt werden sollte. Die Nadeln müssen mit großer Sorgfalt und nur an Armen und Beinen angewendet werden. In den falschen Händen kann Akupunktur eine Fehlgeburt verursachen.

Ingwertee ist ein verläßliches und problemlos zu Hause zu bereitendes Heilmittel. Er wird in China seit Jahrhunderten verwendet und wird jetzt als wirksames Mittel gegen Übelkeit gefeiert. Schneiden Sie 25 bis 50 Gramm frischen Ingwer in 575 ml Wasser und lassen Sie ihn 10 Minuten lang auf kleiner Flamme kochen. Süßen je nach Bedarf.

Moxibustion

Obwohl die Technik der Moxibustion in China entstand und von TCM-Ärzten regelmäßig angewandt wird, ist sie in Japan noch verbreiteter. Der Name leitet sich vom japanischen „Moxa", eigentlich „Mokusa", ab, wörtlich: *Brennkraut*. Es werden am Ende einer Akupunkturnadel Pflanzen der Gattung *artemisia moxa* – ein Beifußgewächs – verbrannt, um Hitze in die Kanäle zu leiten und auf diese Weise den Chi-Fluß anzuregen und zu regulieren.

Als Brennstoff (Moxa"wolle") dienen die getrockneten und zerkleinerten Blätter der Pflanze. Sie werden entweder nach dem Einstich um die Akupunktur-Nadel gewickelt oder in einer Papiertüte verbrannt und über den entsprechenden Akupunkturpunkt gehalten. Die erhitzte Nadel oder die Hitze von der Moxa-Tüte erzeugt ein angenehmes Wärmegefühl auf der Haut.

Moxibustion ist eine sehr wirkungsvolle Methode, den Körper zu wärmen und Infektionen zu vertreiben.

Mückenstiche

Obwohl Mückenstiche schmerzhaft sein und Schwellungen und starkes Jucken hervorrufen können, stellen sie in den meisten Fällen eher eine Plage als eine Gefahr dar. Falls Sie aber in die Tropen gereist und dort von einem Moskito gestochen worden sein sollten, können sich ernst zu nehmende Komplikationen einstellen. Ein Weibchen der Anopheles-Mücke kann Malaria übertragen (siehe Abschnitt „Malaria"), wenn es zuvor jemanden gestochen hat, dessen Blut von dem Plasmodium, der die Krankheit verursacht, verseucht war. In England erkranken jährlich rund 1 500 Personen an Malaria, nachdem sie von einer Tropenreise zurückgekehrt sind, und einige Fälle sind tödlich. Klimaveränderungen haben dazu geführt, daß Malariafälle bei Personen berichtet worden sind, die in England gestochen wurden; erfreulicherweise sind solche Fälle sehr selten. Wer nach einem Mückenstich unter Fieber, Schweißausbrüchen und Kopfschmerzen leidet, sollte sofort zum Arzt gehen. Die Inkubationszeit kann bis zu zehn Monate betragen. TCM-Ärzte behandeln problematische Mückenstiche mit Pflanzen, die das Blut entgiften. Palmöl, das in orientalischen Supermärkten leicht erhältlich ist, stellt ein gutes Mittel zur Anwendung bei leichteren Stichen dar.

Multiple Sklerose

Multiple Sklerose oder kurz MS wird durch eine Schädigung der Myelinschicht hervorgerufen, von der die Nervenfasern umgeben sind. Die Ursache der Krankheit ist noch nicht bekannt; MS könnte eine genetische Störung sein oder durch ein Virus verursacht werden. Etwa eine Person unter 2 000 erkrankt an MS; Frauen leiden häufiger darunter als Männer. Die Erkrankung kann sich mit einem Kribbeln, mit Taubheit oder Schwäche in einem Arm, einem

Bein oder einer Körperseite ankündigen. Manchmal gehört Doppeltsehen zu den Symptomen oder eine verschwommene Sicht. Es kann bei einem einzigen Anfall bleiben, aber in den meisten Fällen wechseln im Verlauf vieler Jahre Rückfälle und Erholungen einander ab. Körperliche Schwäche, Gehstörungen, verwaschene Sprache und Verlust der Blasenkontrolle gehören zu den vielfältigen Problemen, mit denen die Multiple Sklerose verbunden ist.

Die TCM diagnostiziert eine allgemeine Schwäche des ganzen Körpers – besonders aber der Nieren –, die zu Fehlfunktionen des Zentralnervensystems und Muskelschwund führt. Akupunktur kann angewandt werden, um die Blutzirkulation zu verbessern, das Nervensystem anzuregen und die Muskeln zu unterstützen. Pflanzen können die schwachen Nieren und den Magen anregen und den weiteren Verfall aufhalten. Wenn die Nieren schwach sind, können sie die Nährstoffe im Körper nicht verarbeiten, und das Zentralnervensystem verhungert. TCM-Medikamente regen Nieren und Milz an.

MS ist eine ernst zu nehmende Erkrankung. Die Behandlung sollte beginnen, sobald die Diagnose feststeht. Je früher die Behandlung anfängt, desto besser ist die Prognose. Die mit MS verbundenen Probleme – Nieren- und Blaseninfektionen, verschwommene Sicht und so weiter – sprechen gut auf eine TCM-Behandlung an, und das Fortschreiten der Erkrankung kann aufgehalten werden. Die Behandlung ist langwierig, aber MS gehört zu den Krankheiten, bei denen die TCM weitaus mehr Erfolge vorweisen kann als die moderne westliche Medizin (siehe die Fallgeschichte in Kapitel 5).

Mumps

Mumps gehört zu den häufigsten Erkrankungen in der Kindheit. Er wird durch eine Vireninfektion der Ohrspeicheldrüsen verursacht. Die Infektion kann nur eine Gesichtsseite befallen, aber oft greift sie einen oder zwei Tage später auch auf die andere Seite über. Die geschwollenen Drüsen können mit Ohrenschmerzen einhergehen, die besonders beim Essen auftreten. Bei erwachsenen Männern, die sich an Mumps infizieren, können gelegentlich die Hoden anschwellen und sich entzünden, aber diese Symptome führen entgegen einem weitverbreiteten Glauben kaum jemals zu Unfruchtbarkeit. Bei Frauen kann eine Eierstockentzündung Unterleibsschmerzen hervorrufen, aber auch hier kommt es wahrscheinlich nicht zu einem bleibenden Schaden.

Mumps ist hoch ansteckend und tritt häufig in Epidemien auf, besonders im Frühjahr und Sommer. Die TCM betrachtet Mumps als Eindringen von Wind, Feuchtigkeit und Hitze, die sich im Gesichtsbereich festsetzen und die schmerzhafte Schwellung der Drüsen hervorrufen. Geißblattblüten, Färberwaidwurzeln (Familie der Cruciferaceae), die Löwenzahnpflanze (Familie der Compositae), Wurzeln des bärtigen Helmkrauts oder Rhabarber können zur Mumpsbehandlung eingesetzt werden.

Mundgeruch

Die Milz, der laut TCM auch der Magen zugerechnet wird, ist das Organ, das den Mund beherrscht. Feuchte Hitze im Magen kann zu Mundgeruch führen. Der TCM-Arzt geht davon aus, daß die Därme blockiert sind. Zu den Medikamenten, die die Störung beheben und den Atem wieder frisch machen sollen, gehören chinesischer Goldfaden, Ysop (großwüchsig) und Pfefferminztee. Rettichsamen (Familie der Cruciferae) und Wermut (östlicher Herkunft) können auch verschrieben werden, um die Verdauung zu unterstützen.

Mundgeschwüre

Diese kleinen runden oder ovalen Geschwüre mit gelblichem Rand können scheinbar ohne Ursache auftreten und regelmäßig wiederkehren. Sie sind sehr schmerzhaft und brauchen oft eine Woche, um abzuheilen. Sie können anzeigen, daß der betroffene Patient erschöpft oder überfordert ist.

Ein TCM-Arzt sieht als Ursache von Mundgeschwüren entweder Hitze im Herzen, Hitze im Magen oder eine Schwäche der Nieren. Treten sie auf der Zunge auf, ist Hitze im Herzen oder manchmal auch die Milz die Ursache. Geschwüre im Gaumenbereich werden durch Hitze im Magen verursacht. Wenn sie im gesamten Mundbereich auftreten und regelmäßig wiederkehren, sind die Nieren die Ursache. Wer unter Mundgeschwüren leidet, sollte auf stark gewürzte und tiefgefrorene Speisen sowie auf saures Obst wie zum Beispiel Zitrusfrüchte verzichten. Die Diät sollte viel grüne Salate enthalten, die Därme sollten offen gehalten werden, und ausreichend Schlaf ist erforderlich.

Falls Sie sehr unter Mundgeschwüren leiden, konsultieren Sie einen TCM-Arzt. Er wird Ihnen je nach den Symptomen das geeignete Mittel verschreiben. Unter anderem werden Rhabarber, Rehmannia-Wurzel, Lilienwurzeln, oder das chinesische Heilmittel Sechs-Rehmannia-Pillen eingesetzt. Pulverisierte Pflanzen können direkt auf die Geschwüre aufgetragen werden, dann heilen sie schneller ab.

Myalgische Enzephalomyelitis (ME)

Der erschreckende Namen dieser geheimnisvollen Erkrankung bedeutet eigentlich: Entzündung des Gehirns und des Rückenmarks mitsamt den dazu gehörigen Muskelschmerzen, aber das ist irreführend. Eine andere, richtigere, Bezeichnung lautet Postvirales Erschöpfungssyndrom (postviral fatigue syndrome). Die Krankheit zieht alle Körperteile in Mitleidenschaft. Extreme Erschöpfung und Entkräftung und nicht selten Kopfschmerzen, Muskelschmerzen, Sehstörungen, Schweißausbrüche oder Fröstelanfälle, häufig begleitet von Gedächtnisverlust, Stimmungsschwankungen und Depressionen sind die Folgen.

Myalgische Enzephalomyelitis beginnt gewöhnlich nach einer Virusinfektion wie Grippe oder Drüsenfieber. Bei einigen ME-Patienten wurde das Virus gefunden, das Drüsenfieber verursacht; bei anderen fallen Veränderungen im Immunsystem und im Aufbau der Muskelzellen auf. Auch Streß kommt als Entstehungsfaktor in Frage.

In der TCM wird die Erschöpfung als Chi-Schwäche und Blutmangel betrachtet sowie als Hitze-Problem. Der TCM-Arzt regt die Energie an und versucht, die Hitze zu vertreiben. Diese Erkrankung verdeutlicht die Unterschiede zwischen dem chinesischen und dem westlichen medizinischen Ansatz. Während unter einigen Medizinern des Westens die Debatte um die ME andauert, wird ein TCM-Arzt den Puls und die Zunge untersuchen, das Syndrom diagnostizieren und entscheiden, welchem Krankheitsmuster der spezielle Patient folgt.

Die Behandlung zielt allgemein darauf ab, das Immunsystem bei seinem Abwehrkampf zu unterstützen. Wahrscheinlich entscheidet der TCM-Arzt sich für eine Kombination von Akupunktur und Pflanzenmedizin. Die Erholung kann zwischen drei und sechs Monate in Anspruch nehmen, wenn der Patient jung ist. Bei älteren Patienten dauert sie vermutlich länger (siehe auch die Fallgeschichte in Kapitel 5).

Nahrungsmittelvergiftung

Die häufigste Ursache von Nahrungsmittelvergiftungen sind mangelnde Hygiene oder verdorbene Nahrungsmittel. Wenn man Essen wieder aufwärmt oder nicht darauf achtet, ob es richtig gekocht oder aufbewahrt ist, schafft man ein ideales Klima für Bakterien. Es gibt verschiedene Arten von Keimen, die Nahrung verderben. Salmonellen und Staphylokokken gehören zu den bekanntesten. Lysteria, das in weichen Käsesorten und Pasten gedeiht, kann eine Gefahr für schwangere Frauen darstellen, weil es ungeborene Kinder angreift, deshalb sollte man diese Nahrungsmittel in der Schwangerschaft meiden. Bei einer Nahrungsmittelvergiftung sind die Magen- und Darmschleimhäute des Magens entzündet. Erbrechen, Durchfall und Unterleibsschmerzen gehören zu den Folgen. TCM-Ärzte setzen bei der Behandlung häufig frischen Ingwer oder Basilikum ein.

Nasen- und Rachenleiden

Die Nase wird unmittelbar von den Lungen beherrscht. Eine TCM-Behandlung wird via Lungenkanäle oder über die Lungen selbst geschehen. Niesen oder eine Laufnase künden von einer Schwäche, die durch Wind und Kälte in der Lunge verursacht wurde. Rachenbeschwerden können auch auf eine Blockade in der Lunge zurückzuführen sein. Zur Behandlung kommen Maulbeerbaumblätter (Familie der Moraceae), Wegerichsamen, chinesische Ackerminze (Familie der Laminaceae), Geißblattblüten oder bärtiges Helmkraut (Familie der Labiatae) in Frage.

Nasenbluten ist eine Folge von Hitze im Blut. Bei Frauen, die während der Menstruation unter Nasenbluten leiden, sieht die TCM das Problem darin, daß das Blut emporsteigt, statt abwärts zu fließen. Frische Pflanzen stellen die beste Medizin bei Nasenbluten dar: Rehmannia, die Wurzeln der Pfingstrose und die Distel werden am häufigsten verwendet.

Nasenschleimhautentzündung

Nasenschleimhautentzündungen sprechen auf chinesische Ackerminze (Familie der Laminaceae), die Blätter der Leopardenblume und Magnolienblüten (Familie der Magnoliaceae) an. TCM-Ärzte raten den Patienten, ihre Ernährungsgewohnheiten zu ändern und zusätzlich zu würzen, unter anderem mit Ingwer und Orangenschale.

Nervöse Unruhe

Die TCM führt nervöse Unruhe, wie sie in der Menopause oder vor der Menstruation auftritt oder in Form von ängstlicher Erwartung nach einer überstandenen Krankheit, auf Hitze im Herzen zurück, die wiederum eine Folge eines Mangels an Blut oder Yin ist. Einige Fälle rühren von innerer Hitze her. Wenn die Unruhe stark ist, wird eine Medizin zur Beruhigung des Herzens gereicht. Es handelt sich um ein Symptom, nicht um eine Krankheit, und der Arzt wird versuchen, die Ursache herauszufinden und entsprechend behandeln. Lilienwurzel (Familie der Liliaceae) und Lotussamen, als Tee zubereitet, nähren das Yin und das Blut.

Nesselfieber

Der medizinische Name für diese unangenehme Erkrankung lautet Urtikaria. Erhabene rote Quaddeln oder Striemen, die stark jucken, erscheinen auf der Haut. Nesselsucht kann die Folge einer Nahrungsmittelallergie sein, manchmal deutet sie auf eine Reaktion auf ASS (Acetylsalicylsäure) hin. Auch starke Belastung trägt gelegentlich zur Nesselsucht bei und verschlimmert sie. Bei einem starken Anfall können Augen, Lippen und Kehle dramatisch anschwellen. In diesem Fall sollten Sie sofort medizinische Hilfe aufsuchen. Ist der Ausschlag rot und heiß, führt die TCM ihn auf Hitze und Wind zurück; bei kaltem, weißem Ausschlag ist die Urtikaria auf Kälte und Wind zurückzuführen. Die Lungenkanäle müssen geöffnet werden, damit der Wind entweichen kann und der Körper sich beruhigt. Schizonepeta oder Saposhinkovia-Wurzel (Familie der Umbelliferae) können verwendet werden.

Neuralgie

Akute Nervenschmerzen im Kopf oder im Gesicht werden in der TCM als Wind, Feuer und Hitze in den Kanälen diagnostiziert, die mit der Leber und der Gallenblase verbunden sind. Die Kanäle werden mittels Akupunktur geöffnet. Um Wind und Hitze zu vertreiben, werden Pflanzen verschrieben.

Nierenentzündung (Nephritis)

Eine Entzündung der Nieren tritt häufig im Gefolge einer Streptokokken-Infektion, eines grippalen Infekts oder einer Mandelentzündung auf. Am häufigsten sind Kinder betroffen. Die Nieren versagen ihren Dienst. Die Folgen sind hoher Blutdruck, Erbrechen, manchmal Anfälle. Der spärliche Harn ist getrübt oder blutig. Die Flüssigkeitsstauung führt zu Gewebsschwellungen in der Augenumgebung. Wiederholte Entzündungen können zu chronischem Nierenversagen führen.

Die moderne Medizin behandelt eine Nephritis mit Antibiotika und harntreibenden Medikamenten. In der TCM wird sie mit Lungen, Milz und Nieren in Verbindung gebracht, und alle drei Organe werden behandelt. Es besteht eine Blockade der Lungen, die zu einem Ödem führt. Häufig ist eine akute Nierenentzündung die Folge, die TCM-Ärzte auf die Hitze zurückführen, die bei dieser Entzündung entsteht und in die Lungen eindringt. Ödeme können auch mit einer Schwäche der Milz zusammenhängen, mit Erschöpfung und geschwollenen Gliedern, aber manchmal deuten sie auch auf eine Schwäche der Nieren hin – all diese Dinge müssen bei der Behandlung sorgfältig bedacht und berücksichtigt werden. Wenn eine Nephritis chronisch wird, werden als pflanzliche Mittel unter anderem *Sechs-Rehmannia-Pillen* und Ginpi Wan-Tabletten gegeben.

Ihr Hausarzt muß sofort untersuchen, ob Ihre Nieren infiziert sind.

Ödeme

Die westliche Medizin erklärt Ödeme durch mangelhaftes Funktionieren von Herz, Leber und Nieren, aber in der TCM werden sie auch mit Milz und Lungen in Verbindung gebracht. Sie entstehen, weil der Körper sich nicht von überschüssigem Wasser befreien kann. Die Milz ist wichtig, weil sie nach Ansicht der TCM die Nahrung und das Blut verarbeitet und die Feuchtigkeit transformiert. Die Lunge kann ebenfalls schuld sein, wenn sie blockiert ist.

Wurde eine Nierenschwäche festgestellt, wird das Organ gewärmt und angeregt, das Gleichgewicht wiederherzustellen. Zu den Pflanzen, die verwendet werden, um der Entstehung weiterer Feuchtigkeit vorzubeugen, gehören der chinesische Eisenhut, getrockneter Ingwer und Wasserwegerich. Für die Milz werden Ginseng, Glockenwindenwurzel (Familie der Campanulaceae), Kokospilz (Familie der Polyporaceae) und weiße Speichelkrautwurzelknolle (Familie der Compositae) verschrieben. Cassia-Zimtbaumzweige (Familie der Lauraceae) und Ephedra-

Kraut (Familie der Ephedraceae) sollen die Lungenenergie abwärts lenken.

In der TCM beschränkt sich die Heilung eines Ödems nicht auf die Verschreibung harntreibender Medikamente. Sie stellen keine befriedigende Antwort dar, weil der Organismus von ihnen abhängig wird, und wenn man sie nicht länger einnimmt, sammelt sich erneut Wasser im Körper an. Nimmt man harntreibende Mittel über einen längeren Zeitraum hinweg, können sie Schaden anrichten. Die TCM behandelt die Ursachen, nicht die Symptome.

Ohrenfluß (Otorrhoe)

Damit ist eine Flüssigkeitsansammlung hinter dem Trommelfell gemeint, die durch eine Blockade der Eustachischen Röhre verursacht wird. In der TCM wird der Ohrenfluß durch übermäßige Feuchtigkeit und Hitze im Körper verursacht. Die Knochen im Mittelohr können nicht mehr richtig vibrieren, und zunehmende Taubheit stellt sich ein. Ein dicker, übel riechender Ausfluß kann erfolgen, der Patient hört vielleicht rauschende oder klickende Geräusche, die Lymphknoten können geschwollen sein. Wird das Ohr nicht behandelt, verbinden sich die Knochen miteinander, und vollständige Taubheit ist die Folge. Zur allopathischen Behandlung gehört ein chirurgischer Eingriff, bei dem ein Teil der Flüssigkeit entfernt und ein Tubus eingesetzt wird, durch den die restliche Flüssigkeit abfließen kann. Die TCM-Behandlung zielt darauf ab, die Feuchtigkeit und die Hitze aus dem Gallenblasenkanal zu vertreiben. Der Patient wird ersucht, Molkereiprodukte, Zucker, scharf gewürztes Essen und Alkohol zu meiden. Bärtiges Helmkraut (Familie der Labiatae), Rhabarber, Wegerich und Pfingstrose werden helfen. Es handelt sich um eine komplizierte und langwierige Erkrankung, bei der Hygiene wichtig ist. Patienten müssen vermeiden, daß ihnen beim Schwimmen Wasser ins Ohr gelangt. Man kann Pflanzenauszüge ins Ohr träufeln, um die Entzündung zu beheben.

Osteoporose

Die Osteoporose gehört zu den Risiken, denen Frauen nach der Menopause ausgesetzt sind. Sie entsteht durch Verlust von Kalzium in den Knochen, die dadurch immer schwächer, dünner und brüchiger werden. Besonders das Becken und die Handgelenke brechen dann sehr leicht. Die Osteoporose kann aber auch schon im dritten Lebensjahrzehnt beginnen.

Der Verlust an Knochensubstanz führt dazu, daß die Wirbelsäule allmählich kürzer wird und sich krümmt. Auf diese Weise entstehen eine Abnahme der Körpergröße und gebeugte Schultern. Training ist sehr wichtig; sogar ein gemütlicher täglicher Spaziergang hat eine therapeutische Wirkung. Die sanfte, chinesische Trainingsmethode Tai Chi kann sich sehr günstig auswirken. Es fördert die emotionale und die mentale Energie und hilft der Patientin, ein normales Leben zu führen.

In der Theorie der TCM beherrschen die Nieren die Knochen; demnach ist Osteoporose die Folge einer Nierenschwäche. Wird den Knochen Kalk entzogen, ist eine mangelhafte Ernährung der Nieren die Ursache. Die Behandlung konzentriert sich auf anregende Pflanzen. Je nach Schwere der Erkrankung können Drynariawurzelknolle (Familie der Polypodiaceae), Cibotiumwurzelknolle (Familie der Cyathaceae) und chinesische Guttapercharinde (Familie der Eucommiaceae) verschrieben werden. Osteoporose muß in den Anfängen behandelt werden, um weitere Schäden oder zumindest eine Verschlimmerung zu verhüten. Da die Nieren tief im Körper liegen, lassen sie sich nicht rasch anregen, deshalb ist die Behandlung langwierig.

Ovulationsstörungen

Unterleibsschmerzen während des menstruellen Zyklus lassen sich behandeln, indem man Leber und Blut ausbalanciert. Probleme wie Unfruchtbarkeit durch unregelmäßige Ovulation werden über die Nieren, ein Ausbalancieren des Blutes und der Chi-Energie und eine Ernährung des Blutes behandelt. Diese

Maßnahmen können die Fruchtbarkeit steigern. Bei der Behandlung von Frauenleiden ist die traditionelle chinesische Medizin besonders erfolgreich. Moxibustion ist oft von durchschlagendem Erfolg, und mehrere Standard-Arzneimittel, die man in einem TCM-Pharmaziehandel über den Ladentisch kaufen kann, sind bereits seit Generationen im Gebrauch. Sie können diese Mittel in einem chinesischen Kräuterladen kaufen, und der Verkäufer wird Ihnen den besten Rat geben können. Chinesische Angelika-Pillen und die „Kostbaren Pillen der Frauen" können helfen.

Parkinson-Syndrom (Schüttellähmung)

Verlangsamte Bewegungen und steife Muskeln gehören zu den ersten Symptomen dieser Erkrankung, die kaum jemals vor dem 50. Lebensjahr auftritt. Sie ist bei älteren Menschen verhältnismäßig häufig; etwa einer von 10000 ist betroffen; Männer werden ein wenig öfter als Frauen befallen. Wenn die Lähmung fortschreitet, werden die Muskeln des Gesichts steif, das Gehen wird zunehmend schwieriger, und auch die Sprache kann betroffen sein. In den meisten Fällen tritt ein Tremor in den Gliedmaßen auf. Die Krankheit entsteht durch Degeneration der Nervenzellen im Gehirn, die für die Bewegungskontrolle zuständig sind, und eine Verknappung von Dopamin, einer Substanz, die als Neurotransmitter gilt.

Parkinson-Syndrom-Patienten, die einen TCM-Arzt aufsuchen, werden auf Leber- und Nierenprobleme hin behandelt, die mit einem Mangel an Blut und Nieren-Yin verbunden sind. Dies führt zu einer mangelhaften Ernährung des Gehirns durch inneren „Wind", der den Körper erbeben läßt wie einen Baum im Sturm. Leber und Nieren müssen ernährt werden, damit die Körperflüssigkeiten aufgefüllt werden. In leichteren Fällen ist Hilfe möglich, aber die Ergebnisse sind bei jüngeren Menschen, die erst seit kurzer Zeit unter dieser Krankheit leiden, günstiger als bei seit langem erkrankten älteren Personen. Akupunktur ist hilfreich und wird zusammen mit Pflanzenmitteln angewandt.

Es gibt keine vollständige Heilung. Schäfchenblumenwurzeln, Maulbeerbaumwurzeln und Uncaria-Stengel sind gut, um den Wind zu vertreiben. Pflanzen, die helfen, das Blut zu bewegen und die Leber zu ernähren, sind die Knospen der Pfingstrose und die Wurzel der Weißen Pfingstrose (Familie der Ranunculaceae). Eine Pflanze, die in der Regel angewandt wird, ist der Gastrodienwurzelstock (Familie der Orchidaceae), die Gehirn, Blut und Nieren ernährt und das Zittern beendet.

Periarthritis humeroscapularis

In China wird diese Erkrankung „Fünfziger-Schulter" genannt, weil sie oft Personen befällt, die über fünfzig Jahre alt sind, wenn ihre Energie durch eine Schwäche des Yang-Chi abnimmt. Wasser im Körper kann zu Feuchtigkeit erstarren, die im Schultergelenk stagniert. Dieser Vorgang kündigt sich in der Regel durch Entzündung der Sehnen im Gelenk an oder durch Entzündung des Gelenkes selbst. In der Schulter befindet sich – bedingt durch den Aktionsradius der Bewegungen, die der Arm ständig ausführen muß – ein komplexes System aus Muskeln und Knochen. Die Entzündung macht Bewegungen außerordentlich schmerzhaft, wenn nicht sogar unmöglich, aber es ist wichtig, das Gelenk beweglich zu halten, sonst verschlimmern sich Unbeweglichkeit und Schmerzen, und ein permanenter Schaden ist nicht ausgeschlossen.

Akupunktur ist die wirksamste Behandlung. Auch Massage und Akupressur wird angewandt, und beides kann helfen. Es können auch Pflanzen verschrieben werden; am besten haben sich die Cassia-Zimtbaumzweige (Familie der Lauraceae) bewährt, die der Energie helfen, Hände und Schultergelenke zu bewegen. Auch Gelbwurz ist hilfreich.

Peritonsillarabszeß

Ein Peritonsillarabszeß kann sich während eines Tonsillitis-Anfalls (siehe Abschnitt über Mandelentzündung) hinter einer der Mandeln bilden. Er kann Schwierigkeiten beim Schlucken und beim Sprechen verursachen, und der Schmerz ist auf der betroffenen Halsseite wahrscheinlich stärker.

Ein TCM-Arzt wird versuchen, den Abszeß als Hitze- und Feuergift im Blut zu vertreiben. Zur Behandlung der Entzündung der Mandeln und des umgebenden Gewebes werden kräftige Pflanzen eingesetzt, darunter chinesischer Goldfaden, bärtiges Helmkraut (Familie der Labiatae), Taubenerbsen, Löwenzahnpflanzen (Familie der Compositae) und die Frucht der Forsythie.

Pickel

Pickel sind in der Pubertät, wenn der Metabolismus eine Wandlung durchmacht und Giftstoffe durch die Haut ausgeschieden werden, recht normal. Wenn die Pickel im Übermaß auftreten, muß die Hitze in Blut und Magen gekühlt werden. Pflanzentees aus Geißblatt, Chrysantheme und der Löwenzahnpflanze (Familie der Compositae) können die Hitze vertreiben, wenn der Fall nicht schwerwiegend ist. In ernsteren Fällen wird eine Arznei aus bärtigem Helmkraut (Familie der Labiatae), Rhabarber und Gips zubereitet. Auch frisches Rehmannia hilft.

In China kann man fertig bereitete Pflanzencremes im Laden kaufen, die hierzulande nicht erhältlich sind. Man kann sich gut damit behelfen, daß man die Haut mit frischer Wassermelone reinigt, die sehr kühlend wirkt. Auch die Gartengurke ist gut für die Haut. Beide können zu einer einfachen, billigen, aber wohltuenden Schönheitsbehandlung verwendet werden.

Prolaps

Nach der TCM-Theorie wird der Prolaps eines Organs durch einen Mangel an Chi in der Körpermitte verursacht. Es handelt sich um eine Schwäche, die oft ältere Menschen befällt. In solchen Fällen werden Qi-Pillen zur Anregung der Milz verschrieben. Diese Arznei wird aus der Tragantpflanze, der Thorowax-Wurzel und scharfen Schlangenwurzelknollen gewonnen. Die individuelle Behandlung hängt davon ab, welches Organ betroffen ist.

Polyradikulitis (Guillain-Barré-Syndrom)

Bei diesem Leiden entzünden sich die peripheren Nerven des Gehirns und der Wirbelsäule. Es beginnt mit Kribbeln, Taubheit und Schwäche oder Lähmung in Händen und Füßen, die sich später über den ganzen Körper ausbreiten. Man glaubt, daß es sich um eine allergische Reaktion auf eine virale Infektion oder auf eine Schutzimpfung handelt. Der Verlauf ist sehr stürmisch. Erreicht die Lähmung die Atmungsorgane, ist eine Intensivbehandlung im Krankenhaus erforderlich. Bei zwei Drittel aller Fälle findet eine vollständige Erholung im ersten Jahr statt, besonders bei jüngeren Patienten, aber der Schaden kann auch permanent sein. Akupunktur kann hilfreich sein (siehe auch die Fallgeschichte in Kapitel 5).

Prämenstruelles Syndrom

Depression, Reizbarkeit, das Gefühl, aufgebläht zu sein, Kopfschmerzen, Schmerzen im Unterleib und Harnverhaltung, die Opfer des Prämenstruellen Syndroms erfahren, werden in den meisten Fällen durch eine Unausgewogenheit von Leber, Nieren und Milz verursacht. Die TCM betrachtet die Menstruation als die monatliche Leerung eines überfließenden Blutreservoirs. Wird dieser Vorgang durch eine Stagnation behindert, treten Probleme wie beim Prämenstruellen Syndrom auf. Akupunktur und pflanzliche Medikamente können die Leber stimulieren. Oft ist eine besondere Diät hilfreich. Die chinesische Angelikawurzel (Familie der Umbelliferae), die Weiße Pfingstrose, bärtiges Helmkraut (Familie der Labiatae) und der Kokospilz (Familie der Polyporaceae) oder manchmal auch grüne Manderinenschalen (Familie der Rutaceae) können sehr hilfreich sein.

Progressive Muskeldystrophie

Progressive Muskeldystrophie ist auf einen genetischen Defekt zurückzuführen. Sie beginnt in der Kindheit bei Jungen zwischen dem vierten und dem zehnten Lebensjahr. Zu Beginn macht sich eine Schwäche in den Beinen bemerkbar. Das Kind geht auf den Zehenspitzen oder im Watschelgang und kann nicht länger treppensteigen. Die Dystrophie der Muskeln hat fortschreitende Schwäche und Rückgratverkrümmung zur Folge. Es gibt keine wirksame Heilungsmethode, aber Physiotherapie und andere Formen der Unterstützung sind möglich. Die TCM befaßt sich mit den Nieren, der Milz und dem Magen, um die Verdauung zu unterstützen, damit der Körper Nährstoffe absorbieren und die Muskeln ernähren kann. Die „Sechs vornehmen Herren“ und Akupunktur werden verabreicht, um die Muskeln zu stimulieren und die Gewebsdurchblutung zu verbessern (siehe auch die Fallgeschichte in Kapitel 5).

Prostataleiden

Eine Vergrößerung der Prostata ist ein häufiges Problem bei älteren Männern, das sich leicht durch einen chirurgischen Eingriff beheben läßt. Für alle, die sich lieber nicht operieren lassen möchten, könnte die TCM die Lösung bieten. Die Feuchtigkeit muß aus dem Körper ausgetrieben, die Chi-Energie bewegt werden. Es ist eine komplizierte Behandlung, bei der Wegerichsamen, Wasserwegerich, die Cassia-Zimtbaumrinde (Familie der Lauraceae) sowie die Rinde des Korkbaums verwendet werden (siehe auch die Fallgeschichte in Kapitel 5).

Pusteln

Pusteln werden durch Hitze im Magen verursacht. Wer unter Pusteln leidet, sollte „heiße“ Nahrung meiden. Chinesischer Goldfaden, bärtiges Helmkraut (Familie der Labiatae) und Rhabarber können helfen. Die Löwenzahnpflanze (Familie der Compositae) oder Süßholz kühlen die Hitze ab.

Raynaud-Syndrom

Diese außerordentlich schmerzhafte und ernste Erkrankung ist nach dem französischen Arzt benannt, der sie erforscht hat. Sie befällt Menschen, die überempfindlich auf Kälte reagieren. Ihre Hände und Füße werden plötzlich weiß und taub. In schwereren Fällen können sie sich unter brennenden Schmerzen bläulich verfärben. Etwa fünf Prozent der Menschen in Großbritannien leiden zu irgendeiner Zeit in ihrem Leben an dem Raynaud-Syndrom. Frauen sind häufiger betroffen als Männer. Auch in China ist die Krankheit bekannt, und sie wird offiziell in TCM-Krankenhäusern behandelt. Beginnt man früh mit einer Behandlung, ist die Prognose günstig, aber im fortgeschrittenen Stadium der Krankheit (das verhältnismäßig selten zu beobachten ist) kann sich ein Gangrän entwickeln und eine Amputation erforderlich werden. Cassia-Zimtbaumzweige (Familie der Lauraceae) und chinesische Angelika (Familie der Umbelliferae) sind sehr heilsam (siehe auch die Fallgeschichte in Kapitel 5).

Reisekrankheit

Ob bei Luft-, See- oder Landreisen, die Symptome der Reisekrankheit sind weitgehend dieselben. Akupunktur oder Akupressur der Magenpunkte können die Übelkeit bekämpfen. Pflanzen wie Ingwer werden angewandt, um den Magen zu wärmen.

Reizkolon

Ein Reizkolon ist auf eine Schwäche der Darmperistaltik zurückzuführen, jener unwillkürlichen Muskelbewegungen, durch die der Nahrungsbrei in den Kolon und das Rektum geschoben wird. Er führt zu mit krampfartigen Schmerzen verbundenen, wässrigen Durchfällen, im Wechsel mit Perioden der Obstipation. Es gibt keine körperlichen Gründe für diese *Störung*, aber möglicherweise psychische Ursachen. Vielleicht sind aber auch entwertete, ballaststoffarme Nahrungsmittel schuld.

Dic TCM betrachtet einen Reizkolon als Folge eines Ungleichgewichts zwischen Magen, Milz und Eingeweide; manchmal sind auch Leber und Nieren mit einbezogen. In den meisten Fällen handelt es sich um eine Schwäche der Milz und der Nieren, verbunden mit zuviel Feuchtigkeit in den Därmen und einer Stagnation des Leber-Chi. Ein Reizkolon ist oft nicht leicht zu behandeln, aber die Behandlung zielt darauf ab, die Milz anzuregen, die Giftstoffe aus dem Körper zu entfernen und das Immunsystem ins Gleichgewicht zu bringen. Die Löwenzahnpflanze (Familie der Compositae) eignet sich gut für diese Zwecke. Magnolienrinde (Familie der Magnoliaceae) lindert das Gefühl des Aufgetriebenseins im Bauch, Rhabarber und chinesische Angelika heben die Stuhlverstopfung auf. Kokospilz (Familie der Polyporaceae) stoppt die Durchfälle.

Rheumatoide Arthritis

Viele Patienten von TCM-Ärzten in England berichten von Schmerzlinderung und allgemeiner Besserung nach einer Behandlung. Die Behandlung ist ähnlich wie bei Rheumatismus, aber zuweilen sitzt auch eine Menge Kälte im Körper. Die verschrieben Pflanzen sind je nach dem speziellen Fall sehr unterschiedlich, aber sehr wirksam ist *Tripterytium Wilfordii*. Akupunktur nimmt den Schmerz in den Gelenken und verbessert die Bewegungsfähigkeit. Es stehen außerdem viele Mittel zur äußerlichen Anwendung zur Verfügung. Zu Hause kann man, um die Mißempfindungen zu lindern, bei beiden Arthritisformen ein Gemisch aus pulverisiertem Rhabarber und Sesamöl anwenden, das die Schwellungen zurückgehen läßt. Bei chronischer Arthritis empfehlen sich Kräuterpflaster, die man von den Ärzten bekommen sollte (siehe auch die Fallgeschichte in Kapitel 5).

Rheumatismus

Rheumatismus ist hauptsächlich auf Hitze und Feuchtigkeit im Körper zurückzuführen. Die Korkbaumrinde (Familie der Rutaceae), Achyranthis-Wurzel (Familie der Amaranthaceae) und Hiobstränensamen (Familie der Graminae) helfen bei einem akuten Rheumaanfall. Chronischer Rheumatismus bedeutet eine chronische Chi-Stauung, und es werden Pflanzen verschrieben, die das Blut und die Chi-Energie bewegen. Wird die Krankheit frühzeitig genug behandelt, ist die Prognose günstig. Bei seit längerer Zeit bestehenden Fällen kann die TCM-Medizin dazu beitragen, die Schwellungen zu reduzieren.

Röteln (Rubeola)

Die Röteln sind selten ernsthaft – außer für eine werdende Mutter in den frühen Monaten ihrer Schwangerschaft –, aber hoch ansteckend. Wurden sie jedoch einmal überstanden, ist der Betroffene in der Regel für sein ganzes weiteres Leben immun. Sie beginnen mit leichtem Fieber, dann schwellen die Lymphknoten hinter den Ohren an, und ein orange-rötlicher Ausschlag tritt im Gesicht auf, um sich dann über den ganzen Körper auszubreiten.

Mädchen können sich mit dreizehn Jahren gegen die Röteln impfen lassen. Jede Frau, die sich die Krankheit in den ersten drei Schwangerschaftsmonaten zuzieht, sollte mit ihrem Arzt darüber sprechen. Er wird vielleicht zu einem Schwangerschaftsabbruch raten.

Die Theorie der traditionellen chinesischen Medizin sieht in den Röteln eine externe Wind-Hitze-Invasion oder kalten Wind. Die Behandlung, die darauf abzielt, Wind und Hitze zu vertreiben, umfaßt den Einsatz von Saposhinkovia-Wurzeln (Familie der Umbelliferae) und Schizonepeta (Familie der Lamiaceae). Maulbeerbaumblätter (Familie der Moraceae), Geißblatt oder die Blüte der Chrysantheme werden angewendet, wo Hitze als Ursache erkannt wurde. Wurde kalter Wind diagnostiziert, kommen Cassia-Zimtbaumzweige (Familie der Lauraceae) dazu.

Rückenschmerzen

Für Rückenschmerzen kommen viele Ursachen in Frage, und der Arzt muß erst feststellen, ob das Problem durch die Muskeln, die Wirbelsäule, die Nerven oder eine Erkrankung der inneren Organe verursacht wird. Rückenprobleme durch überanstrengte oder schwache Muskeln, oder durch Ischias lassen sich mit Pflanzen behandeln. Akupunktur, Manipulation oder Massage können zusätzlich verschrieben werden; außerdem Salben, Cremes oder Pflaster. Die Wurzeln des chinesischen Ginseng, die Wurzel der Karde und die Stachelpanaxwurzelrinde (Familie der Araliaceae) werden verschrieben, um die Schmerzen zu lindern.

Ruhr (Dysenterie)

Ruhr ist eine Bakterieninfektion, die durch verseuchte Nahrung oder Wasser hervorgerufen und durch mangelnde Hygiene verbreitet wird. Zu den Symptomen gehören blutige Durchfälle, Magenschmerzen, Übelkeit und Fieber. Hygiene ist außerordentlich wichtig, da die Krankheit ansteckend ist. In den Tropen herrscht die Amöbenruhr vor, eine ernste Erkrankung, die sofort behandelt werden muß. Die TCM betrachtet die Ruhr als externe Erkrankung und führt sie auf Hitze- und Feuchtigkeitsgift in den Därmen zurück, das eine Stagnation bewirkt. Zu den angewandten Pflanzen gehören die Anemone, die sehr wirkungsvoll ist; außerdem die Wurzel der Weißen Pfingstrose (Familie der Ranunculaceae), die Wurzel des bärtigen Helmkrauts und Goldfaden.

Schilddrüsen-Fehlfunktionen

Die Schilddrüse liegt im Hals beim Adamsapfel, direkt vor der Luftröhre. Sie produziert die Jodverbindungen, die den Grundumsatz (die Geschwindigkeit der chemischen Aktivitäten in allen Körperzellen) bestimmen. Deshalb beeinflußt sie die mentale und die körperliche Entwicklung. Die Schilddrüse ihrerseits wird von der Hirnanhangdrüse (Hypophyse) an der Schädelbasis kontrolliert, die Hormone zur Stimulierung der Schilddrüse produziert.

Ein Kropf besteht aus einer Schwellung der Schilddrüse. Er kann durch einen Mangel an Jod in der Nahrung hervorgerufen werden, aber auch durch Wuchern, oder er ist auf einen Tumor zurückzuführen, der (in sehr seltenen Fällen) bösartig sein kann.

Eine unteraktive Schilddrüse entwickelt sich allmählich. Sie kann zu Gewichtszunahme und Lethargie führen. Wer an einer Schilddrüsenunterfunktion leidet, schläft meistens mehr als gewohnt. Haut und Haare werden trocken, und es kann zu Haarverlust kommen. Die Augen treten hervor, und die Stimme wird tiefer.

Eine überaktive Schilddrüse führt zu einem Übermaß an Schilddrüsenhormonen im Blut. Dadurch erhöht sich der Grundumsatz. Wer an einer Schilddrüsenüberfunktion leidet, verliert an Körpergewicht, wird ruhelos und nervös und leidet unter Schlafstörungen. Außerdem können sich Herzklopfen und übermäßiges Schwitzen einstellen, ein Kropf kann sich entwickeln, und die Augen können hervortreten.

Eine Schilddrüsenüberfunktion wird nach Ansicht der TCM durch Hitze in der Leber verursacht und ist in manchen Fällen außerdem auf eine Leberschwäche zurückzuführen. Die Betroffenen sind hungrig, nervös und neigen zu übermäßigem Schwitzen. Zu Beginn der Behandlung wird die Hitze aus der Leber vertrieben, um das Gleichgewicht wiederherzustellen. Viele Meerespflanzen und -tiere werden verwendet, besonders Algen.

Eine Schilddrüsenunterfunktion wird gewöhnlich auf Milz- und Nierenschwäche sowie Feuchtigkeit zurückgeführt. Die Behandlung zielt darauf ab, Milz und Nieren anzuregen und die innere Feuchtigkeit zu vertreiben. Oft werden vorbehandelte Szechuan-Schachblumen (Familie der Liliaceae) als Medizin gegeben.

Schizophrenie

Schizophrenie ist eine ernste mentale Störung, die sich in den meisten Fällen im jugendlichen Alter einstellt und oft sehr intelligente und vielversprechende junge Menschen befällt. Schizophrene können unter Verfolgungswahn leiden und glauben, daß ihr Fernsehgerät an sie gerichtete Botschaften ausstrahlt oder daß ihre Gedanken durch eine geheime Macht kontrolliert werden. Manche hören vielleicht Stimmen, die ihnen gewalttätige oder bizarre Handlungen befehlen, und leiden unter irrationalen Ängsten. Die TCM betrachtet Schizophrenie als Ungleichgewicht zwischen Herz, Nieren und Leber. Shen, der Geist, der normalerweise im Herzen wohnt, schweift frei und unkontrolliert umher. Um den Shen zu besänftigen, werden Herz und Nieren genährt und die Leber beruhigt. Um das körperliche und mentale Gleichgewicht aufrechtzuerhalten, muß der verletzliche Geist eine sichere Wohnung haben; sonst ist das Herz zu schwach, um seine Arbeit richtig auszuführen.

Ein bekanntes Heilmittel ist die „Kaiserliche Tee-Pille", die im Einklang mit dem „Freien und unbeschwerten Wanderer" wirkt. In China gehören Akupunktur und verschiedene Metalle zur Behandlung: Zinnober und Gold werden regelmäßig verwendet und sind beide sehr wirksam. Bei einer Technik, die oft in TCM-Krankenhäusern ausgeführt wird, wird ein kleiner Einschnitt in die Haut des Armes gemacht und ein winziges Goldstück eingeführt – in ähnlicher Weise, wie im Westen Hormonimplantate ausgeführt werden. Im Westen praktizierende TCM-Ärzte können diese Prozedur nicht ausführen, da ihnen nicht einmal die kleinsten chirurgischen Eingriffe erlaubt sind. In China herrscht der alte und immer noch weit verbreitete Glaube, daß reines Gold den Geist beruhigt und das Böse im Körper beschwichtigt. Gold ist wegen seiner Heilkraft hoch angesehen. Babys tragen oft Armbänder, Fußringe oder Ketten aus Gold oder Silber, nicht nur, weil diese Metalle Shen beschützen, sondern auch, weil sie als Anzeiger für die Gesundheit allgemein dienen. Ein Silberarmband wechselt die Farbe entsprechend den Chemikalien, die durch die Hautporen ausgeschieden werden und dient somit als Barometer für den Gesundheitszustand des Babys. In China können Krämpfe bei Kleinkindern behandelt werden, indem man ein Stück reines Gold – einen Ring oder ein ähnliches Schmuckstück – kocht und dem Kind das noch warme Kochwasser zu trinken gibt. Möglicherweise gelangt irgendein Extrakt aus dem Metall in das Wasser.

Schlaflosigkeit

Schlaflosigkeit ist ein häufiges Symptom bei einer Vielzahl mentaler Erkrankungen, und von einem Patienten, dessen Zustand im Westen vielleicht als chronische Depression oder Schizophrenie diagnostiziert würde, sagt man in China oft, er leide unter Schlaflosigkeit oder Ruhelosigkeit. Schlaflosigkeit wird mit dem Herzen, den Nieren, der Leber und dem Magen in Verbindung gebracht, aber besonders mit dem Herzen, in dem Shen, der Geist, wohnt. Die Deutung der TCM lautet, daß der Geist nicht ruhen kann; entweder, weil Hitze im Herzen ist, oder als Folge einer Schwäche in den Nieren, die durch ein Ungleichgewicht von Feuer und Wasser erzeugt wurde. Das Herz ist das Organ des Feuers, die Nieren sind das Wasserorgan. Wasser besiegt normalerweise Feuer, aber wenn die Nieren schwach sind, ist nicht genug Wasser zum Löschen vorhanden, und das Feuer kann außer Kontrolle geraten.

Auch ein Überessen oder eine Magenverstimmung als Folge einer Magenschwäche kann Schlaflosigkeit zur Folge haben. In der TCM erhalten Patienten, die an Schlaflosigkeit leiden, niemals Beruhigungsmittel oder Schlaftabletten. Statt dessen versucht der Arzt, die jeweilige Ursache herauszufinden. Zu den regelmäßig verwendeten Pflanzen gehören Schäfchenblumenstengel, Kokospilz (Familie der Polyporaceae) und wilde Jujubenfrüchte (Familie der Rhamnaceae). Diese Pflanzen sedieren den Patienten nicht, scheinen aber eine wohltätige Wirkung auf das Nervensystem zu haben. Auf einem Gipskissen zu schlafen ist ein bekanntes Selbsthilfe-Heilmittel in milden Fällen von Schlaflosigkeit. Außerdem stehen wirksame Akupressur-, Massage- und Trainingsmethoden zur Verfügung, die jedermann selbst ausführen kann und die einem der Arzt zeigen kann. Akupunktur wird bei der Behandlung von Schlaflosigkeit als Folge von Depression und verwandten emotionalen Problemen häufig und oft erfolgreich angewandt.

Schlaganfall

Die TCM unterscheidet zwei Arten von Schlaganfall: den des Hirns, und den des Herzens. Ein Hirn-Schlaganfall wird als Wind-Schlaganfall bezeichnet. Er kann tödlich ausgehen oder den Patienten teilweise gelähmt zurücklassen. Er ereignet sich, wenn die Blutversorgung des Gehirns unterbrochen oder vermindert ist; Heftigkeit und Symptome sind von Fall zu Fall unterschiedlich. Es kann zu einem plötzlichen Verlust der Bewegungsfähigkeit oder des Sprachvermögens kommen, zu Benommenheit, undeutlicher Sicht, plötzlichem Schweregefühl oder Taubheit in den Gliedern, oder zu Bewußtseinsverlust. Halten die Symptome länger als 24 Stunden an, handelt es sich um einen schweren Anfall. Gelegentlich klingt der Anfall nach wenigen Stunden wieder ab; in solchen Fällen spricht man von einem vorübergehenden ischämischen Insult. Einer von drei Schlaganfällen ist tödlich. In nicht tödlichen Fällen kann der Patient auf Dauer der Sprache, der Bewegung, oder der Lesefähigkeit beraubt sein.

Eine TCM-Behandlung nährt Leber und Nieren, bewegt das Blut und öffnet die Kanäle, um den Wind zu vertreiben. Welche Pflanzen verschrieben werden, hängt von der Schwere des Falles ab, aber Bestandteil einer sehr wirkungsvollen Medizin ist die Liebstöckelknolle, von der es heißt, daß sie Blutgerinnsel im Gehirn auflöst und die Bildung neuer Gerinnsel verhindert. Sie kann in die Blutbahn injiziert werden.

Nach einem Gehirnschlag kann Akupunktur außerordentlich wirkungsvoll bei der Behandlung der Lähmung und bei der Förderung der Erholung bei Patienten mit Sprachstörungen sein. Je früher mit der Akupunktur begonnen wird, desto erfolgreicher und rascher wird die Reaktion sein. Wo eine Schädigung bereits seit langer Zeit besteht, geht die Erholung wahrscheinlich langsam vonstatten und ist vielleicht sehr geringfügig.

Schluckauf

Selbst bei einer scheinbar so harmlosen Störung wie dem Schluckauf hält ein chinesischer Arzt nach einer Vielzahl von Ursachen Ausschau. Ein Schluckauf kann eine Folge von Hitze, Kälte oder einem Nahrungsstau sein. In der Regel werden Ingwer, Rhabarber und die Stengel der Schwarznessel (Familie der Labiatae) verwendet. Akupunktur kann in hartnäckigen Fällen helfen, und ein Anfall läßt sich oft durch ein paar Minuten Akupressur auf oben an den Augenhöhlen gelegene Punkte stoppen.

Schuppenflechte (Psoriasis)

Die Pflanzenrezepte der traditionellen chinesischen Medizin bei dieser Hautkrankheit werden in mehreren Krankenhäusern klinischen Tests unterzogen – mit sehr ermutigenden Ergebnissen. Bei der Psoriasis können überall am Körper erythematöse rote, schuppige Stellen auftreten; am häufigsten sind Knie und Ellbogen betroffen. Die Ursache dieser Krankheit, die nur selten vor dem zehnten Lebensjahr auftritt, ist unbekannt. Gewöhnlich befällt sie beide Körperseiten. Oft führt sie dazu, daß die Finger- und Fußnägel verdickt und rissig werden. Die Psoriasis spricht gut auf eine TCM-Behandlung an, aber die Ärzte berichten, daß bestimmte Fälle recht hartnäckig sind. Verhältnismäßig leichte Fälle können in zwei oder drei Monaten reagieren. Ernste Erkrankungen brauchen viel länger, und eine Heilung kann nicht garantiert werden. Die Krankheit wurde oft durch ein Bluthitze-Syndrom hervorgerufen.

Schwachsichtigkeit

Schwachsichtigkeit ist manchmal erblich bedingt. Hilfreich sind Pflanzenarzneien, die das Blut nähren, darunter die Früchte des Petersstrauches und des Maulbeerbaumes, Chrysanthemenblüten, der Same des Cassia-Zimtbaumes und die Wurzel der Schäfchenblume. Eine Überanstrengung der Augen rührt oft von der Arbeit bei künstlichem oder schwachem natürlichem Licht oder vom stundenlangen Sitzen vor dem Computerbildschirm her.

Menschen, die den ganzen Tag vor einem Computerbildschirm sitzen, sollten sicherstellen, daß sie alle zwei Stunden eine mindestens zehnminütige Pause einlegen. Zu Hause sollten sie beim Lesen und Fernsehen auf eine gute Lichtquelle achten und jede halbe Stunde den Blick für einen Augenblick vom Buch oder Bildschirm lösen.

Schwangerschaft

TCM-Ärzte raten Schwangeren, sich zu entspannen, ruhigen Aktivitäten nachzugehen und kalzium- und ballaststoffreiche Nahrung zu sich zu nehmen, um eine Verstopfung zu verhindern. Bewegung ist wichtig, um die Gefahr einer Chi- und Blutstauung abzuwenden. Eine aktive Schwangerschaft erleichtert die Wehen. Schwangeren Chinesinnen mit Bluthochdruck wird Naturmedizin verabreicht. Suchen Sie stets einen Allgemeinmediziner auf, wenn Sie während der Schwangerschaft ein neues Mittel einnehmen möchten.

Schwindel

Unter Schwindel leidende Menschen haben oft den Eindruck, daß ihr Kopf sich dreht, obwohl er in Wirklichkeit unbewegt ist. Schwindel wird oft durch die Angst ausgelöst, aus großer Höhe zu fallen, oder während Anfällen von Übelkeit und Erbrechen. Schwindel kann von einer Entzündung des im Innenohr beheimateten Gleichgewichtsorgans herrühren oder von einer anderen Ohrenerkrankung, und taucht häufig bei Bluthochdruck auf.

Die TCM hat drei mögliche Ursachen dafür ausgemacht: eine Blut- und Chi-Schwäche (bei alten Menschen oder nach schweren Krankheiten üblich), Leberwind oder Schleim. Jede dieser möglichen Ursachen läßt sich mit Pflanzenarzneien problemlos behandeln.

Seekrankheit

Pfefferminzöl, auf die Schläfen und zwischen Nase und Oberlippe aufgetragen, hilft bei Seekrankheit; man kann aber auch ein Stück frischen Ingwer kauen. Ums Handgelenk zu tragende Bänder, die in jedem chinesischen Kräuterladen erhältlich sind, können Schiffsreisen für den Seekranken zu einem Vergnügen machen. Sie üben einen sanften aber stetigen Druck auf den Akupunkturpunkt aus; ein weiterer kleiner Fortschritt, den der Westen der TCM verdankt. Der Druck auf den fünf Zentimeter von der Handfläche entfernten auf dem Gelenk liegenden Akupunkturpunkt kann sich als hilfreich erweisen, wenn man eine plötzlich auftretende Seekrankheit selbst behandeln möchte.

Sehnenverletzungen

Die Sehnen werden nach der TCM-Theorie von der Leber kontrolliert. Man kann sie deshalb kräftigen, wenn man die schwache oder geschädigte Leber nährt. Aber auch wer eine sehr kräftige Leber besitzt, kann sich beim Sport eine Sehnenverletzung zuziehen. In diesem Fall wird der Arzt versuchen, den Blut- und Chi-Kreislauf zu verbessern, um die innere Blutung zu stoppen und die Blutergüsse zu heilen. Mit Pflanzenmedizin können auch die Kälte und Feuchtigkeit vertrieben werden, die zu den geschwollenen Sehnen chronischer Arthritiker führen.

Sinusitis

Sinusitis ist eine Entzündung der Schleimhäute in den Nasennebenhöhlen, den Lufträumen innerhalb der Gesichtsknochen. Symptome sind eine verstopfte Nase, ein nasaler Ton beim Sprechen oder Kopfschmerzen über einem oder beiden Augen, die gewöhnlich morgens, beim Hinlegen oder beim Vorbeugen des Körpers am heftigsten sind. Normalerweise wird Schleim durch die feinen Luftkanäle zur Nase transportiert. Aber eine Erkältung kann zu einer Verstopfung dieser Kanäle führen, und der so angesammelte Schleim führt zu einer Entzündung der Nebenhöhlen. Auch Heuschnupfen kann eine Sinusitis herbeiführen; eine Allergie gegen Staub oder Tabak kann Ursache einer chronischen Sinusitis sein.

Auch ein grünlich-gelber oder gar blutiger Schleim aus der Nase kann auftreten.

Ein TCM-Arzt würde diese zentral in Verbindung mit einer Lungenschwäche und mit Hitze sehen. Pfefferminze, Geißblatt, Szechuan-Schachblumenzwiebel (Familie der Liliaceae), Mandarinenschale und Sibirische Spitzenklettenfrüchte (Familie der Compositae) können Abhilfe schaffen.

Sodbrennen (Magensäureüberproduktion)

Dieser Begriff deckt eine Vielzahl von Beschwerden ab. Normalerweise ist ein Säurerückfluß oder ein durch Verdauungsstörungen verursachtes Sodbrennen damit gemeint. Die TCM betrachtet eine Milzschwäche und ein Ungleichgewicht von Milz und Leber als Hauptursachen. Der Arzt wird versuchen, die Milz anzuregen, die „Feuchtigkeit" zu vertreiben, die Leber zu beruhigen und die Stagnation zu reduzieren. Zu den verwendeten Heilmitteln gehören Ginseng, Kokospilz (Familie der Polyporaceae), Süßholz, Apfelsinen- und Eierschalen. Der Arzt rät dem Patienten, säurehaltige oder „kalte" Nahrung zu meiden, um so den Stillstand aufzuheben. Auch westliche Ärzte empfehlen, auf die Ernährung zu achten und wenig, aber regelmäßig zu essen, hauptsächlich reizarme Nahrung wie Huhn, Reis, Milch und Fisch. Fette, gebratene Nahrung sollte vermieden werden.

Soor

Soor wird von einem Hefepilz namens Candida albicans oder Monilia verursacht, der an warmen, feuchten Stellen des Körpers gedeiht. Das auch unter dem Namen „Candida" bekannte

Leiden kann sich längere Zeit im Körper verbergen, bevor es entdeckt wird, da im Frühstadium keine Symptome erkennbar sind. Wiederholte Attacken sind die Regel.

Die Soor-Organismen leben in der Haut. Das Leiden kann leicht ausbrechen, besonders in warmen, feuchten Hautfalten, und ist bei übergewichtigen Menschen schlimmer. Es kann Leisten, Achselhöhlen und bei Frauen die Haut unter den Brüsten schädigen. Der befallene Bereich juckt, wird rot und wund.

Soor in Vulva und Vagina ist weit verbreitet und eine umfassende Heilung sehr schwierig. Soor verursacht Juckreiz, Wundsein und weißen, dicklichen Ausfluß. Es muß nicht unbedingt sexuell übertragen werden. Aber ein Partner kann sich die Infektion zuziehen, mit Rötung und Wundsein an der Penisspitze und unter der Vorhaut, und seine Partnerin anstecken, die wiederum ihn ansteckt. Es ist ratsam, auf Strumpfhosen und enganliegende Jeans zu verzichten, wenn man zu Soor neigt. Am besten trägt man Unterwäsche aus Naturfasern, die der Haut zu atmen erlaubt.

Soor wird von einem TCM-Arzt als Feuchtigkeitsproblem angesehen; gewöhnlich handelt es sich um innere, durch eine Infektion oder einen Pilz verursachte Feuchtigkeit; aber sie kann auch äußerlich sein. Bei einigen Soor-Arten entwickelt sich eine feuchte Hitze, die mit Medikamenten behandelt werden muß. Wichtig ist, feuchte Nahrung wie süße und kremige Lebensmittel zu meiden. Zu den Heilmitteln gehören chinesischer Enzian und Wermut (östlicher Herkunft).

Sperma-Anomalien

Ein TCM-Arzt wird als erstes nachprüfen, ob der Patient an einer Infektion leidet, ob ein Tumor oder Leistenhoden die Ursache ist. Ist die Spermienzahl im Ejakulat herabgesetzt, wird er Pflanzen zur Kräftigung und Anregung der Nieren verabreichen. Für diesen Zweck kann er auf eine breit gefächerte Pflanzenpalette zurückgreifen. Aber das Problem kann verschiedene Ursachen haben, die von einem Mangel an Nierenessenz bis zur

Schwäche des Nieren-Yang oder -Yin reichen. Bei jeder der möglichen Ursachen ist eine andere Behandlung erforderlich (siehe auch die Fallgeschichte in Kapitel 5).

Spinale Kinderlähmung (Poliomyelitis)

Vor dreißig Jahren noch wohlvertraut, ist die Kinderlähmung heutzutage zum Glück fast unbekannt. Bei diesem Leiden handelt es sich um eine akute Vireninfektion, die zu einer Degeneration des Rückenmarks führt und Lähmungen zur Folge hat. Durch Akupunktur können die geschädigten Nervenzellen manchmal revitalisiert werden. Die TCM verwendet bei Kinderlähmung Naturheilmittel, die Nerven, Blut und Chi unterstützen.

Streß

Wichtig ist, die Streßursache ausfindig zu machen und zu versuchen, sie auszuschalten, sich richtig zu ernähren, viel zu schlafen und sich stets Zeit für eine entspannende Ruhepause zu nehmen. Meditation (siehe Kapitel 9) und Akupunktur helfen. Die verordnete Naturmedizin soll beruhigend wirken. Verordnet werden können Thorowax-Wurzeln, Pfingstrosenwurzeln und Schisandra-Früchte (Familie der Magnoliaceae).

Taubheit

Akupunktur wird in China häufig dann angewandt, wenn die Taubheit Folge einer Infektion ist, aber auch bei manchen Formen von ererbter Taubheit, wenn auch in diesem Fall nicht immer erfolgreich. Schleimbildung nach einer Ohrinfektion wird mit pflanzlichen Produkten wie chinesischer Ackerminze (Familie der Laminaceae), Thorowax-Wurzeln, Wegerichsamen, Chrysanthemenblüten, Ballonblumenwurzel (Familie der Campanulaceae), chinesischem Enzian, self-heal und Bittermandeln behandelt. Bei altersbedingter Taubheit oder Ohrenklingen sollten die Nieren durch den Samen des schwarzen Ingwers (Familie der Zingiberaceae), den chinesischen Teufelszwirnsamen (Familie der Convolvulaceae), die Früchte des Maulbeerbaums (Familie der Moraceae) oder Eclipta-Kraut (Familie der Compositae) und chinesische Guttapercharinde (Familie der Eucommiaceae) angeregt werden. Diese Mittel helfen, das Ohrenklingen zu reduzieren. Es sollte zu einer Verbesserung der Hörfähigkeit kommen, oder zumindest zu keiner weiteren Verschlechterung.

Tennisarm

Als Tennisarm wird eine Entzündung der Sehne bezeichnet, die die Unterarmmuskeln mit dem unteren Ende des Oberarmknochens (Humerus) verbindet. Die Muskeln an der Oberseite des Unterarms beugen Finger und Handgelenk. Sie sind mit ein und derselben Stelle an der Außenseite des Oberarmknochens verbunden. So überrascht es nicht, daß eine ständige Beanspruchung dieser Muskeln zu einer Entzündung führen kann, die eine extreme Empfindlichkeit und vom Unterarm bis zu den Schultern ausstrahlende Schmerzen zur Folge hat.

Jede wiederholte Bewegung – Maschinenschreiben, Arbeit an der Supermarktkasse, wiederholtes Heben – kann zu dieser Entzündung führen, ebenso wie regelmäßiges Tennisspielen. Falls keine Besserung eintritt und die betreffende Bewegung unvermeidbarer Bestandteil der Arbeit des Patienten ist, wird ein Allgemeinmediziner entzündungshemmende Medikamente oder Kortisoninjektionen verschreiben.

Ein TCM-Arzt hingegen wird dem Patienten erklären, daß Kälte und Feuchtigkeit in der Ellbogenregion verantwortlich sind. Eine Therapie mit Cassia-Zimtbaumzweigen (Familie der Lauraceae), den Zweigen des Maulbeerbaums (Familie der Moraceae), chinesischen Angelikawurzeln und weißem Ingwer kann sehr wirksam sein, ebenso eine Behandlung, die Akupunktur mit Moxibustion verbindet.

Tic

Ein Tic ist ein nervöses Zucken eines Gesichtsmuskels, auch als Gesichtszucken bekannt. Bei Kindern ist ein Tic oft die Folge einer nervösen Veranlagung. Viele Kinder sind sich des Tics nicht bewußt, und es ist das beste, sie nicht darauf aufmerksam zu machen. In den meisten Fällen wird der Tic zu gegebener Zeit verschwinden.

Die Schulmedizin kennt keine Heilmethode, und solange der Tic nicht besonders auffällig ist und Verwirrung oder Peinlichkeit hervorruft, sollte man sich nicht weiter um ihn kümmern. Die TCM betrachtet Gesichtszuckungen als Zeichen von Wind in der Leber, der entweder von der Hitze der Leber herrührt oder von einer Leber-Blut-Schwäche. Behandelt werden sowohl die Ursache von Windhitze als auch die Symptome.

Tinnitus (Ohrenklingen)

Diese Störung, die ein Klingen im Ohr verursacht, kann vom Ohr selbst herrühren, aber sie kann auch eine Folge von Bluthochdruck oder anderer Ursachen sein. Der Ursprung liegt stets in den Nieren. Bei alten Menschen, die am häufigsten unter Tinnitus leiden, besteht die Behandlung darin, die Nieren anzuregen, um das Blut zu kräftigen. Herrscht ein Mangel an Nierenessenz, werden Pflanzen verschrieben, die diesen Mangel beheben; unter anderem chinesischer Petersstrauch, die Früchte des Maulbeerbaums (Familie der Moraceae) und die chinesische Teufelszwirnsamen (Familie der Convolvulaceae). Auch Antilopen- oder Hirschhorn können helfen. Wird der Tinnitus durch zu hohen Blutdruck verursacht, kommt eine andere Behandlung in Frage. Akupunktur kann manchmal helfen, aber bei chronischer Nierenschwäche als Ursache bewährt sich am besten eine Kombination aus Pflanzen und Akupunktur.

Übelkeit und Erbrechen

Übelkeit und Erbrechen sind Symptome, keine Krankheiten. Beides kann von übermäßigem Essen, Reiseunverträglichkeit, einem verdorbene Magen herrühren oder andere Gründe haben. Falls keine Besserung eintritt und keine Ursache ausfindig gemacht werden kann, sollten Sie einen Arzt aufsuchen.

Der TCM-Arzt wird versuchen, das Magen-Chi zu dämpfen. Auch Akupunktur ist hilfreich. Man kann die Erscheinungen sehr wirksam über einen Akupunkturpunkt bekämpfen, der am Arm, oberhalb der Handgelenkfalte zwischen den beiden Sehnen beheimatet ist.

Übermäßiges Schwitzen

Übermäßiges Schwitzen ist unangenehm, aber in den meisten Fällen harmlos. Es tritt häufig in der Pubertät auf, wenn der Hormonhaushalt sich ändert, und verschwindet später wieder. Aber in manchen Fällen bleibt das Problem bestehen. Ausreichende Hygiene ist wichtig. Handelt es sich aber um ein ernstes Leiden, kann durch einen chirurgischen Eingriff die Anzahl der Schweißdrüsen in den Achselhöhlen vermindert werden, indem man ein Stück Haut entfernt.

Ungewöhnlich starke Hitzewallungen, auch „fliegende“ Hitze genannt, gelten in der TCM als Chi-Schwäche, besonders des „Abwehr“-Chi. Sie können bei alten Menschen auftreten oder bei einem genesenden Patienten, der noch sehr schwach ist. Nachtschweiß ist die Folge einer Yin-Schwäche.

Im ersten Fall muß das Chi angeregt, im zweiten das Yin unterstützt werden. Die Yin-Schwäche wird mit der Pfingstrose, der Korkbaumrinde (Familie der Rutaceae) und Lilienwurzel (Familie der Liliaceae) behandelt. Bei einer Chi-Schwäche werden die Tragantpflanze (Familie der Leguminosae) und Windschutzwurzeln verordnet.

Unfruchtbarkeit (Sterilität)

Die Unfruchtbarkeitsakte jener Londoner Klinik, in der ein bereits erwähnter TCM-Arzt arbeitet, ist eine bewegende Lektüre. Hier finden sich – zwischen Briefen verzweifelter Frauen, die anfragen, ob die TCM ihnen helfen kann, ein Kind zu empfangen – bunte Karten, die die Geburt eines Kindes verkünden, Fotografien von Neugeborenen und ein Brief mit der Bitte an den Arzt, dem Absender einen chinesischen Namen für einen kleinen Jungen vorzuschlagen, um den erfolgreichen Abschluß der Unfruchtbarkeitsbehandlung mit Naturmedizin zu feiern.

Immer mehr Paare haben sich der TCM zugewandt, als alle anderen Versuche fehlschlugen, und festgestellt, daß es funktioniert. Auf dem chinesischen Festland wurden viele Untersuchungsberichte über dieses Thema veröffentlicht. TCM-Ärzte haben Naturmedizin und Akupunktur verordnet, um die Fruchtbarkeit der Frauen und die Spermienzahl beim Mann zu vergrößern – mit ermutigenden Ergebnissen.

Obwohl die moderne Medizin bei kinderlosen Paaren fast Wunder vollbringt, ist die Unfruchtbarkeit in Großbritannien ein sehr weitverbreitetes Problem, das jede sechste Frau betrifft. Bei den Männern ist die Zahl ähnlich. Die Ursachen sind entweder funktional – das heißt, die Frau empfängt nicht, obwohl die Fortpflanzungsorgane in Ordnung sind –, oder die Unfruchtbarkeit hat einen organischen Grund, zum Beispiel verstopfte Eileiter oder Gebärmutterprobleme.

Durch künstliche Befruchtung können einige der organisch bedingten Schwierigkeiten überwunden werden, aber dieses Verfahren ist immer noch nur begrenzt erfolgreich (in etwa 15 Prozent aller Fälle). Enttäuschend lange Wartelisten und die Höhe der Kosten machen eine künstliche Befruchtung für manche Paare unerreichbar. Liegen keine organischen Gründe vor, ist die Frage, weshalb die Frau nicht empfangen kann, oft ein noch quälenderes Geheimnis. Wenn man weiß, woran es liegt, kann man sich nach einem Heilverfahren umschauen. Wenn Untersuchungen zeigen, daß körperlich alles in Ordnung ist, der

Kinderwunsch sich aber trotzdem nicht erfüllt, kann der Rat nur lauten, daß man es weiter versucht. „Aufgeschobene Hoffnung macht das Herz krank", heißt es in der Bibel. Und einzig die Kinderlosen kennen den Schmerz, wenn die Hoffnung Monat für Monat enttäuscht wird.

Die Chinesen suchen in diesem Fall das Ungleichgewicht im Körper. Gemäß der TCM gibt es *immer* einen Grund dafür, daß ein Körperteil nicht so arbeitet, wie er sollte. Sobald man diesen Teil kennt, ist das Problem schon halb gelöst. Bei einer Unfruchtbarkeit liegt die Antwort höchstwahrscheinlich in den Nieren verborgen.

TCM-Ärzte glauben, daß die westliche Lebensweise ihre eigenen Fruchtbarkeitsprobleme schafft. Wir trinken zuviel Kaffee, zuviel Alkohol und essen zuviel Süßigkeiten, die uns mit Pseudoenergie versorgen, ohne den Körper wirklich zu nähren. Das erzeugt Feuchtigkeit im Körper, die zu Stauungen führt. Rechnet man noch den üppigen Lebensstil, das späte Ausgehen – wie es bei Teenagern und jungen Leuten üblich ist – und oft noch ein aktives Liebesleben hinzu, so hat man alles beisammen, worüber traditionelle chinesische Ärzte den Kopf schütteln.

Die Chinesen haben Sex gegenüber eine andere Einstellung. Für sie ist er ein Teil des Ching, jener in den Nieren gespeicherten, endlichen Essenz des Lebens. Zuviel Sex kann die Ching-Reserven erschöpfen, so daß nur noch wenig Essenz vorhanden ist, wenn jemand im „gesetzten Alter" beschließt, sich häuslich niederzulassen und eine Familie zu gründen – und darin liegt die Ursache der Empfängnisprobleme. Nervöse Anspannung macht alles noch schlimmer.

Im *Nei Jing*, dem klassischen Buch der Inneren Medizin des Gelben Kaisers, wird die körperliche Entwicklung und wie man sie fördern kann, detailliert beschrieben. Über die Entwicklung der Mädchen steht dort folgendes: „Mit sieben werden Zähne und Haare länger; mit vierzehn bekommt es seine erste Periode und kann Kinder gebären, mit einundzwanzig ist es voll erwachsen und körperlich in der besten Verfassung."

Und über die Entwicklung der Jungen schreibt er: „Mit acht Jahren wird sein Haar lang und er bekommt neue Zähne, mit sechzehn beginnt er, Samen abzusondern, mit vierundzwanzig sind seine Hoden voll entwickelt und er hat seine volle Größe erreicht."

Mit anderen Worten: Das ideale Alter, um mit sexuellem Verkehr und Zeugen zu beginnen, ist das 21. Lebensjahr bei bei Frauen und das 24. bei Männern. TCM-Ärzte sind der Meinung, daß die alten überlieferten Weisheiten in der heutigen Zeit wichtiger denn je sind. Würden wir die Nieren-Energie so lange aufbewahren, bis wir uns Kinder wünschen, gäbe es bei einem gesunden Paar keine Probleme.

Fangen wir aber schon als Teenager mit dem Sexualverkehr an, verbraucht dies in Verbindung mit dem Wohlleben im materialistisch orientierten Westen unsere Lebensenergie und gefährdet so eine mögliche Elternschaft. Besonders dann, wenn junge Mädchen wegen Menstruationsbeschwerden oder um eine Schwangerschaft zu vermeiden, bereits seit frühester Jugend empfängnisverhütende Mittel nehmen. Nach Ansicht der TCM haben Frauen, die mit Dreißig die Pille absetzen und den Eierstöcken erlauben, ihre Arbeit zu tun, achtzehn Jahre alte Eierstöcke in einem dreißigjährigen Körper. Hierbei handelt es sich um ein ernst zu nehmendes Ungleichgewicht – und nach Ansicht der TCM rühren alle Krankheiten von einem Ungleichgewicht her.

Die Eierstöcke müssen möglicherweise gekräftigt und unterstützt werden. Andere gynäkologische Verfahren wie Dilatation und Curettage sowie Abtreibung, können Narben in der Gebärmutter hinterlassen. Jeder weiß, wie eine durch Hautverletzung verursachte Narbe aussieht. Sie weist eine andere Farbe, eine andere Struktur als das sie umgebende Gewebe sowie eine gewisse Glätte auf. Auch eine Narbe in der kleinen birnenfömigen Gebärmutter ist so glatt, daß das Sperma keinen Halt findet. Feuchtigkeit in der Gebärmutter, oft eine Folge von zu süßer Ernährung, kann das Eindringen ebenfalls erschweren. Fragen Sie einen TCM Arzt danach, und er wird Ihnen erklären, wie rasch Zucker in einer Schüssel feucht und klebrig wird und daß genau das gleiche im Körper geschieht.

Ein TCM-Arzt wird als erstes versuchen, die Periode der Frau zu normalisieren. Er wird sie so lange mit Naturmedizin behandeln, bis das Blut wieder in Bewegung gerät. Danach sollte es zu einem normalen Blutverlust innerhalb eines normalen Zeitraums kommen, also weder zuviel noch zuwenig. Das Blut sieht frisch aus; nicht mehr dunkel und geronnen. Sobald dies geschafft ist, verbessert sich das hormonelle Gleichgewicht im Körper automatisch. Die Naturarzneien mindern auch die prämenstruelle Spannung, die bei Unfruchtbarkeit häufig eine Rolle spielt. Sind diese Probleme gelöst, wird es zu einer Verbesserung der Gesamtenergie und der Libido kommen. Die Nieren werden ihrer hormonellen Aufgabe wirksamer nachkommen, die Eierstöcke besser arbeiten und das Fortpflanzungssystem Eier produzieren.

Zur TCM-Behandlung gehört auch, die Milz anzuregen und den Körper insgesamt zu unterstützen. Eine Milz-Dysfunktion führt zu Feuchtigkeit, die wiederum Auswirkungen auf die Auskleidung der Gebärmutter und die Dicke des Blutes hat. Der durch Feuchtigkeit verursachte Schleim wird durch den Körper ausgeschieden. Auch die Leber muß gestärkt werden. Sie ist für das Gleichgewicht im Körper verantwortlich und verursacht eine Blockade, die zu Schmerzen und den übrigen Symptomen des prämenstruellen Syndroms führt.

Bei vielen Frauen, die Fruchtbarkeitstests durchführen lassen, werden verstopfte Eileiter festgestellt. Rührt die Verstopfung von einem chirurgischen Eingriff oder von einer alten Infektion her, scheint eine Behandlung schwieriger, wenn nicht unmöglich. Ist die Ursache aber nicht bestimmbar, erklären TCM-Ärzte, das Problem habe Ähnlichkeit mit verstopften Nebenhöhlen und könne in der Hälfte der Fälle erfolgreich gelöst werden. Die TCM-Behandlung kann auch die Erfolgschancen bei einer künstlichen Befruchtung erhöhen, denn – um eine weitere Metapher zu gebrauchen, wie sie die TCM so gern verwendet – auf einem gut vorbereiteten Boden wird die Ernte besser.

Bei Männern sind Probleme, die von unterentwickelten oder

Leistenhoden verursacht werden, nur schwer, wenn auch nicht unmöglich zu behandeln. Ist das Problem funktional bedingt, wird die Hauptursache den Nieren zugeschrieben. Es kann an einer genetischen Schwäche liegen oder an zuviel Sex in zu frühen Jahren. Tabak und Alkohol wirken sich nachteilig auf den Körper aus, ebenso fette Nahrung. In schwimmendem Fett gebackene Nahrungsmittel trocknen die Essenz aus. Frühere Krankheiten und eine Behandlung mit Steroiden können einen nachteiligen Einfluß auf die männlichen Potenz haben. Dem Patienten wird geraten, seine Lebensweise zu ändern.

Bei der Behandlung des Mannes konzentriert der TCM-Arzt sich auf die Nieren. Falls der Patient auf die Behandlung anspricht, bessern sich Anzahl, Beweglichkeit und Aktivität der Spermien. Die Spermaproduktion kann auch unter normalen Umständen zwischen zwei Untersuchungen drastisch variieren. Einmal sind es 20 Millionen, einen Monat später können es 40 Millionen sein. Temperatur, Umgebung und andere Faktoren, vor allem der allgemeine Gesundheitszustand, können Anzahl und Qualität der Spermien beeinflussen.

Doch wurden beim ersten Test 2 Millionen und nach sechsmonatiger TCM-Behandlung 54 Millionen gezählt – wie es bei einem Patienten der Fall war, der 1992 im St. Mary's Hospital in Manchester untersucht wurde –, scheint die Annahme angebracht, daß die Naturmedizin Anteil an der Zunahme hatte. Im Fall Stephen K. zeigte die Untersuchung, daß sich die Zahl der Spermien nicht nur über alle Erwartung hinaus erhöht, sondern auch die Qualität des Spermas sich signifikant verbessert hatte. Beweglichkeit und Aktivität erreichten 80 Prozent beziehungsweise 90 Prozent. Die frühere Beweglichkeit hatte bei Null gelegen.

Doch diese Geschichte hat noch kein Happy-End, da die Frau des Patienten an Endometriose (pathologisches Vorkommen von funktionstüchtigem Gebärmutterschleimhautgewebe außerhalb der Gebärmutter) und menstruellen Beschwerden leidet. Aber Endometriose gehört zu den Leiden, die auf Naturmedizin positiv ansprechen. Frau K. ist jetzt beim Arzt ihres

Mannes in Behandlung. Die beiden planen, es in sechs Monaten noch einmal mit künstlicher Befruchtung zu versuchen, und sie berichten, seit sie Naturmedizin nähmen, hätte sich ihr allgemeiner Gesundheitszustand gebessert.

„Im Krankenhaus erklärte man uns anfangs, die Chance, ein Kind zu bekommen, stünde bei Null. Wir hatten einen sehr verständnisvollen Hausarzt, der uns jede Hilfe zukommen ließ, und bekamen phantastische Unterstützung von einem Chirurgen mit Privatpraxis, der sagte, er könne nichts für uns tun, aber vielleicht gäbe es außerhalb der Schulmedizin eine Lösung; wir sollten nach unkonventionellen Verfahren Ausschau halten", erzählte Stephen.

„Das taten wir. Unsere Suche führte uns zur TCM. Meine Frau litt unter einem invertierten Uterus und menstruellen Beschwerden. Jetzt ist ihr Zyklus wieder normal; sie hat sich nie besser gefühlt. Der TCM-Arzt erklärte, ich sei in einer sehr schlechten körperlichen Verfassung. Aber erst, als ich seine Pillen nahm, wurde mir klar, wie recht er hatte. Selbst wenn wir kein Kind bekommen sollten, hat sich die Behandlung gelohnt."

Kein guter TCM-Arzt möchte seinen Patienten, die bereits alle Hoffnung auf ein Kind aufgegeben haben, falsche Hoffnungen machen. Bei einigen Empfängnishindernissen kann nur ein chirurgischer Eingriff oder eine fortgeschrittene Labortechnik helfen. Die Stärke der chinesischen Naturmedizin liegt in der Behandlung von Fällen, wo die Unfruchtbarkeit nicht organischen Ursprungs ist; wo die Ursache unbestimmt ist. In solchen Fällen sollte ein guter TCM-Arzt helfen können.

Die Methode scheint sich mit dem Zustand zu ändern. Eine in London praktizierende Ärztin wendet Techniken an, die sie im TCM-Lehrkrankenhaus in Kanton gelernt hat. Sie spritzt die Pflanzenarznei direkt in zwei Akupunkturpunkte. Sie kann das Foto eines Kindes vorzeigen, das eine Patientin geboren hatte, die unter Empfängnisproblemen litt und bei der ein Versuch einer künstlichen Befruchtung fehlgeschlagen war. Die Patientin wurde nach 18 Behandlungen mit zweimal wöchentlich verabreichter Pflanzen-Akupunktur schwanger.

Auch die Geschichte eines Paars, das drei Jahre lang mit Hilfe der westlichen Schulmedizin versuchte hatte, ein Kind zu bekommen, endete glücklich. Shirley bekam die Pille mit neunzehn Jahren verordnet. Sie nahm sie neun Jahre lang, bis eine extrauterine Schwangerschaft eintrat und ein Eileiter entfernt werden mußte. Shirley hatte starke Periodenschmerzen und litt unter dem Prämenstruellen Syndrom. Sie suchte einen TCM-Arzt auf, der feststellte, daß ihr Zungenbelag sich an der Wurzel schälte, Zeichen einer Nierenschwäche. Mit fünfunddreißig Jahren hatte Shirley bereits zwei fehlgeschlagene Versuche mit künstlicher Befruchtung hinter sich.

Bei ihrem vierzig Jahre alten Mann ergaben Untersuchungen eine niedrige Spermienzahl, deren Beweglichkeit bei Null lag. Er war auch sonst gesundheitlich nicht auf der Höhe. Seine Nieren wurden durch stärkende Pflanzen wie chinesische Guttapercharinde (Familie der Eucommiaceae), Maulbeerbaum, Teufelszwirnsamen und Ginseng angeregt. Er bekam zusätzlich Antilopenhorn verschrieben, um die Essenz der Nieren zur kräftigen. Nach sechs Monaten war die Zahl der Spermien viermal höher als zuvor. Daraufhin versuchte es das Paar ein drittes Mal mit künstlicher Befruchtung. Heute haben die beiden ein Kind.

Unfruchtbarkeit war nicht das Problem einer anderen, zweiunddreißig Jahre alten Frau, die einen TCM-Arzt aufsuchte. Sie hatte viermal empfangen, doch es war jedesmal zwischen der 14. und der 16. Woche zu einer Fehlgeburt gekommen. Der TCM-Arzt war der Ansicht, sie versorge den Fötus nur ungenügend mit Blut. Er stellte eine Schwäche ihres Allgemeinzustandes und ihrer Nieren fest und verordnete pflanzliche Heilmittel, um das Blut anzuregen.

Die Patientin litt unter Migräne, was auf eine Schwäche der Milz hinwies. Behandelt wurden drei Organe, darunter die Leber, um das Blut zu nähren. Der Ehemann der Patientin wurde ebenfalls behandelt, für den Fall, daß sein Sperma zu schwach war. Als die Patientin neun Monate später schwanger wurde, beobachtete der Arzt weiterhin ihren Zustand und verschrieb ihr von der zehnten bis zur zwanzigsten Woche starke Pflanzenarzneien. Die Patientin schenkte einem gesunden Kind das Leben.

Selbst der TCM-Arzt war über das Behandlungsergebnis bei einem Paar überrascht, das es wiederholt erfolglos mit künstlicher Befruchtung versucht hatte. Die beiden hatten bereits ein achtjähriges Kind, und die Krankenhausärzte fanden keine Ursache dafür, weshalb die Frau kein zweites Mal empfing. Die Patientin ging es gesundheitlich schlecht; sie hatte nur schwach ausgeprägte Perioden, war ständig müde und fühlte sich schwach. Vier Monate nach Beginn der naturmedizinischen Behandlung wurde sie schwanger.

In einem zweiten Fall, bei dem den Eltern gleichfalls die Erfüllung ihres Wunsches nach einem zweiten Kind verwehrt blieb, lag es am Mann, der wiederholt unter Drüsenschwellungen und Mandelentzündungen litt. Sein Rücken schmerzte, und er war wegen einer unspezifischen Harnröhrenentzündung in Behandlung gewesen (Harnröhrenentzündungen werden häufig durch Chlamydia hervorgerufen, einer Kreuzung zwischen einer bakteriellen Infektion und einem Virus). Probleme beim Harnlassen, Rücken- und Halsschmerzen sind mit den Nieren verbunden, laut TCM den Hauptfortpflanzungsorganen. Der TCM-Arzt behandelte die Nieren mit Heilmitteln, die geeignet waren, die Feuchtigkeit aus dem Körper zu vertreiben.

Eine TCM-Behandlung ist ganzheitlich. Sie richtet sich nach den individuellen Symptomen und Krankengeschichten der Patienten. Nicht alle Fallgeschichten haben ein Happy-End. TCM-Behandlungen können bis zu einem Jahr oder länger dauern, ungeachtet des Ergebnisses. Doch ist die Behandlung sanft und schonend, sie verbessert meistens den Allgemeinzustand und lindert oder behebt menstruelle Beschwerden.

Unterschenkelgeschwüre

Unterschenkelgeschwüre sind gewöhnlich eine Folge von Krampfadern. In der TCM-Theorie weisen sie auf einen Blut- und Chi-Stillstand hin, der zu Gärwärme und Feuchtigkeit führt, die beide in Geschwüren ausbrechen. Die feuchte Hitze muß vertrieben, Blut- und Chi-Kreislauf müssen verbessert werden. Der Patient wird innerlich und äußerlich behandelt. Korkbaumrinde, Pfingstrose, Rehmannia, chinesische Angelika und Cassia-Zimtbaumzweige vertreiben die feuchte Hitze und bewegen das Blut. Zur äußerlichen Behandlung werden Honig oder Sesamöl, Olivenöl oder reiner Zucker direkt auf einen Verband gegeben, der saubergehalten und regelmäßig gewechselt werden muß. Zucker zieht Feuchtigkeit an; ohne Feuchtigkeit können Bakterien nicht überleben.

Venenentzündung

In der TCM heißt es, daß Hitze und Gift in den Adern zu einer Stockung geführt haben. Als erstes muß die Hitze vertrieben, das Blut gekühlt, und die Giftstoffe müssen mit Pfingstrosenrinde, Safran, Liebstöckelknolle, chinesischem Goldfaden oder Rhabarberwurzeln verscheucht werden. Dieses Leiden spricht nur langsam auf Pflanzenmedizin an, kann aber in vielen Fällen gelindert und manchmal geheilt werden.

Verdauungsschwäche

Unregelmäßiges, zu schnelles oder übermäßiges Essen kann zu einer Verdauungsschwäche führen. Rauchen, üppiges Essen, fetthaltige Nahrungsmittel und übermäßiger Alkohol- oder Kaffeegenuß können gleichfalls dazu beitragen. Die TCM ist der Ansicht, daß eine Magen- und Milzschwäche für dieses Leiden verantwortlich ist. Mit stärkenden Pflanzen wird versucht, die Verdauung zu fördern. Der TCM-Arzt wird seinem Patienten eine Diät verschreiben, um den Appetit zu zügeln. Naturheilmittel wie Weißdornbeeren, Weizen, Reissprossen und Hühnermägen können die Verdauungsschwäche lindern.

Vergeßlichkeit

Vergeßlichkeit ist in der Regel altersbedingt. Älteren Menschen fällt es zunehmend schwerer, sich an Namen und Telefonnummern zu erinnern. Die chinesische Medizin kann in diesen Fällen hilfreich sein. Ein schwaches Gedächtnis wird von der TCM als Schwäche der Nierenessenz betrachtet. Eine Behandlung umfaßt die Anregung der Nieren mit Samen des schwarzen Ingwers (Familie der Zingiberaceae), der Frucht des Hartriegels, Teufelszwirnsamen und der Frucht des Maulbeerbaums. Der Körper reagiert nur langsam auf die Behandlung; aber nach einer gewissen Zeit wird eine Besserung eintreten. Auch eine Akupunkturbehandlung kann zur Verbesserung des Erinnerungsvermögens beitragen.

Verstopfung (Obstipation)

Alte Menschen leiden unter Verstopfung, wenn zu wenig Nieren- und Milzenergie zur Verfügung steht. Sie kann aber auch von einer Blut- oder Yin-Schwäche herrühren. Bei jüngeren Menschen ist ein Stagnation des Magens- oder Leber-Chi für die Verstopfung verantwortlich, die auftritt, wenn sie angespannt oder ängstlich sind. Verstopfung kann auch während der Schwangerschaft auftreten, wenn der Druck, den der Fötus ausübt, eine Blutschwäche hervorruft. Auch eine Verdauungsschwäche, die von übermäßigem Essen oder falscher Ernährung herrührt, kann schuld sein. In diesen Fällen ist eine Umstellung der Ernährung angebracht. Ältere Menschen sollten Sesamsaat zu sich nehmen, die man übers Essen streuen kann, oder Sesamöl. Dies hilft auch während der Schwangerschaft.

Bei jüngeren Menschen, die sich nicht richtig ernähren, sollte der Körper mit einer Mischung aus Rhabarber und Magnolienrinde (Familie der Magnoliaceae) gereinigt werden. Ist ein Stillstand des Magen- oder Leber-Chi die Ursache, wirkt eine Arznei namens „Freier und unbeschwerter Wanderer“ sehr gut. Viel grünes Gemüse essen hilft, stark gewürzte Speisen sollten gemieden werden. Falls diese Selbsthilfemethoden wirkungslos bleiben, sollten Sie einen TCM-Arzt aufsuchen. Er wird Ihnen Pflanzenarzneien verordnen, die die Därme öffnen, und zum Kern des Problems vordringen, um herauszufinden, weshalb die Därme nicht so arbeiten, wie sie sollen.

Virusinfektionen

In der TCM gibt es den Begriff Virusinfektion nicht, aber sie erkennt Epidemien an und verfügt über erfolgreiche Behandlungsmethoden bei Leberentzündung und Grippe. Bei Leberentzündung helfen zum Beispiel Geißblatt und Wermut (östlicher Herkunft). Viren-Untersuchungen in China erbrachten kürzlich ermutigende Ergebnisse. Bei einer Untersuchung zeigten die ersten Resultate, das einige Naturheilmittel Viren genauso abtöten können wie Antibiotika Bakterien. Falls diese Ergebnisse bestätigt werden, besteht große Hoffnung für alle von Viren verursachten Krankheiten, darunter Aids.

Warzen

Nach der TCM-Theorie rühren Warzen von einer Leberschwäche her, die durch eingedrungenen Wind hervorgerufen wurde. Eine Akupunkturbehandlung hilft; der TCM-Arzt kann aber auch mit einem Kräuterpflaster die Warze fortbrennen. Die Leber sollte mit Löwenzahnpflanze (Familie der Compositae), wilder Chrysantheme, Salbei, Roter Pfingstrose und Austernschalen (Familie der Ostreidae), als Tee zubereitet, der regelmäßig getrunken wird, gekühlt und unterstützt werden. Auf diese Weise stellt man sicher, daß die Warzen nicht wieder auftauchen.

Windpocken

Windpocken sind eine häufig auftretende Kinderkrankheit, für die eine Mischung aus Wind, Feuchtigkeit und Hitze verantwortlich ist. Aber auch Erwachsene können Windpocken bekommen. Es handelt sich um eine sehr ansteckende Krankheit, die bei Kindern normalerweise leicht verläuft. Erste Krankheitszeichen sind erhöhte Temperatur und juckender Ausschlag, der Rumpf, Glieder, Gesicht und Kopf befällt. Die Pusteln, anfangs rosafarben, werden zu Bläschen und verkrusten schließlich. Das Virus bleibt ansteckend. Die Pusteln verschwinden nach ungefähr fünf Tagen.

Die TCM wendet bei Windpocken zwei Behandlungsformen an. Giftstoffe müssen durch die Haut ausgeschieden werden. Die Pusteln und Bläschen werden angeregt, schnell auszubrechen. Viele Pflanzen wie Safran, Geißblattblüten und Chrysantheme vertreiben giftige Substanzen aus dem Körper. Danach muß das Blut durch entwässernde Pflanzen gekühlt werden, die den Urin klären. So werden weitere Giftstoffe ausgeschieden und eine Narbenbildung verhindert.

Zähneknirschen

Viele Menschen knirschen im Schlaf mit den Zähnen; manchmal aus Angst, zuweilen sind auch nicht in einer Reihe wachsende oder fehlende Zähne die Ursache oder ein unregelmäßiger Biß. Wird Zähneknirschen zu einem Dauerzustand, kann es zu Beschwerden im Kiefergelenk und schließlich zu Arthritis kommen. Die TCM glaubt, daß das Zähneknirschen von Hitze in der Milz und im Magen kommen kann, die am Abend ausbricht.

Bei einem Kind kann Zähneknirschen auf Parasiten in den Därmen hinweisen. Falls diese Ursache ausscheidet, versucht der TCM-Arzt beim Kind, die Hitze in der Milz zu kühlen. Zu den verabreichten Pflanzen gehören chinesische Yam's Wurzel, bärtiges Helmkraut, ein wenig chinesischer Goldfaden oder Lotussamen.

Zahnschmerzen

Zahnschmerzen, die von Schwellungen des Zahnfleisches oder im übrigen Mundbereich begleitet werden, rühren von Hitze im Magen her. Für einen schmerzenden Zahn ohne angeschwollene Stellen im Mund ist meistens die Leber verantwortlich.

„Magen"-Zahnschmerzen werden mit Gips behandelt, um die Hitze abzukühlen, oder mit Rhabarber, um sie zu vertreiben. „Leber"-Zahnschmerzen sprechen am besten auf Akupunktur an; aber auch chinesischer Ginseng oder Chrysanthemenblüten können helfen. Versuchen Sie es bei Zahnschmerzen einmal mit ein wenig Akupressur. Drücken Sie mit Daumen und Zeigefinger auf die Stelle zwischen Daumen und Zeigefinger der anderen Hand. Diese Akupressur führt manchmal erstaunlich schnell zum gewünschten Ergebnis.

Zuckerkrankheit

Das Leiden rührt von der Unfähigkeit der Bauchspeicheldrüse her, genügend Insulin herzustellen, um den Blutzuckerspiegel zu regulieren. Leichtere Fälle lassen sich durch Diät im Zaum halten, bei schweren Fällen sind tägliche Insulin-Injektionen erforderlich. Die TCM kann sehr erfolgreich sein. Die Zuckerkrankheit wird generell als ein Magen-, Nieren und Milzproblem betrachtet.

Die Chinesen nennen Diabetes „die Krankheit des süßen Urins". Sie fand bereits vor Jahrhunderten Beachtung und wird in frühen medizinischen Texten als „drei zuviel und eins zuwenig" erwähnt. Mit anderen Worten: Der Kranke uriniert zu viel, ist ständig durstig, trinkt deshalb zu oft und ißt häufig zuviel. Zuckerkranke sind oft sehr müde und hager.

Es existieren dokumentierte Fälle, in denen Diabetes durch Pflanzenmedizin geheilt wurde – auch bei insulinabhängigen Patienten. Manchmal wird die Zuckerkrankheit als ein Problem der Lunge betrachtet, verursacht durch Hitze im Körper in Folge eines Yin-Mangels. Ein TCM-Arzt wird die Hitze aus Magen, Lungen und Nieren vertreiben und Milz, Magen und Niere nähren. Zu den verwendeten Pflanzen gehören Lilienwurzel (Familie der Liliaceae), der grasartige Liguster, Lotussamen, chinesische Yam's Wurzel, die Frucht des Maulbeerbaums, die Frucht des Hartriegels und die Knolle des Wasserwegerichs. Insulinabhängige Diabetiker sollten nicht ausschließlich von einem Pflanzenkundigen behandelt werden; sie können aber unter Aufsicht eines westlichen Arztes Naturmedizin einnehmen, um ihren Zustand zu bessern. Häufig führt die Einnahme der Pflanzenarznei dazu, daß der Patient weniger Insulin braucht und sich seine Sehkraft sowie der Zustand von Herz und Nieren, die durch das Leiden geschwächt wurden, bessert.

Anhang: Die alten Manuskripte

Das Tao gebiert das Eine und
Zeugt ein Zweites,
Das Zweite zeugt ein Drittes,
Die Drei erzeugen zehntausend Dinge,
Und alle zehntausend Dinge
Tragen Yin auf ihren Schultern und
Umarmen das Yang.

Im Westen gehört der Kreis des Tao zu den bekanntesten chinesischen Symbolen. Er wird von zwei Formen unterteilt, die aussehen wie Kaulquappen, die in entgegengesetzte Richtungen schwimmen. Die untere Kaulquappe ist weiß und hat ein schwarzes „Auge", die obere ist schwarz mit einem weißen „Auge".

Das sind Yin und Yang, dem alle Dinge entsprangen, die einander entgegengesetzt, aber untrennbar sind. Jedes Teil erschafft und beherrscht das andere; eines verwandelt sich fortwährend in das andere. Yang, also Licht, Aufsteigen, Außen, Übermaß und Hitze, birgt ein Element des Yin in sich (das schwarze Auge). Während Yin, das Dunkelheit, Abstieg, Innen, Mangel und Kälte ist, ein Element des Yang (das weiße Auge) enthält.

Das sind die Kennzeichen des Taoismus, jener Naturphilosophie, die in China lange vor der aufgezeichneten Geschichte vorherrschend war und auch heute noch eng mit dem chinesischen Denken verbunden ist und das Wesen des Nationalcharakters bildet. Eine Philosophie, die sich durch die Nähe unserer Vorfahren zur Erde und ihrer genauen Naturbeobachtung entwickelte. Tao heißt der „Weg". Es lehrt, daß Harmonie, Mäßigkeit und Festhalten an den Naturgesetzen das Leben intensiviert und verlängert. Es ist sowohl der Inbegriff der Einfachheit als auch einer Komplexität, die Einsteins Relativitätstheorie vergleichbar ist.

Der hervorragende Sinologe Joseph Needham, Wissenschaftler und Historiker, schreibt in seinem Hauptwerk *Science and Civilization in China*, das Buch vom Tao, das *Tao Te Ching* sei „das tiefgründigste und schönste Werk in der chinesischen Sprache“ und stelle vor allem eine Erklärung davon dar, wie das Universum entstanden ist. Es lehrt, daß, als der Kosmos sich in Energie, Form und Substanz teilte, die leichteren und reineren Substanzen aufstiegen und den Himmel bildeten, während die schwereren und gröberen sanken und die Erde formten.

Die zu Beginn des Kapitels zitierten geheimnisvollen Verse werden sofort verständlich, wenn man sie auf die moderne Kosmologie überträgt und das Eine als Elektron betrachtet. Das Tao läßt ein Elektron entstehen und zeugt mit einem Proton ein Atom. Aus diesen Atomen entstehen die Moleküle, den Molekülen entspringt Materie, jene „zehntausend Dinge“, ein alter Begriff, der „alles“ bedeutet.

Im *Nei Jing*, dem Klassiker der Inneren Medizin des Gelben Kaisers, heißt es: „Das Prinzip des Yin und Yang ist die Grundlage des Universums. Es veranlaßt die Verwandlung zur Elternschaft, ist Wurzel und Quelle von Leben und Tod … Der Himmel formte sich durch eine Sammlung von Yang, die Erde durch eine Ballung von Yin.“

Sprechen die Chinesen vom Chi, weisen sie auf Energie, auf Materie hin. Das Chi existiert in verschiedenen Formen. Wo Materie ist, wird Leben erzeugt durch eine Evolution unter den richtigen Bedingungen. Die Polarität ist in der Natur allgegenwärtig. Jedes Ding hat sein Gegenteil.

Die chinesische Gesundheitstheorie aus der Zeit des *Nei Jing* gründet auf dem Tao. Der Mensch ist Teil des Kosmos und hat selbst einen separaten und inneren Kosmos. Um sich guter Gesundheit und eines langen Lebens zu erfreuen, sollte man dem „Weg“ folgen.

Der spirituelle Vater des Taoismus ist Laotse, der im fünften oder sechsten Jahrhundert vor Christus Archivar am Hofe des Königs von Chou war. Obwohl es den Taoismus lange vor dieser Zeit gab, wird Laotse die Urheberschaft am *Tao Te Ching* zugeschrieben. Wie bei allen chinesischen Weisen, ist auch Laotses Geschichte eine Mischung aus Dichtung und Wahrheit. Legenden erzählen, er sei, nachdem seine Mutter 72 Jahre lang mit ihm schwanger war, mit weißen Haaren geboren und während einer geheimnisvollen Reise verschwunden, auf einem Ochsen gen Sonnenuntergang reitend.

Die prosaischere Fassung, nach der er seinen Posten aufgab, um das Tao zu studieren und sein Buch zu schreiben, ist zweifellos glaubwürdiger. Mit der Geschichte von der zweiundsiebzigjährigen Schwangerschaft ist wahrscheinlich gemeint, daß es ein Leben braucht, um große Weisheit zu erlangen, und daß er ein hohes Alter erreichte, indem er dem Tao folgte. Mit seiner geheimnisvollen Reise ist jene Reise gemeint, die jedes Lebewesen am Ende seines Lebens unternimmt. Wenig ist über den Mann hinter den Geheimnissen bekannt. Sei wirklicher Name soll Li Erh sein. Laotse ist einfach ein Titel und heißt wörtlich „Alter Meister".

Der Taoismus, anfangs eine geradlinige Philosophie, wurde im Laufe der Jahrhunderte durch Alchemie, religiösen Mystizismus und Okkultismus verzerrt. Die einfache Botschaft, daß ein langes und friedliches Leben die Frucht eines Lebens in Harmonie mit den Jahreszeiten ist, ohne materialistische Wünsche, ohne Haß und Ärger, wurde aus dem Zusammenhang gerissen.

Gewisse Tao-Schulen suchten nach einem Elixier, das ihren Anhängern ein ewiges Leben schenken würde. Wenigstens vier Herrscher sollen gestorben sein, als sie verschiedene Gebräue tranken, um dieses Ziel zu erreichen. Aber im *Nei Jing* wird das Tao in seiner reinsten Form bestätigt. Es spricht von „spirituellen Wesen, die einst in vollkommener Gesundheit die Erde bevölkerten und über hundert Jahre alt wurden, ohne ihre Vitalität zu verlieren", weil sie „eitles Streben und unbesonnenen Eifer mieden", und es rät jenen, die gern ein langes, gesundes und friedvolles Leben führen möchten, es ihnen nachzutun.

Der Gelbe Kaiser Huang Ti war ein „vollendeter Geist", der das Rad, die Schrift, Schiffe, den Harnisch, die neun Akupunkturnadeln sowie weitere wissenschaftlich-technische Neuerungen erfunden haben soll. Seine Frau soll den Chinesen gezeigt haben, wie man Seidenwürmer auf Maulbeerbaumblätter (Familie der Moraceae) hält, um Seide zu bekommen.

Huang Ti gehörte zu den drei Himmlischen Kaisern, die in einer legendären Zeit 2852 bis 2205 vor Christus gelebt haben sollen. Der erste, Fu-hsi, war der Kaiser des Himmels. Der zweite war der Rote Kaiser, Kaiser der Erde, Wohltäter der Pflanzenkundigen und Apotheker und Verfasser des *Großen Herbariums*. Er schenkte den Menschen die fünf Getreidearten, damit sie keine Tiere mehr töten mußten, und lehrte sie, Krankheiten mit Heilpflanzen und anderen Substanzen zu behandeln. Huang Ti, der Geachtetste von allen, war der Kaiser der Menschheit. Bilder der drei Kaiser hängen in jedem chinesischen TCM-Lehrinstitut und Krankenhaus: Fu-hsi, gesetzt, gelehrt und friedvoll; Sehn Nung, hitzig und leidenschaftlich, mit seinem an einen Ochsenkopf gemahnenden Schädel und seiner Blättertunika, und der Gelbe Kaiser mit seinem langen weißen Bart ehrfurchtgebietend und gütig.

Huang Tis *Klassiker der Inneren Medizin* bleibt für die TCM die Hauptquelle. Das *Nei Jing* umfaßt zwei Bücher, das *Su Wen*, oder *Einfache Fragen*, und das *Ling Shu*, manchmal mit *Der wunderbare Angelpunkt* übersetzt, mit dem der spirituelle oder mystische Durchgang durch die Pforte gemeint ist.

Huang Ti befürwortete das Sezieren als Möglichkeit, etwas über die Anatomie des Körper zu lernen. Er wog die Zunge, beschrieb die zwölf Hauptvenenpaare des Blutkreislaufs, die Arterien, Adern und Kapillaren, die zwölf Bänderpaare und die 365 Akupunkturpunkte. Seine Theorie spiegelt das Thema vom Körper als Kosmos wider: zwölf für die Monate eines Jahres, 365 für seine Tage. Er erklärt die Aufgaben der Organe am Beispiel einer Regierungsbehörde: das Herz als Kaiser, die Lunge als Minister, die Leber als General und so weiter.

Verschiedene Übersetzungen wurden diskutiert und neu interpretiert, während die chinesische Medizin Fortschritte machte. Aber das *Nei Jing* ist der Text, auf den alle traditionellen chinesischen Ärzte immer wieder zurückgreifen. Bei diesem Werk handelt es sich wahrscheinlich um eine Sammlung von medizinischem Wissen und Weisheit, aber die dort niedergelegten Kenntnisse des menschlichen Körpers sind derart umfassend und differenziert, daß einige Chinesen es, wenn auch nicht als göttlichen Ursprungs, so doch als Beispiel eines eher angeborenen als angelesenen Wissens betrachten: medizinische Kenntnisse, mit denen ihre Vorfahren möglicherweise geboren wurden; so wie bestimmte Vogelarten mit einem inneren Kompaß geboren werden und andere Geschöpfe aus dem Ei in die Welt schlüpfen, ohne daß ihre Eltern ihnen beibringen, was zu tun ist.

Jene Ärzte, die das *Nei Jing* in ihren Büchern interpretierten und ihre eigenen medizinischen Entdeckungen dort vorstellten, waren Menschen aus Fleisch und Blut. Aber wegen der langen Geschichte der TCM ranken sich selbst um diese berühmten Ärzte Mythen und Legenden. In den Jahren nach Erscheinen des *Nei Jing* wurden elf von ihnen vergöttlicht und die von ihnen entwickelten Tabletten in einem speziellen Tempel verehrt. Eine Ehre, die die Ärzte selbst wahrscheinlich nicht gebilligt hätten, waren sie doch Männer der Wissenschaft und nicht des Aberglaubens.

Niemand weiß genau, wann sie gelebt haben oder welche der ihnen zugeschriebenen Geschichten stimmen. Einige der berühmtesten Medizinbücher gibt es nicht mehr im Original. Sie gingen entweder verloren oder wurden zerstört und sind nur dank der Dissertationen und Kommentare bekannt, die später darüber geschrieben wurden. Es gab in der chinesischen Geschichte immer wieder Zeiten, in denen Bücher verbrannt wurden, und die Verfolgung der Gelehrten scheint bis heute eine chinesische Eigenart zu sein. Chinas Erster Kaiser, der die sieben kriegführenden Nationen zu einem Land vereinte (China verdankt den Namen seinem Familiennamen „Chhin“), war ein kriegerischer Mann. Er verachtete, ja fürchtete Intellektuelle. Er ließ die Große Mauer erbauen und das Kriegergrabmal von Xi'an errichten. Er verurteilte 460 Gelehrte als abschreckendes Beispiel zum Tode und befahl die Verbrennung vieler Bücher.

Auch der Vorsitzende Mao hielt nicht viel von Intellektuellen. Als er die medizinische Versorgung des Landes mit Erfolg (und mit äußerster Gründlichkeit) neu organisierte, verkürzte er die Studienzeit. Er erklärte: „Je mehr Bücher ihr lest, desto dümmer werdet ihr." In den fünfziger Jahren erklärte man den Medizinstudenten, für sie sei am dringlichsten, aufs Land zu gehen und die Gesundheit der Landbevölkerung zu verbessern. Damals, zur Zeit der Befreiung Chinas, war die Bevölkerung durch Krieg, innere Streitigkeiten und Hunger erschöpft und von Krankheiten heimgesucht. Innerhalb weniger Jahre wurde ein einfacher, aber wirkungsvoller Gesundheitsdienst aufgebaut, durch den viele epidemischen Krankheiten in Grenzen gehalten werden konnten.

Vor der kommunistischen Revolution gingen Medizinstudenten traditionsgemäß in die Lehre, entweder bei einem Arzt oder einem Pflanzenkundigen, wo sie durch praktische Erfahrung lernten und die Rezepte oder Geheimformeln ihrer Meister erbten. Sie studierten die Klassiker und assistierten bei Beratungen. Zu der Zeit, da man Ärzte als die „Hände der Nation" feierte, wurden Lehranstalten gegründet und ein strenges Prüfungssystem eingeführt. Aber es gab auch Zeiten, als das feste Gefüge der Medizin sich auflöste und selbst die besten Ärzte mit Quacksalbern oder Scharlatanen in einen Topf geworfen wurden, die Amulette oder Zaubersprüche gegen Krankheiten verkauften. Wie in Kapitel 2 erwähnt, betrachteten Konfuzius und seine Anhänger das Studium der Medizin als ungeeignete Beschäftigung für einen Ehrenmann; und der Konfuzianismus war bis 1905 die offizielle Staatsphilosophie.

Doch das gemeine Volk, dessen Gesundheit und Wohlbefinden von den Fortschritten der Medizin abhing, wußte stets einen erfahrenen Arzt zu schätzen wie auch der Kaiser und sein Hof. Bei der staatlichen Prüfung von Hofbeamten wurden auch die Medizinkenntnisse der Bewerber geprüft, da man der Meinung war, ein vielseitiger Studierter sollte über Grundkenntnisse des menschlichen Körpers und das Wesen und die Behandlung von Krankheiten verfügen, selbst wenn er Administrator oder ein hoher Staatsbeamter werden wollte. Aber Männer mit medizinischen Kenntnisse wurden eher geachtet als verehrt.

Einige Ärzte, darunter der berühmte Hua Tuo, klagten stets über ihren niedrigen Rang auf der Gesellschaftsleiter. Andere Ärzte waren Mönche und Gelehrte, die das Studium und die Abgeschiedenheit den Belohnungen der materiellen Welt vorzogen. Sie blieben Mediziner, weil sie über die Gabe des Heilens verfügten und von der Forschung fasziniert waren. Sie begeisterten sich für Experimente und klinische Beobachtung und betrachteten den Fortschritt des Wissens, mit dem sie der Menschheit nutzen konnten, als Belohnung an sich.

Der gefeierte Bian Que, auch Ch'in Yueh-jen genannt, soll der beste Diagnostiker aller Zeiten und Autor des *Nan Jing* oder *Schwieriger Klassiker* gewesen sein, in dem einige der unverständlichen Passagen des *Nei Jing* erklärt werden. Immer wieder unterzogen Ärzte die wachsende Zahl der medizinischen Fachbücher der Prüfung und Neubewertung, korrigierten Mißverständnisse und zeichneten ihre eigenen Theorien und Entdeckungen auf.

Die 8000 klassischen Texte im Schatzhaus der chinesischen Medizinliteratur werden nicht nur als wichtige historische Dokumente geschätzt, sondern auch wegen ihrer Gelehrsamkeit. Sie zeigen, daß in China die Medizin gedieh, während der Westen noch im dunklen Zeitalter befangen war. Mag die moderne Wissenschaft TCM als unwissenschaftlich abtun – die alten Texte beweisen das Gegenteil. Zum Glück verschonte der Erste Kaiser von China, Chhin Shih Huang Ti, Gelber Kaiser von eigenen Gnaden, bei den befohlenen Bücherverbrennungen die meisten Medizinbücher.

Während der Han-Dynastie, die auf Chhin's vierzehnjährige Herrschaft folgte, blieb Xi'an die Hauptstadt Chinas. Xi'an liegt im Norden, wo das Klima rauh ist und die Menschen an Leiden erkrankten, die von der Kälte herrührten. In dieser Zeit, etwa 176 vor Christus, liegt der eigentliche Beginn der chinesischen Medizin.

Es überrascht nicht, daß die besten Ärzte am Hof dienten, was Zhang Zhong-jing – der oft der chinesische Hippokrates genannt und als einer der größten Weisen der traditionellen Medizin verehrt wird – dazu veranlaßte, sein Buch *Shang Han Za Bing Lun* oder *Abhandlung über fiebrige Erkrankungen* zu schreiben. „Shang Han“ ist ein Gattungsbegriff, der durch äußerliche Gründe hervorgerufene Leiden bezeichnet und eine Vielzahl von Krankheiten abdeckt, von einer einfachen Erkältung bis hin zu Gastritis, Schilddrüsenleiden oder Cholera.

Zhang lehrte, daß es sechs Stufen von Krankheiten gibt, die von außen in die sechs paarigen Kanäle eindringen. Er befürwortete eine spezielle Ernährung im Krankheitsfall und entwickelte 113 Rezepte, die ersten ihrer Art, von denen die meisten noch heute in Gebrauch sind. Er behandelte die Kranken auch mit Darmspülungen. Zhang schrieb noch weitere Bücher, die stets literarisch und sehr moralisch waren. Für ihn war der Beruf des Arztes eine vornehme Beschäftigung, die dazu diente, die Kranken zu heilen und die Unwissenheit und Leichtgläubigkeit der Bevölkerung zu bekämpfen. Seine Texte wurden von einem Arzt namens Wang Xi (210–285) herausgegeben und bewahrt, der selbst Verfasser eines maßgeblichen Buches namens *Mai Jing* oder *Pulsklassiker* war, in dem er die Kunst des Pulslesens systematisierte und perfektionierte.

Zu Zhangs Lebzeiten praktizierten noch zwei weitere berühmte Weise. Zum einen Hua Tuo, auch als „Gott der Chirurgie“ bekannt. Er soll um das Jahr 190 n. Chr. geboren sein. Eine lange Liste seiner Fälle ist in den Wei- und Han-Annalen aufgezeichnet. Er soll ein Betäubungsmittel namens Mafeisan, „sprudelnder Wein“, entwickelt haben, vermutlich auf Opium- oder Cannabisbasis. Das Rezept ging leider verloren, da Hua Tuo sich den Zorn eines Herrschers zuzog, der ihn zum Tode verurteilte.

In jenen Tagen führten Ärzte einen riskantes Leben. Sie wurden von Kaisern geehrt und geschätzt, solange sie die Kranken heilen konnten. Aber je größer ihr Prestige, desto unsicherer war ihre Position. Hua Tuo, dem Hof verpflichtet, war sich bewußt, daß es nur eine Frage der Zeit war, ehe er mit einem Patienten konfrontiert wurde, den er nicht heilen konnte. Er gab vor, seine Mutter sei krank, und kehrte in seine Heimat, die An Wei-Provinz, zurück – mit der festen Absicht, niemals an den Hof zurückzukehren. Jedesmal, wenn der Herrscher seine Rückkehr forderte, ließ er sich eine neue Vezögerungstaktik einfallen.

Als der Kaiser erkannte, daß ihm Widerstand geleistet wurde, befahl er, Hua Tuo gefangenzunehmen und hinzurichten. Am Abend vor seinem Tod soll er seinem Wächter all seine Schriften mit der Bitte gegeben haben, sie zu verstecken, bis es sicher genug war, sie anderen Ärzten weiterzureichen. Doch der Wächter fürchtete sich so vor dem, was geschehen könnte, wenn man die Schriften bei ihm entdeckte, daß er Hua Tuos Bitte nicht nachkam, sondern alle Texte verbrannte. Nur ein einziges Blatt entkam den Flammen, auf dem Hua Tuo den chirurgischen Ablauf einer Kastration beschrieben hatte, die an Männern ausgeführt wurde, die später den Frauen im kaiserlichen Haushalt dienen sollten.

Diese Praxis wurde bis zur Jahrhundertwende ausgeübt. Sie war, so barbarisch es auch klingen mag, die Eintrittskarte zu einem vergleichsweise luxuriösen und behaglichen Leben für jene, die bereit waren, den Preis zu zahlen. Die Bewerber kamen traditionell aus Hochienfu, einer 160 Kilometer von Tientsin entfernt gelegenen Stadt. Bei den „Schneidern" wurde das Gewerbe vom Sohn auf den Vater vererbt. Sie hatten ihren Sitz bei den Palasttoren.

Eine Kastration verlief folgendermaßen: Zuerst wurden Penis und Hodensack in einem heißen Pfefferabsud gewaschen. Dann wurde der Bewerber, falls er erwachsen war, dreimal gefragt, ob er von seinem Vorhaben Abstand nähme oder in Zukunft nehmen würde. Die meisten verneinten. Dann wurde er auf ein Bett gepreßt, und man schnitt ihm mit einem sichelförmigen Spezialmesser mit einem Streich das Geschlechtsteil ab und verstopfte die Harnröhre mit einem Zinnstöpsel. Der Patient mußte nun, von zwei Männern gestützt, drei Stunden lang auf und ab gehen. In den folgenden drei Tagen bekam er nichts zu trinken. Danach wurde der Stöpsel entfernt und die Verbände gewechselt. Nach hundert Tagen war er gesund. Nur zwei Prozent der Operationen verliefen tödlich.

Hua Tuo erfand das Vernähen von Wunden, führte Operationen am Unterleib aus und war der erste Arzt, der antiseptische und entzündungshemmende Salben benutzte. Er propagierte die Hydrotherapie, die in den meisten chinesischen Kliniken noch heute angewandt wird, und war ein Fachmann für Akupunktur und Moxibustion. Er ersann eine Methode, wie Ärzte bei jedem Patienten die richtigen Akupunkturpunkte finden konnten, ungeachtet der Größe oder des Umfangs, indem er bestimmte Körperteile als „Einheiten" benutzte, um von dort aus den genauen Punkt zu lokalisieren. Mehrere Akupunkturpunkte sind nach ihm benannt. Hua Tuo soll nur wenige Medikamente benutzt haben, konnte aber so gut abwägen, daß er bei den Zutaten keine Waage brauchte, und er soll so gut operiert haben, daß eine von ihm genähte Wunde in fünf Tagen geschlossen und innerhalb eines Monats geheilt war. Dennoch nahm die Chirurgie lange Zeit nur einen niedrigen Rang ein; ihre Entwicklung wurde durch das religiöse Stigma erschwert, das ihr anhaftete.

Obwohl Chirurgie und Sezieren zu bestimmten Zeiten in China nicht nur praktiziert, sondern auch offiziell gefördert wurden, stand die Bevölkerung beidem mit eher gemischten Gefühlen gegenüber. Konfuzius hatte dem chinesischen Volk die Vorstellung von der Heiligkeit des Körpers eingeflößt, als ein Geschenk der Ahnen, und diese Ansicht hielt sich hartnäckig ungeachtet der schriftlich niedergelegten Operationstechniken, zu denen auch die Hasenschartenkorrektur gehörte.

Der zweite berühmte Arzt jener Zeit war Chun Yu-i, ein hingebungsvoller Kliniker, der die Fallgeschichten minutiös aufzeichnete, um die Wirksamkeit der Behandlungen überprüfen zu können. Sein schroffes Benehmen machte ihn beim Hof unbeliebt. Auch er wurde, wahrscheinlich auf Grund falscher Beschuldigungen, zum Tod verurteilt.

Als er von dem Urteil erfuhr, beklagte er die Tatsache, daß er keinen Sohn hatte, der seinen Namen verteidigte. Als die jüngste seiner fünf Töchter davon hörte, begab sie sich zum Kaiser und bat ihn, das Leben ihres Vaters zu schonen.

Der Herrscher forderte einen Beweis für Chuns ärztliches Können. Man sandte dem Hof Chuns klinische Aufzeichnungen, die derart beeindruckten, daß das Todesurteil aufgehoben wurde. Chuns Schicksal ist in anekdotischer Form überliefert worden. Er betonte die Wichtigkeit des Pulslesens und soll Krebs, Blasenentzündung, Rheuma, Lähmung und Nierenbeschwerden behandelt haben. Er brachte wissenschaftliche Objektivität in seine Praxis ein, gestand offen seine Fehler, hinterließ aber kein einziges Buch.

Ein Buch, das „Widersprüche und Wiederholungen" aus dem *Nei Jing* ausräumen sollte, wurde von einem literarischen Gelehrten namens Huangfu-Mi geschrieben. Er begann seine Laufbahn als Historiker und Poet, wandte sich dann aber, weil seine Mutter gelähmt war und er selbst unter schwerem Rheuma litt, der Medizin zu. Sein Buch *Ein Klassiker über Akupunktur und Moxibustion* ist ein umfassendes Werk, in dem die Namen und Zahlen aller Akupunkturpunkte aufgeführt sind und erklärt wird, wie tief die Nadeln gestochen werden und wie lange sie an ihrem Platz bleiben sollen. Er beschreibt detailliert, wie man mittels Akupunktur anregt und beruhigt. Sein Buch gilt auch heute noch als maßgebliches Handbuch für Akupunkteure.

Auch einige der späteren Taoisten studierten Medizin. Ge Hong oder Bao Puzi, wie er manchmal genannt wurde, einer der berühmtesten Alchemisten, praktizierte auch als Arzt. Er entstammte einer armen Familie und mußte sich als Arbeiter verdingen, um seine Ausbildung zu bezahlen. Vielleicht war das der Grund für seinen Wunsch, dem gemeinen Volk gute, zuverlässige und preiswerte Arzneien zukommen zu lassen. Zwei seiner Bücher – *Rezepte aus der Goldenen Schachtel* und *Ein Handbuch mit Rezepten für Notfälle* sind diesem Zweck gewidmet.

Einige seiner Rezepte wurden später in den Buddhistenhöhlen an der Drachenpforte in Tun Huang eingeschnitzt gefunden zusammen mit Rezepten eines anderen Taoisten, dessen Werk er stark beeinflußte. Tao Hong Jing gehörte zu jenen außergewöhnlich begabten Menschen, die auf vielen Gebieten Hervorragendes leisteten. Er war Astronom, Kalligraph, Mathematiker und Pharmakologe und wurde zu gleichen Teilen vom Buddhismus und vom Taoismus beeinflußt. Er gab seine Stellung als Hofbeamter auf, um als Eremit in den Bergen zu leben. Dort schrieb er einen Kommentar zu Shen Nungs *Großes Herbarium*, das in China zu den geachtetsten Büchern der Materia Medica gehört.

Das Leben in einem Kloster, abseits von der Welt, schien der sicherste Platz für wegbereitende Ärzte zu sein, doch ihr Ruf erreichte stets die Hauptstadt. Sun Si-Miao, der während der Tang-Dynastie lebte, begann mit sieben Jahren zu studieren und zu meditieren und zog sich später in die Tapo-Berge zurück, um dort als Eremit zu leben. Er widmete sein Leben dem Studium der Pflanzen. Er schrieb *Rezepte, die tausend Goldstücke wert sind* – einen der berühmtesten chinesischen Medizinklassiker – und ein zweites Werk, das eine Ergänzung des ersten darstellt.

Sun Si-Miao behandelte Patienten, die an Nachtblindheit litten, mit Ziegen- oder Kaninchenleber. Heute weiß man, daß Nachtblindheit von einem Mangel an Vitamin A herrührt, das in der Leber reichlich vorhanden ist. Unter Suns Leitung wurde ein Krankenhaus für Leprakranke errichtet. Zwei Kaiser versuchten ihn mit Versprechen einer hohen Position an ihren Hof zu locken, aber er lehnte höflich ab, verwies auf seinen schlechten Gesundheitszustand und blieb in seiner Klause. Sun Si-Miao wurde 101 Jahre alt.

Es folgten Ärzte, die sich auf Kinderheilkunde, forensische Medizin, Frauenheilkunde und andere Bereiche der Medizin spezialisierten. Das erste Werk über Kinderheilkunde wurde 1119 veröffentlicht. Es war eine Aufzeichnung der Arbeit von Qian Yi, einem Hofarzt, der über vierzig Jahre lang Kinder behandelt hatte und dessen Laufbahn etwa um die Zeit begann, als die Normannen Britannien eroberten. Qian Yi betonte als erster die Besonderheiten der Kinderheilkunde und ersann neue Diagnose- und Behandlungstheorien, die einen starken Einfluß auf die Entwicklung dieses Gebietes hatten. Sein Buch *Schlüssel zur Behandlung von Kinderkrankheiten* wurde in Wirklichkeit von seinem Schüler Yan Xiao-zhong zusammengestellt.

Die Ansicht, daß nervöse Anspannung krank machen kann, wurde zum ersten Mal im 12. Jahrhundert von Chen Yan in der Theorie der drei Ursachen vertreten. Darin behauptete er, alle Krankheiten rührten entweder von endogenen Faktoren wie Sorgen, Trübsal oder Angst her oder von exogenen Faktoren wie dem wechselnden Wetter oder von zufälligen Vorfällen und Mißgeschicken wie Schlangenbiß, Verletzung oder Unfall.

In dieser Zeit entwickelten sich viele Denkschulen, die Krankheiten auf unterschiedliche Faktoren zurückführten. Jede Schule trat für eine andere Behandlungsmethode ein. Zhang Cong-zheng, ein Hofarzt, betrachtete eine Krankheit als Fremdkörper im Organismus, der durch schweißtreibende Mittel, Brech- oder Abführmittel vertrieben werden sollte. Ungefähr zur selben Zeit gründete Li Gao die Schule zur Stärkung von Milz und Magen. Seiner Meinung nach waren Krankheiten vor allem die Folge einer inneren, durch Unmäßigkeit und Überarbeitung verursachten Schädigung.

Zhu Zheng-heng, der Meister von Danxi, glaubte, daß Nachgiebigkeit die Wurzel aller Krankheiten ist, oft verbunden mit einem Yang-Übermaß und einem Yin-Mangel. Er war Gründer der Schule zur Nährung des Yin durch stärkende Pflanzen, und seine beiden Werke *Eine Erkundung der Eigenschaften aller Dinge* und *Richtlinien des Kontors der Apotheken zum Wohlergehen des Volkes* erschienen etwa um das Jahr 1350.

Ernährungspläne zur Förderung der Gesundheit und zur Behandlung von Krankheiten finden sich in dem Meisterwerk eines mongolischen Küchenchefs, der während der Yuan-Dynastie im kaiserlichen Haushalt tätig war. Hu Si-hui schrieb die *Regeln der richtigen Ernährung* im Jahre 1330. Heute noch halten die Chinesen an der Ansicht fest, daß Essen auch Medizin sein kann, und sie verhalten sich dementsprechend. Wenn man sie jetzt noch davon überzeugen könnte, daß Zigaretten Gift sind, würden sie möglicherweise den unvermeidbaren Folgen des Rauchens wie Herzkrankheit, Krebs und Schlaganfall entgehen, von denen sie ebenso häufig wie die Menschen im Westen heimgesucht werden. Auf dem chinesischen Festland ist das Rauchen derart weitverbreitet und beliebt, daß Gästen nicht nur zwischen den einzelnen Gängen Zigaretten angeboten werden, sondern auch zu den einzelnen Gerichten. In vielen Großstädten wird in den Restaurants ein rascher Zug aus der Zigarette als idealer Begleiter zur Suppe betrachtet.

Eine seltsames Verhalten in einem Land, dessen Bevölkerung sonst so gut über Gesundheitsfürsorge und Selbstdiagnose informiert ist. Obwohl die Regierung in Kampagnen vor den Folgen des Rauchens warnt, scheint niemand davon Notiz zu nehmen. Für den Direktor einer großen pharmazeutischen Fabrik, einen Kettenraucher, sind Zigaretten die Antwort auf Streß. Seiner Meinung nach beruhigen sie die Nerven. Nun, dagegen läßt sich sagen, daß tiefes Einatmen sich immer so auswirkt, aber bei Methoden wie dem Chi Kung wird nur Luft eingeatmet. Wer wissen möchte, wie das Rauchen sich auf die chinesische Bevölkerung auswirkt, sollte einen Blick auf die Sterblichkeitsrate werfen. Eine Schule des *Wahren Verstehens von Nikotin* ist längst überfällig.

Die Besorgnis wegen der Einnahme von Giftstoffen wurde für einen der größten chinesischen Wissenschaftler zum Lebenswerk. Im Jahre 1518, während der Ming-Dynastie, wurde in der Provinz Hubei ein Knabe geboren, der die Erwartung seiner Familie, in der es seit Generationen nur Ärzte gegeben hatte, enttäuschen sollte. Li Shi zog es vor, Hofbeamter zu werden. Nachdem er aber dreimal durch die Prüfung gefallen war, beschloß er schließlich, es mit der Medizin zu versuchen und begann mit dreiundzwanzig Jahren ein zehnjähriges Studium.

Er erkannte, daß es den existierenden pharmazeutischen Werken an systematischen Klassifikationen mangelte und daß sie voller Fehler, Wiederholungen und Auslassungen waren. Schlimmer noch, sie führten sogar Gifte aus der Blütezeit der Alchemisten auf – Zeugnisse ihrer bizarren Suche nach Unsterblichkeit. Viele Menschen starben nach Einnahme dieser Absude; und seit dem Erscheinen der letzten Pharmakopoe waren 400 Jahre vergangen. Trotz der Fortschritte, die die Medizin in diesen Jahrhunderten machte, wurde die Liste der Pflanzennamen niemals auf den neuesten Stand gebracht.

Dreißig Jahre widmete Li dem Studium der Heilpflanzen. Er reiste umher, besuchte berühmte Mediziner, untersuchte alte Rezepte und überquerte Berge und Steppen auf der Suche nach bestimmten Pflanzen. Sein *Abriß der Materia Medica* umfaßt 52 Bände und gibt einen umfassenden Überblick über Geschmäcke, Funktionen, Dosierungen und Nebenwirkungen von Pflanzen.

Li listete auch Heilquellen auf, Erden, Edelsteine, Gemüsearten, Früchte, Bäume, Insekten, Fisch, Geflügel und andere Tiere und schrieb über Ursachenforschung und Behandlung. Sein zwischen 1552 und 1578 geschriebenes Werk wird international als eines der größten Dokumente der Gelehrsamkeit gefeiert. Li verfaßte auch ein Buch über den Puls, und ein Werk mit dem Titel *Die acht zusätzlichen Kanäle*, das der Akupunkturwissenschaft sehr förderlich war.

Während der Ming-Dynastie entwickelte Wu Youxing seine Theorie, daß „faule und üble, unheilverkündende Luft" Seuchen verursache. Die Vorstellung, man könne sich durch das Einatmen von Luft durch Nase und Mund anstecken, war ein Abschied von der alten Idee, Krankheiten würden durch die Haut in den Körper eindringen. In jener Zeit blühte und gedieh die Medizin; Spezialisten schrieben über Augenkrankheiten, Kinderkrankheiten und Syphilis.

Beim Fall des Ming-Reiches verschwand einer seiner begabten Beamten in den Untergrund, um gegen die herrschenden Qing zu kämpfen. Fu Quin-zhu war Dichter, Maler, Kalligraph und Arzt. Seine Bücher konnten damals nicht unter seinem Namen erscheinen. Erst im vorigen Jahrhundert – rund 200 Jahre nach seinem Tod – wurden Auszüge daraus veröffentlicht und der Name des Autors von *Fu Qing-zhus Geburtshilfe und Frauenheilkunde* und *Fu Quin-zhus Werk über Frauenkrankheiten* verraten.

Sobald das chinesische Festland unter westlichen Einfluß geriet, sank die Popularität der traditionellen Medizin. Aber die Ärzte hörten nicht auf, ihr Wissen zu erweitern. Schutzimpfungen und ihr zunehmender Einsatz in China war eines der Hauptthemen eines hervorragenden Mediziners namens Zhang-Lu, der ein sechzehnbändiges Werk mit dem Titel *Über Medizin* schrieb. Er wurde 1617 geboren. Die Fertigstellung seines Werkes nahm 50 Jahre in Anspruch.

Wang Ang, während der Qing-Dynastie ein berühmter Arzt, stellte die Behauptung auf, das Gehirn – und nicht das Herz, wie man bislang angenommen hatte – sei die Quelle von Denken und Gedächtnis. Er stand der westlichen Medizin, die in China gerade erst Fuß zu fassen begann, sehr aufgeschlossen gegenüber. Doch leider war sie der Vorbote eines Rückgangs der traditionellen chinesischen Medizin, ein Zustand, der bis zur Mitte des 20. Jahrhunderts anhielt.

Im Jahre 1949 ließ Mao Tse-tung in allen Großstädten Chinas Akademien für chinesische Medizin errichten. Die Aufgabe, Standardausgaben der gesamten existierenden Literatur über chinesische Medizin vorzubereiten, wurde 1954 angegangen. Vier Jahre später wurde beiden Heilsystemen offiziell der gleiche Status zugebilligt. Im Jahre 1968 rief der Staatsrat der Volksrepublik China das Staatliche Verwaltungsbüro für traditionelle chinesische Medizin und Pharmazie ins Leben.

Noch heute, da beide Systeme integriert sind, erhält die traditionelle chinesische Medizin den geringeren Anteil an den staatlichen Geldmitteln. Ihre Entwicklung im Westen hingegen legt den Schluß nahe, daß sie fast mit Gewißheit vor einer neuen Renaissance steht. Sie bietet Methoden wie Akupunktur – mit denen man Leiden wie zum Beispiel bisher behandlungsresistente Schmerzen behandeln kann – und eine Naturmedizin an, die nicht nur mit einem Bruchteil der Kosten einer langwierigen medikamentösen Therapie verbunden ist, sondern auch bei der Behandlung chronischer Krankheiten erfolgreicher als viele moderne synthetische Medikamente ist. Vielleicht werden in nicht allzu ferner Zukunft hier im Westen das Beste aus traditioneller chinesischer Medizin und Schulmedizin zum Wohle der Menschheit zu einem einzigen System verschmelzen und so den Menschen neue Hoffnung geschenkt, daß Leid und Krankheit eines Tages überwunden werden können.

Tierprodukte und gefährdete Arten

In China besitzt jede Stadt, jeder Ort seinen Volksmedizin-Markt mit Produkten, die jedem Westler wie Substanzen aus dem Besitz eines Magiers oder Hexenmeisters vorkommen mögen und von denen er einige nur mit Entsetzen und Widerwillen betrachten mag. Getrocknete Schlangen und Eidechsen, Seepferdchen, Gallensteine von Kühen und Pferden, Schildkrötenschalen, Antilopenhörner und Tierhäute finden sich zwischen Säcken mit Wurzeln und Gräsern, Rinden diverser Baumarten, Zweigen und Blüten, einem Haufen Tang und anderen Meerespflanzen. Selbst Fledermauskot, fossile Dinosaurierknochen und Verbrennungsrückstände aus dem Aschenkasten eines Holzofens werden in der Volksmedizin verwendet.

Zum Glück sind heute in China einige aus gefährdeten Tierarten hergestellte Arzneien verboten; spät, aber nicht zu spät. Erst 1993 wurde die Verwendung von Rhinozeroshorn und Tigerknochen auf Druck der internationalen Gemeinschaft in China verboten. Aber die Jagd auf die gefährdeten Tierarten hält unvermindert an. Länder wie Taiwan, Südkorea, Städte wie Singapur und Hongkong sind Märkte für internationale Schmuggler. Der illegale Handel ist beinahe so profitabel wie das Dealen mit Heroin oder Kokain, und der Preis pro Gramm übersteigt manchmal den Goldpreis.

Das Horn des Rhinozeros – das einem sich beharrlich haltenden Mythos nach ein Aphrodisiakum sein und Impotenz heilen sollte – wurde tatsächlich bei einer Vielzahl von Krankheiten verschrieben. Es besitzt Bestandteile, die in der Medizin Verwendung finden, wie Keratin, Kalziumkarbonat und Kalziumphosphat. Es wurde bei hohem Fieber und Krämpfen als Mittel zur Vertreibung der inneren Hitze und zur Kühlung des Blutes eingesetzt. Mit der Gallenflüssigkeit des Bären können Gallensteine, wie westliche Tests zeigten, aufgelöst werden. Tigerknochen werden bei der Rheumabehandlung als die zuverlässigsten Schmerzlinderer betrachtet.

So schrecklich das Ausland die Jagd auf gefährdete Tiere und den illegalen Markt, der sie fördert, auch finden mag, so sollten wir doch daran denken, daß einige dieser Zutaten vor Jahrtausenden in die Pharmakopoe eingefügt wurden, als noch ein Gleichgewicht zwischen Mensch und Tierreich bestand und wir noch nicht die zur Massenschlachtung nötige Technik besaßen. Man darf nicht vergessen, daß China jahrzehntelang eine abgeschlossene Gemeinschaft war, die oft von den Sorgen und Nöten des Auslandes nichts wußte und sich stark von den Menschen außerhalb ihrer Grenzen unterschied.

Aber das öffentliche Verhalten ändert sich, wenn auch langsam. Die Regierung führte strenge Kontrollen für die Sammlung und den Verkauf von Naturheilmitteln ein, verbot die Verwendung bestimmter Spezies und beaufsichtigt und beschränkt das Sammeln von Pflanzen aus ökologisch gefährdeten Gegenden.

Leider ist die Flora weltweit bedroht, und viele seltene und unersetzbare Pflanzenarten fallen durch Nutzbarmachung bestimmter Gebiete der Ausrottung zum Opfer. In China werden wahrscheinlich einige seltene Pflanzen im Zuge der Erschließung riesiger bislang unberührter Landstriche für immer verschwinden. Einige der über 50000 Arten, die in der chinesischen Materia Medica aufgeführt werden, sind möglicherweise für immer verloren, noch bevor Wissenschaftler ihre Eigenschaften bewerten können.

Wie ihre Kollegen weltweit untersuchen auch chinesische Forscher viele der bedrohten Arten und machen neue Entdeckungen über die darin enthaltenen Wirkstoffe. Aber es ist ein Wettlauf mit der Zeit, den sie nicht unbedingt gewinnen werden.

Es bleiben noch die Praktiken, die für einen Westler gänzlich abstoßend sind – zum Beispiel das „Melken“ der Gallenblase lebender Bären. Tierschutzverbände versuchen, den Chinesen dieses Verfahren auszureden, aber bislang ohne Erfolg. Die chinesische Regierung gibt den vierzig oder mehr „Bärenfarmen“ offizielle Rückendeckung, in denen asiatische Mondbären in Käfigen gehalten werden, die so klein sind, daß die Tiere sich weder strecken noch den Kopf heben können. In die Gallenblase der Bären wurden metallene Zapfhähne implantiert; die Tiere werden zweimal wöchentlich gemolken. Eine schmerzhafte und unmenschliche Praxis; ein Schandfleck für ein Volk, das so viel zur Förderung der Zivilisation beigetragen hat.

Ständiger Druck aus dem Ausland sollte schließlich zu einer Verhaltensänderung führen. Wer gern dazu beitragen möchte, wendet sich am besten direkt an einen Tierschutzverein, der dieses Ziel verfolgt.

Bibliographie

Basic Theory of Traditional Chinese Medicine, Shanghai College of TCM Press, 1990.

Chi Kung: Cultivating Personal Energy, von James MacRitchie, Element Books, 1994.

Chinese Materia Medica, Shanghai College of TCM Press, 1990.

Chinese Medical Herbs, von Li-Shi Zhen, Georgetown Press, 1973.

Chinese Medicine, von M. Porkert & C. Ullman, Morrow, 1988.

Diagnostics of Traditional Chinese Medicine, Shanghai College of TCM Press, 1990.

Essential Book of Traditional Chinese Medicine (2 Bände), von Liu Yanchi, Columbia University Press, 1988.

Family Guide to Alternative Medicine, Reader's Digest, 1991.

Highly Efficacious Chinese Patent Medicines, Shanghai College of TCM Press, 1990.

History of Chinese Medicine, von D. & M.-J. Hoizey, Edinburgh University Press, 1994.

Serve the People, von V. & R. Sidel, Beacon Press, 1973.

The Way to Energy, von Lam Kam Chuen, Gaia Books, 1991.

The Yellow Emperor's Classic of Internal Medicine, University of California Press, 1966.

Stichwortverzeichnis